COMPTES-RENDUS

DU

XII CONGRÈS INTERNATIONAL DE MÉDECINE

MOSCOU, 7 (19)—14 (26) AOÛT 1897

PUBLIÉS

PAR LE

COMITÉ EXÉCUTIF.

SECTION X.

MÉDECINE MILITAIRE

MOSCOU.

Société de l'Imprimerie „S. P. Yakovlev", Saltykovski péreoulok, 9.

1899.

Table des matières.

Première Séance, Vendredi, le 8 (20) Août.

Deuxième Séance, Samedi, le 9 (21) Août.

Troisième Séance, Mardi, le 12 (24) Août.

Quatrième Séance, Mercredi, le 13 (25) Août.

Section X.

Médecine militaire.

Prof. L. L. de Levchine, Président.

Drs. S. E. Beresowsky, A. D. Bitt, D. P. Doubelire, Secrétaires.

Première Séance.

Vendredi, le 8 (20) Août, 10 h. du matin.

Prof. **L. de Levchine** (Moscou):

Messieurs et très honorés confrères!

Je suis très hereux d'avoir organisé pour le XII Congrès International, la Section de médecine militaire et je suis très flatté de voir réunis à Moscou un si grand nombre d'éminents et illustres représentants des corps sanitaires de l'armée et de la marine de tant de différents pays.

Avant d'entrer en matière, permettez moi, Messieurs, de vous souhaiter la bienvenue et de vous remercier cordialement tant de ma part, que de celle de mes collègues russes, dont j'ai l'honneur d'être le représentant, d'avoir bien voulu nous honorer de votre présence et de collaborer au succès des travaux de cette section.

Je suis persuadé, Messieurs, que vous serez tous de mon avis qu'aucune des sections de ce Congrès ne présente un caractère international aussi important que la nôtre, car par-dessus tout elle est internationale. La participation personnelle des médecins de différentes armées et des flottes, un lien de relations entre les corps sanitaires de divers pays et l'élaboration des principes généraux pour le service sanitaire des armées — tel est notre but, qui ne saurait être atteint autrement que par l'échange réciproque de nos idées par un rapprochement et une confiance mutuelle.

Il est facile d'y parvenir sans faillir à ses sentiments patriotiques, ni blesser ceux des autres. Cette idée a déjà été developpée dans un savant discours, prononcé au X-e Congrès International par notre très honoré confrère, Mr. le professeur de Coler.

Je m'empresse, Messieurs, de terminer cette allocution vu que je fais grand cas du temps précieux que vous allez consacrer aux travaux de notre section.

J'ai l'honneur de déclarer la section de médecine militaire du XII Congrès ouverte et je vous prie, Messieurs, de vouloir bien élire les présidents honoraires de la section.

Sont élus présidents honoraires:

M.M. v. Coler et Strube (Allemagne), Stevenson (Angleterre), Nagy v. Rothkreuz (Autriche), Hermant (Belgique), Botcharov et Petrov (Bulgarié). Möller et Paulson (Danemarque), Gomez Flório (Espagne), Sternberg (Etats Unis), Dujardin-Beaumetz, Auffret et Fontan (France), Galvani (Grèce), Régis (Italie), Suzuki (Japon), Thaulow (Norvège), Quanier et Allers (Pays Bas), Georgesco (Roumanie), v. Remmert (Russie), Sneider (Suède) et Bankovsky Pacha (Turquie)

Sont nommés secrétaires honoraires: M. M. Nicolaï (Allemagne), Kowalsky (Autriche), Robert (France).

Présidents de la séance: v. Coler (Berlin), Nagy v. Rothkreuz (Lemberg), Sternberg (New-York), Dujardin Beaumetz (Paris).

Prof. **Nimier** (Paris).

Rapport sur les appareils les plus commodes pour le premier traitement des fractures par coup de feu [1].

Relevant de la thérapeutique générale des fractures ouvertes, les fractures par coup de feu fournissent cependant quelques indications spéciales en rapport avec les conditions du milieu où évoluent les blessés entre le champ de bataille et l'hôpital sédentaire où ils seront traités jusqu'à guérison.

En particulier la question de l'immobilisation des membres fracturés, malgré toutes les solutions qui ont été présentées, offrira longtemps encore aux chirurgiens militaires un intéressant sujet d'études.—Je ne saurais prétendre avoir résolu un pareil problème dans le présent rapport, dont j'ai eu le très grand honneur d'être chargé par le Comité de la Section de Médecine Militaire du Congrès de Moscou, mais j'espère que, discuté et complété par vous, ce travail sera le reflet des idées actuellement reçues et de tendances chirurgicales dont l'avenir établira la valeur.

Tout d'abord il importe de ne pas perdre de vue l'énoncé du thème soumis à notre discution: appareils les plus commodes pour le premier traitement des fractures par coup de feu.

Il s'agit donc d'appareils à fractures méritant le qualificatif d'appareils de campagne ou de transport par opposition avec celui d'appareil d'hôpital ou de traitement.

Si nous voulons rester pratiques, cette distinction est d'importance

---

[1]) Ce rapport fut présenté par M. Dzievonsky. Réd.

primordiale, car pour le premier traitement des fractures par coup de feu nous ne saurions compter sur toutes les commodités d'une hospitalisation régulière. Le premier traitement de ces traumatismes a pour théâtre le champ de bataille. — Il doit même être décomposé en deux temps distincts:

1° Le fracturé reçoit les soins des brancardiers chargés de le conduire ou de l'apporter à la formation sanitaire.

2° Il se trouve entre les mains de chirurgiens qui doivent le mettre en état d'être évacué sur l'hôpital sédentaire.

Nous avons donc à rechercher:

1° Quels appareils il convient de laisser appliquer par les brancardiers pour que le blessé gagne l'ambulance avec le minimum d'aggravation de son traumatisme.

2° Quels appareils les chirurgiens pourront utiliser pour l'évacuation à grande distance du blessé atteint de fracture par coup de feu. (Il va sans dire que la question de l'intervention directe sur la ou les plaies supperficielles et le foyer de la fracture reste en dehors de notre sujet).

I. Immobilisation des fractures sur le champ de bataille. Appareils appliqués par les brancardiers en vue du relèvement des blessés atteints de fracture.

Les brancardiers doivent-ils être munis des éléments nécessaires pour la confection extemporanée d'appareils de fracture?

Nous ne le croyons pas: Ils trouveront sur le blessé le nécessaire et au besoin le brancard leur fournira un utile complément pour immobiliser un membre fracturé. Les vêtements et l'équipement constituent, si l'on sait en tirer parti, des moyens de déligation. — L'immobilisation de la fracture sera établie sans que, sous prétexte d'appliquer un premier pansement sur la ou les plaies cutanées, les brancardiers aient mis à nu la région blessé. Sauf le cas d'hémorrhagie, cette intervention doit, règle générale, leur être interdite.

C'est particulièrement pour immobiliser les fractures du membre supérieur qu'il faut utiliser les vêtements du blessé. Si l'épaule, le bras, le coude ou l'avant-bras sont fracturés, de lui même le patient rapproche du tronc le membre blessé, il le tient fléchi à angle droit, le coude soutenu par la main du côté sain, et l'avant-bras supporté par son congénère. Pas n'est besoin pour le brancardier de chercher une meilleur position. Si par hasard le blessé ne l'a pas prise de lui même, il la lui donnera en déployant la plus grande douceur dans les mouvements communiqués au membre fracturé.

Pour rendre au blessé la liberté de son membre sain qui immobilise la fracture, le brancardier lui subsitue une écharpe. „Si, comme on peut le désirer, le brancardier possède dans sa musette de grandes épingles de sûreté (à branches mesurant de 6 à 7 ou 8 centimètres) il fixe le membre fracturé au corps de la capote ou de la tunique avec deux épingles posées sur la manche, l'une au niveau du bras, l'autre au niveau de l'avant-bras. La main, pour être soutenue sera engagée sous le vêtement dont on laissera déboutonnés les boutons convenables.

Le pan de la capote de notre infanterie de ligne constitue encore une écharpe suffisante. „A cet effet, la capote est déboutonnée à moitié du côté opposé au membre fracturé, fléchi comme il vient d'être dit: le pan sous-jacent à ce membre est relevé au devant de l'avant-bras et du bras, rabattu sur l'épaule, attiré sur la nuque, et enfin fixé par la boutonnière, dont il est muni, au bouton de l'épaulette du côté sain".

Celles des troupes d'infanterie qui, chez nous, ne porte pas la capote, sont pourvues d'une grande ceinture de laine, longue de 4 mètres 20 et large de 0 mètre 40: rien n'est plus simple que de disposer une pareille bande en écharpe soutenant l'avant-bras fléchi, puis en bandage de corps pour fixer le bras contre le tronc. — „Une extrémité de la ceinture, ployée par moitié dans le sens de la largeur, est jetée sur l'épaule saine, la bande descend ensuite obliquement en avant de la poitrine entre celle-ci et l'avant-bras du membre blessé fléchi à angle droit; elle le contourne pour remonter sur l'épaule correspondante; de là, elle oblique le long du dos vers l'aisselle du côté sain et finalement après s'être enroulée une fois ou deux autour du tronc et du bras blessé, le chef terminal vient rejoindre l'autre extrémité de la ceinture".

Moins bien munis sont les cavaliers (à l'exception toutefois de la cavalerie d'Afrique qui porte la grande ceinture de laine). les artilleurs (sauf ceux des batteries alpines), les hommes du train avec leurs tuniques courtes leurs dolmans ou leurs vestes.—C'est chez eux que l'épingle de sûreté serait utile aux brancardiers, pour fixer, du côté fracturé, la manche au corps du vêtement et completer l'immobilisation précaire que procure la main engagée sous le plastron du vêtement.

L'immobilisation des fractures du membre inférieur offre aux brancardiers beaucoup plus de difficultés que celles du membre supérieur. Pour arriver à la solution du problème il convient, me semble-t-il, d'admettre le principe suivant: la base de l'appareil d'immobilisation des fractures du membre inférieur doit être le brancard.

Le brancard a besoin d'être aménagé en vue du but à atteindre; mais que la fracture intéresse la jambe, le genou ou la cuisse, pour plus de simplicité, il suffit d'enseigner aux brancardiers un seul mode d'aménagement.

L'équipement du soldat fournira deux ou trois courroies suffisamment longues pour entourer et attacher ensemple les deux membres inférieurs. Ces courroies seront placées à bonne hauteur transversalement sur le brancard: par dessus, le couvrepied sera posé de façon que, rabattu et convenablement replié, une fois le blessé couché, il constitue une gaine enveloppant le bassin et les deux membres inférieurs, et de plus, une attelle externe pour le membre fracturé.

Peut-être me reprochera-t-on de faire bon marché de ces multiples appareils provisoires ou de nécessité que décrivent avec soin les divers manuels du brancardier. Sans doute, avec le sabre, la baïonnette, leurs fourreaux, le fusil, des tiges de bois quelconques, des fanons de paille, etc, les brancardiers apprennent à poser des appareils provisoires qui, sans être parfaits, répondent aux principales indications du traumatisme.—J'estime toutefois qu'il est bon de ne pas se faire d'illusion sur la facilité de construction de ces bandages contentifs improvisés. Sur le champ de bataille, ils seront ou mal faits ou pas appliqués, car le souci principal du blessé, comme de ses porteurs sera et doit être de s'éloigner le plus rapidement possible du point battu par les projectiles, ou en l'absence de tout danger, de gagner, au plus tôt l'ambulance.

Simplifier à l'extrême le rôle des brancardiers en dehors de leur devoir de porteurs, limiter au strict nécessaire leur présence sur le champ de bataille—tels sont les deux principes qui ont guidé mon jugement [1]).

Dans la Guerre de montagne, l'immobilisation des membres inférieurs fracturés réclame une attention toute particulière, et il n'est pas exagéré de poser en principe que: dans le choix des appareils de transport, destinés aux blessés des troupes de montagne, l'on doit prendre comme base pour l'estimation des modèles proposés, le confort plus ou moins grand qu'ils offrent aux fractures de la cuisse, du genou ou de la jambe. L'appareil de transport doit servir en même temps d'appareil de fracture, le blessé ne doit faire qu'un avec lui.

Avant d'indiquer quels modèles chez nous se disputent les suffrages, je dois revenir brièvement sur la question du premier pansement de la ou des plaies cutanées qui compliquent les fractures par coup de feu. Tandis qu'il me paraît tout-à-fait condamnable pendant ou après les grandes batailles rangées, le premier pansement appliqué par un brancardier doit être préconisé chez le blessé dans la montagne. Ici en effet, d'une part les blessés sont peu nombreux; de l'autre, la configuration du terrain permet au petit groupe du blessé et de ses porteurs, de se défiler du feu de l'ennemi et par suite les brancardiers peuvent prendre les précautions voulues sans agir avec la hâte qu'inspire le danger. Or, vu la distance généralement très longue à parcourir avant l'arrivée au poste qu'occupe le médecin, l'occlusion hâtive des plaies présente de sérieux avantages. Le premier pansement appliqué, reste au brancardier à immobiliser la fracture du membre inférieur, autre-

---

[1]) Déférant au Conseil autorisé de Monsieur le Médecin Inspecteur Général Dujardin-Beaumetz j'ajouterai à titre de commentaire explicatif de la formule précédente: Les brancardiers doivent limiter leur action—soit sur la ligne de feu pendant le combat, soit après la cessation du feu lorsqu'ils sont plus à l'aise pour relever les blessés—à mettre les plaies à l'abri du contact de l'air et des souillures extérieures avant d'appliquer les appareils contentifs provisoires des fractures. On ne peut savoir combien de temps s'écoulera entre le moment où ces premiers soins seront donnés et celui, où le chirurgien, soit au poste de secours, soit à l'ambulance, appliquera le pansement définitif; aussi importe-t-il au premier chef de ne pas exposer le blessé à l'infection de ses plaies pendant tout ce temps, alors surtout que son transport en différents milieux multiplie les chances d'infection. Mais, c'est à ce pansement essentiellement préventif que doit se borner exclusivement la thérapeutique des brancardiers et c'est à cet effet q'ils auront toujours à leur disposition le paquet de pansement, dont chaque soldat est porteur.

On ne saurait d'autre part trop recommander aux brancardiers de ne pas exagérer les effets de la compression par le garrot ou les tourniquets improvisés, instruments d'hémostase que les chirurgiens devront s'empresser d'examiner et de relâcher au besoin si tôt que les blessés leur seront soumis. Il est bien à craindre en effet que l'exagération et surtout la prolongation de l'action du garrot ne gangrène plus de membres qu'elle ne réussira à arrêter d'hémorrhagies; or, il ne faut pas que les premiers secours, si indispensables qu'on les juge, deviennent nuisibles par la manière dont ils sont donnés.

ment dire suivant le principe énoncé ci-dessus, reste à fixer le blessé sur l'appareil de transport.

En France l'on est d'accord pour rejeter le transport à dos par un seul homme. Sans doute, avec les attelles ou gouttières rigides dont est munie la selette de notre collègue de l'armée suisse, le Dr. Frœlich, selette qui mérite d'être donnée comme le type des appareils pour le transport à dos, par un porteur seul — le membre inférieur fracturé est soutenu; mais son immobilisation ne saurait être que bien imparfaite. Les mouvements imprimés au blessé porté assis, ne retentiront-ils pas fatalement dans le foyer de la fracture? Or ces mouvements que subit le patient se répètent sans cesse, car ils résultent de la marche même du porteur et des relais nécessaires à intervalles rapprochés.

C'est donc le brancard qui chez nous est adopté en principe pour le relèvement et le transport à dos d'homme des blessés en pays de montagnes, et deux types sont actuellement à l'étude. L'un a été établi par M. le Médecin Major Ecot qui s'est inspiré de la Stuhlbare de Port; l'autre type a été créé par Monsieur le Médecin Major Malgat.

Le brancard Ecot est encore appelé par son auteur brancard-hamac; la toile en effet fixée aux hampes au moyen de sangles à boucles peut être relachée de manière à former sous le poids du blessé un hamac qu'une traverse en bois posée à hauteur des jarrets transforme en un double plan incliné. Sur ce plan, qu'ils dépriment plus ou moins en une sorte de gouttière, reposent les deux membres inférieurs, et, relié à son congénère, le membre fracturé se trouve assez bien immobilisé tant que le brancard est maintenu horizontal. S'il est porté incliné, la contention devient insuffisante. Or, dit Ecot, la tête du blessé doit être maintenue plus élevée que le reste du corps, et pour cela à la descente d'une pente le blessé sera porté la tête en arrière, à l'ascension la tête en avant. Mais alors pour peu que la pente soit un peu raide, le corps du blessé glisse vers la traverse des jarrets, et ce mouvement retentit dans le foyer de la fracture qu'elle siège à la cuisse, au genou ou à la jambe. Dans le but d'y remédier, l'on pourra suspendre pour ainsi dire le blessé à la traverse de tête du brancard au moyen de lacets passant sous les aisselles et le périnée; mais de là résulteront des pressions qui à la longue seront difficilement supportées, celà d'autant plus qu'elles s'ajouteront à celle qu'entraîne la présence de la traverse sous les jarrets.

Préférable me parait être le brancard Malgat dans lequel la toile de fond présente deux parties bien distinctes. L'une attachée à un cadre mobile susceptible d'être élevé et abaissé pour former dossier, se moule sous le dos et le siège du blessé; l'autre fendue longitudinalement en son milieu, s'enroule en deux gouttières autour des membres inférieurs qu'elle fixe aux hampes du brancard. Comme Malgat prescrit à ses brancardiers de toujours porter le blessé face à la montagne, et non face au ravin, ainsi que le veut Ecot; comme le brancard doit, suivant les dispositions du terrain, reposer sur deux jougs couvrant les épaules des deux porteurs ou y être suspendu à hauteur de leurs ceintures ou encore reposer sur le joug de l'un et être suspendu à celui de l'autre; comme de plus l'inclinaison du dossier peut être modifiée suivant le besoin, le blessé couché sur le brancard Malgat n'est pas exposé à glisser vers son membre fracturé; bien au contraire, son propre poids l'entraîne vers l'angle existant à la jonction du dossier et du siège. De là résulte pour le membre inférieur fracturé une contre extension exercée sur le fragment supérieur, sans même qu'il soit nésessaire de fixer le pied à la traverse du brancard.

II. Immobilisation des fractures dans les formations sanitaires de l'avant. Appareils appliqués par les chirurgiens en vue de l'évacuation.

L'on peut discuter théoriquement sur les dangers que présente pour les fracturés l'évacuation à grande distance; mais les infections qui menacent les blessés maintenus au voisinage des champs de bataille modernes, les difficultés de l'installation et du fonctionnement de grands hôpitaux improvisés en pareil lieu, imposent cette mesure en temps que règle générale. Aussi, tout en préconisant le traitement sur place dans toutes les circonstances où il sera possible, les chirurgiens doivent-ils se persuader que dans les formations sanitaires de première ligne leur rôle sera de mettre les fracturés en état d'être évacués à plus où moins grande distance. Or, pour ce qui est de rendre transportables ces blessés, une première question se pose: Est-il nécéssaire, pour immobiliser les fractures, d'appareils spéciaux?.. Le pansement ne peut-il pas suffir?..

Dans les cas de fracture du crâne, du rachis, de la cage thoracique et de la ceinture pelvienne, le blessé ne pouvant être transporté que couché, le brancard assure l'immobilisation de la région fracturée, le pansement protègeant la région osseuse qui, le plus souvent, ne constitue qu'un accident secondaire en regard des désordres vicéraux. Mais, le pansement est-il suffisant pour immobiliser les fractures des membres?

Alph. Guérin n'hèsitait pas à l'affirmer. Son pansement ouaté n'est pas absolument occlusif: il est aussi immobilisant. Il est parfaitement établi qu'un membre fracturé, maintenu par la ouate en couche uniforme, suffisamment épaisse et convenablement serrée, peut être frappé, soulevé, soumis aux chocs les plus rudes, sans que le blessé éprouve aucune douleur, sans que les fragments éprouvent le moindre dérangement. Grâce encore à son élasticité, la ouate modère ou même supprime les accidents inflammatoires possibles après une fracture compliqée dont la désinfection au milieu de l'encombrement d'une ambulance reste bien aléatoire. Combiné avec l'occlusion antiseptique des orifices d'entrée et de sortie du projectile et des incisions qui ont pu être pratiquées sur le foyer osseux, le pansement ouaté me parait théoriquement le meilleur qu'on puisse employer pour les fractures par balles destinées à subir de longs et rudes transports. Malheureusement on ne saurait généraliser son emploi, car les chirurgiens de première ligne n'auront en quantité suffisante ni la ouate ni les bandes, ni le temps ni la vigueur physique que réclame l'application de multiples pansements de Guérin. Dans la pratique de guerre, c'est un pansement à réserver pour les fractures graves, celles des membres inférieurs en particulier, et encore ne pourra-t-il être appliqué que si le chirurgien n'a pas la charge d'un trop grand nombre de blessés.

L'extension continue, elle aussi, permet à l'hôpital de maintenir sans appareil proprement dit la réduction de certaines fractures, particulièrement des plus intéressantes pour le chirurgien militaire, celles siégeant à la cuisse. Il n'y a donc pas lieu de s'étonner qu'Esmarch ait proposé, pour le transport des fractures du fémur par coup de feu, de coucher le blessé sur un brancard dont les traverses de tête et de pied fournissent un point d'attache aux liens élastiques de l'extension et de la contre-extension.—Si même on craint le relâchement des liens élastiques, ou s'ils font défaut, l'on peut fixer le membre blessé à la traverse de pied du brancard qui sera tenu incliné vers la tête de telle façon que par son propre poids le patient assure l'extension de la cuisse fracturée.—Ainsi installée la fracture de cuisse peut être évacuée par chemin de fer à condition de rester soumise à une surveillance sévère. L'on a reproché en effet au procédé d'Esmarch de favoriser la production des hémorrhagies et, sans exagérer la fréquence possible de cet accident, il n'est pas douteux que l'extension continue pratiquée sur un foyer de fracture comminutive offre à ce point de vue quelque danger, d'autant que, le blessé mal couché sur le brancard n'aura pas toujours la patience de rester longtemps immobile.—Au total l'extension continue pendant le transport des blessés constitue un moyen de contention qui ne saurait être utilisé qu'à titre d'adjudant d'un appareil de fracture lui-même insuffisant, appliqué sur une cuisse blessée.

Pansement ouaté, extension continue ne nous donnent pas la solution du problème posé; aussi comme règle générale, l'on doit accepter que l'immobilisation des fractures par coup de feu réclame l'emploi de ces moyens de déligation que l'on appelle appareils à fracture. Mais (et dès maintenant je crois devoir le poser en principe) le chirurgien militaire doit être éclectique; il ne saurait adopter tel appareil à l'exclusion de tous les autres, voire même réserver un type unique d'appareil pour chacun des segments des membres. Cet éclectisme du reste ne se traduit-il pas dans l'énoncé même de la question qui à été soumise à vos délibérations? En France, c'est également lui qui a inspiré le choix du matériel d'approvisionnement de nos formation sanitaires de première ligne. Enfin l'éclectisme dans le cas particulier qui nous occupe, offre de grands avantages pratiques; en effet si comme tout matériel prévu et par là même limité, les ressources réglementaires viennent à lui faire défaut, les chirurgiens éclectiques sauront utiliser toutes les ressources trouvées sur place.

Le résultat à obtenir c'est l'immobilisation d'une fracture récente en vue d'éviter au blessé la douleur et de prévenir la dilacération des tissus, conséquences fatales d'un transport sans précaution.—A cet effet on appliquera un appareil qui devra rester en place un ou plusieurs jours, laps de temps au cours duquel le blessé peut échapper à la surveillance chirurgicale, alors cependant qu'elle serait particulièrement utile. En effet, après une fracture par coup de feu la tuméfaction progressive, de règle assez prononcée du membre blessé, risque de provoquer L'etranglement sous un appareil trop serré. Cet accident, il est vrai, se trouve dans une certaine mesure prévenu par la présence du pansement lequel doit non seulement protéger les plaies contre une infection extérieure, mais encore absorber la sérosité abondante fournie par la blessure. Le pansement constitue un véritable rembourrage de la fracture, ou, à notre point de vue actuel si l'on veut, le pansement modifie la forme du membre et c'est sur lui que doit se mouler l'appareil pour assurer la contention de la fracture.

Si variés que soient, dans la pratique chirurgicale, les appareils à fractures, ils sont réductibles à deux types qui même se fondent plus ou moins l'un dans l'autre: le type Gaine et le type Gouttière,— Nous devons laisser de côté le simple tuteur constitué par une attelle unique, telle par exemple l'attelle d'extension de Desault pour la fracture de cuisse. Ce type d'appareil en chirurgie d'armée est tout-à-fait insuffisant. Les attelles ne sont utiles que reliées les unes aux autres, constituant en réalité le squelette d'une gaine ou d'une gouttière.

Entre les deux types Gaine et Gouttière, est-il utile de faire un choix absolu? Je ne le crois pas.—Sans doute pour rendre au levier osseux brisé sa longueur et sa rectitude, pour immobiliser les jointures voisines, rien de mieux à priori que d'emprisonner un membre fracturé dans une gaine rigide qui lui forme une véritable carapace. Ce type d'appareil cependant expose à l'étranglement s'il n'est desserré à temps ou s'il ne possède grâce à son rembourrage l'élasticité du pansement de Guérin et par suite une partie de ses inconvénients pratiques. La gouttière par contre, gaine incomplète qui n'enveloppe qu'une partie de la circonférence du membre, laisse plus de jeu pour la distension des tissus. Ce serait toutefois trop d'optimisme que de la considérer une fois appliquée comme n'ayant plus besoin de surveillance. Au point de vue de l'immobilisation, elle ne le cède que de peu à la gaine complète. S'il s'agit du membre inférieur, comme le blessé est transporté couché, le poids même de la partie contribue à maintenir l'adhérence de la gouttière et de son contenu. Si le traumatisme intéresse le membre supérieur, le tronc ne fournit-il pas un large tuteur où fixer et suspendre la gouttière pour en compléter l'efficacité?

En résumé, au point de vue de la forme à donner aux appareils à fracture propres à l'évacuation des blessés de guerre, le chirurgien peut utiliser le type gaine ou le type gouttière ou même combiner les deux (c'est-à-dire, par exemple que deux segments d'un membre sont enveloppés dans deux gaines que relie une gouttière). Il importe seulement que les appareils choisis soient:

1° ou faciles à construire séance tenante, ou faciles à transporter tout préparés;

2° faciles à appliquer sans beaucoup plus de rembourrage que le pansement;

3° solides une fois appliqués, quoique peu encombrants et peu pesants;

4° amovo-inamovibles, afin de pouvoir au besoin être desserrés sans perdre pour celà complètement leur valeur comme appareil de contention de la fracture.

Les modèles d'appareils à fracture des types gaine ou gouttière qui répondent d'une façon suffisante à ces desidérata sont nombreux, aussi pour éclairer son choix le chirurgien militaire doit-il envisager les substances si variées susceptibles de servir à la confection de ces appareils.

Le tableau ci-dessous les énumère pour la plupart:

foin, paille, roseaux, bambou, rotang (de **Möys**) écorces, baguettes copeaux, planchettes de bois, carton (**A. Paré, J. L. Petit, Merechie**) feutre (**Bruns**):

cuir (**I. B. Bell**):

métaux (feuilles, fils, tissus): zinc, tôle d'acier, fer blanc, fer galvanisé, aluminium.

Substances solidifiables: plâtre, tripolithe, (plâtre magnésie, charbon (**Shenk**)—silicate de potasse (**Michel**) avec magnésie ou oxyde de zinc—amidon (**Seutin**) eau-de-vie camphrée, extrait de saturne et blanc d'œuf (**Larrey**)—dextrine et eau-de-vie camphrée (**Velpeau**)—gélatine, alcool et eau (**Hamon du Fresnay**)—gomme arabique et blanc d'Espagne (**Bryant**)—gomme laque (**Grenadin**)—paraffine (**Lawson Tait**).

Toutes ces substances, étant données les nécessités de l'improvisation sont susceptibles d'être utilisées; mais à juste titre quelques-unes seulement (indiquées en gros caractères dans le tableau précèdent) servent à la fabrication des appareils à fracture qui entrent dans les approvisionnements sanitaires des diverses armées. Au point de vue spécial qui nous occupe, leur valeur est proportionnelle à la facilité avec laquelle elles se laissent transformer en appareils répondant aux desiderata posées plus haut. D'après cette base d'estimation pour nombre de chirurgiens militaires la première place est acquise aux toiles et aux feuilles métalliques, le plâtre ne venant qu'en seconde ligne.

Si le plâtre se trouve dans la plupart des localités un peu importantes, il est rare qu'il possède les qualités requises pour solidifier rapidement et complètement le patron en gaze de la gouttière destinée au mebre fracturé. D'autre part le plâtre à mouler est de conservation difficile. L'appareil plâtré, appliqué dans les formations sanitaires de l'avant, risque donc fort d'être trop mou et cassant; il est susceptible de se ramollir par imbibition des liquides que le pansement peut laisser filtrer.

Sans même incriminer outre mesure le temps que, dans des conditions suffisantes d'installation et d'aides, réclame la confection par des mains expérimentées et la dessication d'une Gouttière plâtrée, je partage l'opinion qui a toujours prévalu en France: la gouttière plâtrée ne possède pas des qualités suffisantes pour mériter la préférence en tant qu'appareil de transport des fracturés par coup de feu. Quant à la gaine plâtrée, je la crois tout à fait condamnable, regrettant de n'être par sur ce point en communion d'idée avec **Pirogoff** et un certain nombre de nos collègues. — Outre les inconvénients propres à l'emploi du plâtre, la gaîne plâtrée a le grave défaut de ne pas être amovo-inamovible, et cela sans possèder l'élasticité si grande grâce à laquelle le pansement ouaté modère ou prévient les accidents de l'étranglement. Sans doute la gaine à trois valves de **Port** offre à ce point de vue les avantages d'un appareil amovo-inamovible, mais plus encore que la gouttière, elle mérite le reproche de ne pas être d'une confection simple et rapide.

Quant aux substances solidifiables autres que le plâtre (celles actuellement connues) je n'en dirai rien; il ne viendra désormais à l'esprit d'aucun chirurgien militaire de préconiser leur emploi dans les formations sanitaires de l'avant, sauf le cas de nécessité absolue à défaut du plâtre et des autres matériaux qui nous restent à étudier.

Les treillis en fils métalliques, dont l'emploi est si répandu de nos jours, fourniront éventuellement des ressources d'improvisation nullement à dédaigner. Dans nos approvisionnements la toile métallique rigide dans le sens de sa largeur (0,45—0,30 –0,20), fléxible suivant la longueur de ses fils s'enroule en paquets très commodes pour le transport; puis, extemporanément coupée en travers, elle constitue des gaînes ou des gouttières auxquelles l'on donne la longueur et la résistance voulues par l'imbrication de deux ou plusieurs segments.

Egalement en toile métallique les gouttieres de Mayor, qu'-elles soient matelassées avec de la ouate ou avec des coussins préparés à l'avance, ne s'appliquent jamais exactement, n'empêchent ni les secousses, ni les déplacements; au total elles constituent pour les fractures de médiocres moyens de contention et de transport.

On ne saurait adresser pareil reproche aux appareils de toile métallique de sarazin. Leur treillis, en fil de fer zinqué ou galvanisé de 7 à 8 dixièmes de millimètres, à mailles mesurant deux tiers ou même un centimètre de large, est assez malléable pour obéir aux pressions et prendre la forme des membres; il est d'autre part assez rigide pour conserver ensuite cette forme et constituer une carapace résistante.—Légers et d'un arrimage facile, pouvant grâce à un mécanisme particulier s'adapter à des membres de longueurs différentes amovo-inamovibles, ces appareils réclament un rembourrage relativement volumineux; leur construction ex-temporanée est assez délicate aussi, me paraissent-ils inférieurs aux appareils en lames métalliques.

Préconisés surtout par Raoult Deslongchamps les appareils en zinc, ou d'une façon plus générale les appareils en lames métalliques pleines ou fenêtrés répondent le mieux aux desidérata que réclame l'évacution des fractures par coup de feu. Faciles à transporter tout préparés, relativement faciles à confectionner séance tenante, ils n'ont besoin que d'un minime rembourrage sur les parties que ne recouvre pas le pansement; ils sont d'une grande solidité sans être encombrants ni trop lourds. Susceptibles d'être modifiées pour obéir à des indications particulières, les gouttières métalliques n'exposent pas aux dangers de l'étranglement puisqu'elles laissent libre une partie de la circonférence du membre, puisque de plus les lacets qui les enserrent peuvent être facilement relâchés et celà sans détruire la forme de l'appareil.

Le choix du métal mérite quelque attention; en général l'on utilise les feuilles de zinc peu épais (n° 10—11) qui se modellent sans se briser, qualité que ne possède pas au même dégré le fer blanc.—Supérieure à ce dernier se montre la tôle pérforée, soit qu'elle ait été criblée de trous, soit qu'elle ait été découpée en un large treillis d'attelles solidaires les unes des autres. Enfin, pourquoi ne donnerait-on pas la préférence à l'aluminium en raison de sa grande légèreté de poids?

A côté des appareils en lames métalliques il convient de signaler les appareils en Rotang de notre collègue de Moys, de l'armée hollandaise. Très faciles à appliquer, très légers, peu encombrants, ne se laissant pas imbiber quand ils sont formés de tiges non coupées dans le sens de leur longueur, grâce à l'élasticité de leur trame, ils se moulent sur les membres, les enveloppent partie en gaîne, partie en gouttière et celà sans autre rembourrage qu'une mince couche de ouate ou à son défaut les vêtements du blessé. Ces appareils cependant sont passibles de deux critiques, dont l'une tombera du jour ou le rotang sera devenu d'un emploi plus commun. Quant à l'autre critique, elle repose sur ce fait que la confection ex-temporanée des appareils de möys n'est pas possible.

Parmi les substances qui ont été employes à la confection d'appareils à fracture figurant dans certains approvisionnements sanitaires, je dois encore mentionner le carton.

Les valves de Merchie sont trop connues pour qu'il y ait lieu de les décrire; aussi, me bornerai-je à contester aux appareils en carton la solidité nécessaire d'un matériel de campagne. S'ils ne sont pas vernis ou recouverts d'une couche imperméable, ils sont rapidement altérés par l'action des liquides, s'ils ont été durcis ils deviennent cassants. Enfin, quoique légers, en raison même de leur forme leur transport est difficile: ils sont encombrants.

A titre d'appareils improvisés, ou plutot à titre de moyens de renforcement de pansements, doués par eux-mêmes d'une certaine rigidité, on utilise des lames de carton de trois à quatre millimètres d'épaisseur. On les découpera en gouttières, en simples attelles qu'il sera possible de mouler après avoir les ramollies sous l'action de l'eau bouillante.

Il me reste à parler des appareils à attelles.—Autrefois presque seuls employés en chirurgie d'armée, ils méritent encore faute de mieux d'être utilisés sous certaines conditions. Les attelles ne seront pas d'une rigidité absolue; elles doivent pouvoir se mouler dans une certaine mesure sur le membre fracturé recouvert de son pansement. En outre elles seront solidement reliées ensemble de façon à devenir solidaires et constituer par suite la charpente d'une gouttière ou d'une gaîne. Avec des attelles de bois flexible, des bandes de métal ou de toile métallique, le chirurgien peut renforcer un pansement ouaté de rigidité insuffisante; mais alors le membre blessé est enserré dans une gaîne difficile à relâcher si le besoin s'en fait sentir. Pareil reproche n'est pas à adresser à l'appareil à deux attelles latérales, qui imaginé par Laurencet, doit être tenu pour un Scultet simplifié. Les deux sacs contigus qui le constituent, suffisamment soutenus et rembourrés par une attelle placée à leur intérieur' forment un lit que des lacets en nombre suffisants moulent sur le membre fracturé, et suivant les indications il est aisé de le serrer ou de le relâcher.

Les necessités de l'improvisation parfois sans doute obligeront encore à utiliser les fanons d'A. P. ré et de Larrey. Avec de la mousse, du foin, de la paille ou des roseaux l'on fabriquera des fanons ou des paillassons dans le genre de ceux que l'on peut trouver comme agents de protection des serres, des bouteilles.

L'improvisation toutefois a des limites qu'une sage administration doit s'efforcer de rétrécir dans la plus large mesure en dotant largement les formations sanitaires appelées à donner les premiers soins aux blessés.

Dans le tableau suivant, que je donne à titre d'annexe au présent rapport, se trouvent indiqués les approvisionnements de nos formations sanitaires de première ligne en vue du traitement immédiat des fractures.

		Poste de secours de bataillon.	Ambulance de division d'infanterie.	Hôpital de campagne.
Appareil Raoult Deslongchamp pour cuisse.	D.	—	24	4
„ „ „ „ „ .	G.	—	24	4
„ „ „ „ jambe.	D.	—	24	4
„ pour coude avant-bras et main.....	D.	—	12	2
„ „ „ „ „ „ ...	G.	—	12	2
Attelles en bois, palette palmaire..........	1.	2	12	—
„ pour cuisse articulées (externe, interne).	4.	—	—	—
„ „ jambe grande................		—	8	—
„ „ „ petite................		—	4	—
Attelles en bois collées sur toile de coton. feuille de..........................		—	4	—
Attelles en tôle perforée de 0,18 de long. (série de quatre)....................		—	6	1
Attelles en tôle perforée de 0,25 de long. (série de trois)......................		—	6	1
Attelles en tôle perforée de 0,30 de long. (série de quatre)....................		—	6	1
Attelles en tôle perforée de 0,36 de long. (série de cinq.)......................		—	6	1
Bandage à fracture pour cuisse..........		—	4	—
Carton (bande de)........................		16	68	38
Coussins pour mémoire..................		pour mémoire.		
Gouttière en fil de fer pour bras, avant-bras avec flexion........................	D.	—	6	1
Gouttière en fil de fer pour bras, avant-bras avec flexion........................	G.	-	6	1
Gouttière en fil de fer pour cuisse et jambe. Droite. Grande.		—	12	2
Petite.		—	6	1
Gouttière pour cuisse et jambe..... Gauche. Grande.		-	12	2
Petite.		—	6	1
Gouttière en fil de fer pour jambe..........		8	60	10
„ „ tôle perforée pour avant-bras et main..................................		—	12	2
Gouttière en tôle perforée pour coude de malade couché.........................		—	6	1

	Poste de secours de bataillon.	Ambulance de division d'infantrie.	Hôpital de campagne
Gouttière en tôle perforée malade debout....	—	6	1
„ „ „ „ pour bras droit...	—	6	1
„ „ „ „ „ „ gauche..	—	6	1
„ pour colonne vertébrale coté droit..	—	12	2
„ „ „ „ „ gauche.	—	12	2
„ „ la cuisse et le bassin, côté droit.	—	12	2
„ „ „ „ „ „ „ „ gauche	—	12	2
„ „ „ jambe et le genou........	—	24	4
„ „ „ partie inférieur de la jambe.	—	24	4
Gouttière toute métallique pour appareil de 0m,45 de large......................	7m,50	70m	10m
Gouttière toute métallique pour appareil de 0m,30 de large......................	7m,50	70m	10m
Gouttière toute métallique pour appareil de 0m,20 de large......................	10m	140m	10m
Plâtre à mouler........................		40k	30k

Dr. **C. Auffret** (Brest).

De la croix rouge maritime.

Des moyens pratiques pour la faire accepter; neutralisation; mise au point des articles additionnels.

Le comité exécutif du Congrès International de Moscou, dans les programmes préliminaires de sections, spécialement dans la section „Médecine militaire", pose la question suivante:

1. Sous quels rapports la convention de Genève doit-elle être examinée de nouveau pour éviter les différences d'interprétation de ses divers articles, et quelles modifications doit-elle subir en vue de la transformation de l'armement et de l'augmentation du nombre des combattants?

Il est évident qu'en posant cette question, le Comité a en vue les guerres du continent.

Mais est-il permis néanmoins, à un représentant du corps médical maritime de soulever la question parallèle dans les guerres sur mer?

Le sujet dans les guerres maritimes se compose de plusieurs phases qui n'ont pas encore été, dans les congrès, l'objet d'une suffisante élaboration et on a toujours reculé devant l'application du principe dont les éléments ont encore été peu coordonnés.

Il appartiendra surtout au prochain congrès de la Croix-Rouge de les envisager au point de vue de la pratique qui en est encore à fixer.

Cependant, depuis le dernier congrès qui s'est réuni à Rome, en 1892, dans quelques travaux particuliers nous nous sommes efforcé d'aborder les difficultés du problème et nous demandons la permission d'en résumer ici, les éléments.

La convention de Genève n'a prévu les secours aux blessés et aux naufragés des guerres maritimes que dans ses articles additionnels de 1868.

Or, il est bien entendu aujourd'hui que ces articles additionnels qui étaient tout juste acceptables au moment où ils ont été proposés, ont, depuis 30 ans environ, subi l'influence du temps.

Quels sont les moyens pratiques pour assurer les secours de la Croix-Rouge aux guerres maritimes de l'avenir?

J'ai divisé en plusieurs phases, pour en faciliter l'étude, les secours aux guerres maritimes et l'application pratique.

a) Secours des blessés des guerres maritimes dans les eaux territoriales.

Les combats maritimes dans les eaux territoriales ou dans leur voisinage seront probablement fréquents.

1° Je mets en première ligne des moyens pratiques les secours apportés par les sociétés de sauvetage aux guerres maritimes.

Les rapports des 2 sociétés de la Croix-Rouge et de la société de sauvetage des naufragés sont aujourd'hui fixés dans notre pays.

La convention du 15 mai 1891 en a ratifié les conditions.

Je crois que tous les pays d'Europe possèdent des compagnies de sauvetage.

Les conventions internationales pourraient être réciproques. Ce serait l'un des moyens les plus sûrs, d'assurer des secours dans les eaux territoriales.

2° J'ajouterai à ce premier moyen, l'organisation d'une ou de plusieurs ambulances maritimes mixtes, dans le genre de celles de la société des „dames autrichiennes" de Trieste et de l'Istrie.

Je n'insisterai pas sur cette ambulance que le congrès de la Croix-Rouge de Rome en 1892, nous a fait connaître, que l'on trouve décrite dans le compte rendu de ce congrès et dont j'ai exposé le but et les moyens d'action dans mon premier mémoire sur les secours aux blessés des guerres sur mer.

Mais on ne saurait trop se pénétrer de l'importance des idées pratiques que cette société à coordonnées, et que les nations maritimes pourraient bien emprunter en les adaptant à leur tempérament et à leurs réglements.

b) Secours organisés pour communiquer avec les escadres de haute mer et leur venir en aide.

Secours de va-et-vient pour naufragés et blessés que je différencie essentiellement des secours de ravitaillement ou d'évacuation.

Ces derniers, en effet, ne pourraient être neutralisés, tandis qu'un navire de secours, apportant aux croisières de haute mer, aux navires opérant des blocus quelques douceurs ou un complément de fournitures pour les malades, pourrait être l'objet d'une neutralisation et rendrait dans ces conditions les meilleurs offices.

c) Secours dans les guerres de haute mer.

Ce sont ceux qui doivent préoccuper avant tout les nations maritimes.

Car, si les 1-ers ceux dans les eaux territoriales peuvent rendre de grands services, si les seconds seraient également utiles ceux-ci en revanche seraient les plus désirables, parce qu'ils auraient pour but, si jamais ils étaient réalisés, de porter secours aux innombrables naufragés des guerres futures, tout en prévoyant les évacuations rapides des blessés après le combat.

J'ai déjà laissé entendre plusieurs fois que je ne crois pas plus pouvoir accepter réglementairement les sociétés civiles sur le terrain de la lutte maritime qu'elles n'avaient été admises sur le terrain des luttes militaires.

Le terrain appartient sans réserve aux combattants; mais je pense que l'on pourrait y admettre des représentants officiels des belligérants, des navires de secours militaires „neutralisés". Il suffit pour cela d'opérer une entente commune.

Il est inutile de dire que je ne prévois pas de secours de cette nature pour des navires isolés, mais seulement pour les escadres de cuirassés et de croiseurs et comme je doute que l'on puisse se donner des rendez-vous fermes en pleine mer et à heure fixe, et que ce serait compromettre probablement l'économie de la mesure que d'y compter, j'ai proposé l'annexion à chaque escadre d'un navire-hôpital neutralisé, au service de tous les combattants.

Il suffirait donc que les diplomaties s'entendissent sur la neutralisation des navires-hôpitaux militaires dans des conditions déterminées, que je ne crois pas pour ma part impossibles à la condition que la question soit traitée par elles. Ces navires officiellement reconnus répondraient à toutes les exigences requises des batiments de secours civils sans en avoir les inconvénients.

Choisis parmi les paquebots à marche rapide dont on pourrait prévoir l'adaptation avant la guerre et que l'on affrêterait dans ce but, au moment d'une déclaration, ces bâtiments de secours seraient des unités techniques au même titre que les autres navires de l'escadre; ils seraient une garantie de protection dont les etats se priveront bien difficilement dans l'avenir, et ils offriraient aux équipages, si compromis dans ces luttes terribles, une garantie morale qu'ils n'ont pas aujourd'hui.

Ces navires affrétés pour ce service spécial contiendraient tout ce que les progrès modernes ont permis de réaliser pour le mieux des blessés et des naufragés.

Neutralisation.

Nous reconnaissons très volontiers que la question du navire de secours officiel n'est pas nouvelle, qu'elle a déjà été envisagée dans de précédents congrès, spécialement au congrès de Berlin par le Dr. Wenzel, et que les articles additionnels en mentionnent l'existence dans les termes suivants:

Art. 9: „Les bâtiments-hôpitaux militaires restent soumis aux lois de la guerre en ce qui concerne leur matériel et deviennent la propriété du capteur; mais celui-ci ne pourra les détourner de leur affectation spéciale pendant la durée de la guerre".

Et bien je crois, avec le Ct. Hachette qui en 1892 a fait paraître un mémoire sur la Croix rouge maritime que ce bâtiment-hôpital militaire devra être l'objet d'une complète neutralisation.

Je viens de faire allusion à l'un des articles additionnels pour le modifier, pour le rajeunir dans le sens du progrès.

Je crois qu'il n'est pas le seul à mériter un nouveau baptême.

Je prends l'article 6—(articles additionnels).

„Les embarcations qui à leurs risques et périls... ne peuvent servir pendant la guerre..."

Cet article essentiellement humain doit trouver sa place dans la convention.

Des yachts, embarcations de pêche, etc., doivent toujours pouvoir, après le combat se diriger sur le lieu de la lutte, où tel navire a disparu. Ils recueilleraient les naufragés flottant sur des épaves; ce seraient des glaneurs de la mer, relevant quelques épis précieux échappés à la faucille, mais qui ne vont pas moins succomber si on ne leur tend une main secourable.

Cependant la rédaction de l'art. 6 n'est-elle pas quelque peu insuffisante quand elle dit:

„ ... jouiront jusqu'à l'accomplissement de leur mission, de la part de neutralité que les circonstances du combat et la situation des navires en conflit permettront de leur appliquer".

Il me semble qu'il y a trop d'indécision d'aléa dans la rédaction; et ce n'est pas pendant le combat que l'appréciation de l'intervention pourra être portée, et après le combat ce serait trop tard!

Nous avons donc proposé la rédaction suivante:

„Jouiront de la part de neutralité que leur rôle de sauveteur leur confère et dont l'application est confiée à l'humanité de tous les combattants—les sociétés de sauvetage bénéficieront des mêmes privilèges".

Cette rédaction plus ferme prêterait moins au doute.

Aucun changement pour les n°s 7, 8, 9.

Les art. 10 et 12 § 2 avaient donné lieu à quelques objections de la part de l'Angleterre et de la Russie—je crois cependant que l'on avait répondu que l'on allait s'entendre quand éclata la guerre de 1870.

Il serait évidemment nécessaire que marins et diplomates s'entendissent sur leur rédaction définitive; mais il me parait que c'est avant tout question de diplomatie et nous allons y revenir.

L'art. 13 s'adresse surtout aux secours civils. Il n'a donné lieu à aucune contestation; il pourrait être repris sans changement à vrai dire. je crois qu'il restera purement platonique—quelle sera la société civile assez puissante pour armer ces navires hospitaliers, pour les entretenir?

Mais enfin là n'est pas la question. Il s'agit surtout ici du principe, non de l'application.

Mais je crois que le rôle des secours purement civils, n'existera jamais dans les combats maritimes que dans des proportions très restreintes, par exemple dans les conditions qu'a conçues l'Autriche, dans sa création de l'ambulance des dames de l'Adriatique, et je crois que l'art. 13 devrait le prévoir.

Quoique ce Congrès ne soit pas un Congrès de la Croix-Rouge, en présence de celui qui va se réunir à Vienne le mois prochain j'ai pensé qu'il était bon de toucher à ces questions, d'autant plus que c'est le Comité Russe qui a posé la question des secours maritimes qui y sera traitée.

Discussion.

Dr. **Wahlberg** (Helsingfors): Als ein Beitrag zur Frage von einer Revision des Genfer Vertrages möchte ich besonders hervorheben, dass eine Entwickelung dieses Vertrages die beste Antwort auf die grossen Verfollkommungen der heutigen Waffen wäre.

Ich möchte eine engere Verbindung aller europäischen Sanitätswesen und eine Verbreitung der Kenntnisse des Genfer Vortrages auch in den weitesten Kreisen.

Prof. **Dujardin-Beaumetz** (Paris): La convention dite de Genève a bien compliqué les rapports des armées en ce qui concerne le soin à prendre des blessés après les combats. Sous la première république l'illustre Percy, chirurgien en ordre des armées françaises, avait heureusement résolue par une formule très simple et qui faisait honneur à l'humanité des chefs des armées belligérantes.

„Les ambulances et les hôpitaux de guerre seraient considérés comme des asiles inviolables où la vertu malheureuse sera toujours reconnue et respectée, quelle que soit l'armée à laquelle elle appartienne".

Il n'en fallait pas davantage pour assurer les soins aux blessés quel que fut le sort des armes, et puisque les sociétés civiles de secours n'ont point à être présentes sur le champ de bataille où leur constitution même ne saurait les appeler, je veux espérer qu'un jour viendra où la formule donnée par l'illustre Percy sera toute la convention internationale, les sentiments d'humanité étant les mêmes dans toutes les nations.

Dr. **C. Auffret** (Brest).

Appareils de transport des „blessés maritimes" de la „gouttière-hamac".

Depuis cinq ans nous travaillons spécialement les secours aux blessés et aux naufragés des guerres maritimes en général.

Nous avons essayé, dans plusieurs mémoires qui ont paru successivement depuis cette époque, frappés que nous étions de la pénurie de ces secours et de la lenteur avec laquelle les progrès s'y accomplissaient, de préparer pour l'avenir des éléments, des documents qui aideront les médécins et les marins du prochain siècle à résoudre le problème ou au moins à y accorder un minimum nécessaire.

L'un des points secondaires et cependant importants de ce problème était le transport des blessés maritimes, transport à bord des navires de guerre eux-mêmes, de manière à faciliter le passage d'une batterie à l'autre, d'un étage à l'étage voisin, d'une alvéole aux alvéoles successives qui fragmentent le cuirassé moderne, enfin le transport d'un navire à l'autre, ou d'un navire à terre, c'est-à-dire l'évacuation des blessés en un mot.

Mais ce n'était qu'un des points particuliers du service médical intérieur que nous nous étions attaché à décrire:

Postes de combat, principal et secondaire,

matériel qui doit le garnir.

Personnel qui est appelé à le desservir.

Tout cela était très complexe, à peine organisé à bord des navires de guerre, et cependant, il était évident en présence des dégats, des délabrements occasionnés par les engins modernes, que le besoin en était pressant, et que l'on ne s'en passerait pas.

Sans insister ici, ce que nous avons déjà fait ailleurs, sur les faits qui le prouvent suffisamment, nous nous sommes spécialement attaché à trouver un moyen de transport, pas trop lourd, peu massif, solide cependant, de dimensions exigües lui permettant de passer un peu partout dans les trous de taupe du cuirassé et du croiseur, c'est-à-dire, le moins large possible, et offrant tout à la fois, comme nous l'avons déjà dit, la sécurité pour le colis précieux qu'on lui confie.

A cet effet, nous sommes parti de ce principe:

Un blessé ne saurait être, ni malaxé, ni fléchi, ni tordu, parce que malaxion, toute torsion, tout mouvement brusque et intempestif transforme une lésion légère en une lésion grave, et une lésion grave en un accident mortel.

Sans oublier que parfois „nécessité fait loi", sans nier qu'il faille parfois faire fléchir le principe devant des nécessités imprévues, nous avons dit que ces cas ne constituaient que l'exception, qu'il existait du reste des moyens pour y répondre, et qu'il fallait à tout prix un appareil technique, remplissant les conditions nécessaires que réclame un transport méthodique, et nous avons posé ou proposé la division des appareils de transport en:

a) Moyen fixe, principal, rigoureusement technique, ne se prêtant à aucune concession;

b) Moyen accessoire ou de fortune, se rapprochant autant que possible de la technicité sans en être l'esclave.

Les moyens de transport accessoires ou de fortune abondent dans les marines.—Nous ne pensons pas devoir en parler ici; leur construction livrée à l'ingéniosité du médecin, et nous ne connaissons que la marine russe à avoir un appareil fixe: la chaise de Miller.

Appareil fondamental.

Il doit être rigide, tout en restant léger; se mouler sur le corps, immobiliser le blessé, être muni de moyens de transmission et de translation permettant le déplacement et un transport facile et rapide.

Dans ces conditions, s'il y a des chocs, il doit les prendre pour lui, non pour le fardeau qu'il contient.

Pour réaliser ces exigences, nous sommes parti de l'idée de la gouttière de Bonnet à laquelle nous avons fait subir des modifications de structure, en réduisant au minimum le squelette métallique et en lui infligeant surtout des inflexions qui permettent, tout en laissant l'homme porté dans des conditions commodes, stables, de le transmettre en toutes directions: horizontale, oblique, verticale, sans glissement, sans affallement; nous l'avons fait faire: la bordure en fer plat, le fond en toile métallique.

Une toile écrue, solide, piquée munie de poignée, représentant exactement la projection sur le sol de la gouttière développée, déposée dans le fond de l'appareil, permet l'extraction du blessé sans secousse.

La gouttière métallique peut être portée en civière par des hampes; mobilisée en brouette sur roulettes, glissée au barreau sur les rails, affalée à travers des panneaux en toute inclinaison; passée dans les portes ou pertuis étroits de 0,55 par deux hommes au plus et souvent par un homme seul.

Proposé au conseil des travaux de la marine française, ce conseil a jugé qu'il n'y avait que le criterium de l'expérience qui put permettre de fixer la valeur du hamac métallique.

Des essais de la gouttière-hamac furent donc ordonnés dans l'escadre active de la méditerranée au mois d'août 1895.

Ils consistèrent spécialement en:

a) Descente d'une hune fermée par l'escalier du mat militaire;

b) Envoi du pont léger sur le pont supérieur et de la batterie jusqu'au poste des blessés;

c) Evacuation de la chambre d'une des machines.

L'appareil fut, expérimenté en toute position, ascension et descente dans les panneaux; transmission sur le pont en brouette, roulement sur des rails, etc. transport en civière en brancard.

Les conclusions furent que la gouttière assure la position du blessé dans le décubitus dorsal, se moule sur le corps, le rend immobile; le blessé peut être translaté verticalement, obliquement, horizontalement, sans être ni tordu ni fléchi; les dimensions de l'appareil lui permettent de franchir les passages très étroits; il est léger, peu encombrant, pèse de 14 à 15 kilog.

Il est facile à loger et à entretenir.

Et la commission le proposa seul et à l'unanimité, sous la réserve de quelques critiques qui ont donné lieu à de légères améliorations accomplies depuis: les galets conjurés sur lesquels roule l'appareil ont été écartés et renforcés; les hampes ont été également rendues plus solides, et les anneaux, dans lesquels passaient les filières, supprimés comme étant inutiles.

L'année suivante au commencement de 1896, les mêmes expériences furent répétées, par ordre, dans l'escadre de réserve et donnèrent lieu aux mêmes conclusions.

Enfin, pour que toutes garanties fussent données, de nouvelles expériences ont été faites cette année, dans l'escadre du nord, au mois d'avril, expériences comparatives avec d'autres appareils, spécialement avec le hamac modifié.

Les conclusions furent les suivantes:

A l'unanimité la commission est d'avis qu'il est nécessaire d'adopter uniquement l'appareil métallique dit „hamac-gouttière" et qu'il y a urgence à rendre réglementaire ce mode de transport pour les blessés à bord des bâtiments.

Elle demandait toutefois quelques modifications comme les commissions toulonnaises, spécialement la suppression des anneaux et le renforcement des hampes.

Depuis cette époque j'ai moi-même introduit quelques innovations légères au type primitif: j'ai réuni les deux poignées de tête en une seule, j'ai fait établir au dessous de la gouttière une tige articulée qui, s'appliquant à elle en temps ordinaire, forme équerre avec le sol, quand la gouttière est déposée à terre avec son contenu et empêche l'appareil de basculer.

Je lui ai fait une légère inflexion dorsale en redressant l'extrêmité et j'en ai redressé les deux ailerons afin que la tête ne balotte pas.

L'appareil métallique est aujourd' hui délivré à tout navire qui arme dans l'escadre de la Méditerranée.

M-r l'ingénieur Hallier a eu l'idée de substituer la toile d'acier perforée à la toile métallique de fond. L'appareil sans être plus lourd, serait plus solide et plus facile à nettoyer.

J'ai pensé à construire une gouttière en aluminium ou au moins le fond de l'appareil — Elle serait plus élégante, plus légère; mais ce métal au dire du même Ingénieur qui m'a donné son avis, est „encore un métal aigre, qui se chaudronne difficilement à moins d'être traité par des ouvriers spécialistes".

Je crois toutefois que cette idée ne saurait être entièrement abandonnée et je ne désespère pas de pouvoir, quelque jour, présenter une gouttière de ce métal.

Dr. C. **Alert** (Helder).

Brancard de Mr. Meyboom.

Messieurs!

J'ai l'honneur de vous présenter le modèle d'un brancard, construit par Mr. Meyboom, Directeur de 2 classe de la Marine Hollandaise, et spécialement propre au transport des malades et des blessés à bord des vaisseaux. Le modèle est à une cinquième et le brancard avec l'appareil à suspenion a un poids de 4 kilogrammes et demi. Il consiste d'un châssis oblong de bois de frêne de 2 mètres de long sur 50 à 60 centimètres de large dans l'œuvre et est fortitié dans les coins par des appuis de métal. Un lacet, qui passe par des œillets y attache une pièce de canevas, munie au milieu d'une autre pièce de canevas en forme d'ailes et en haut ocillée de cuir souple. Les ailes doivent se replier en forme de canons autour des jambes, comme un pantalon et sont nouées aux bras longs du châssis.

Sous les aisselles passe une large sangle de canevas, qu'on peut attacher aux deux côtés du châssis. Elle est mobile pour le transport des malades de taille différente.

Aux bras transversals du châssis se trouvent deux taquets et à la quatrième partie d'en haut des bras longs, des œillets par où doivent passer des crochets, munis des vis, pour éviter l'échappement.

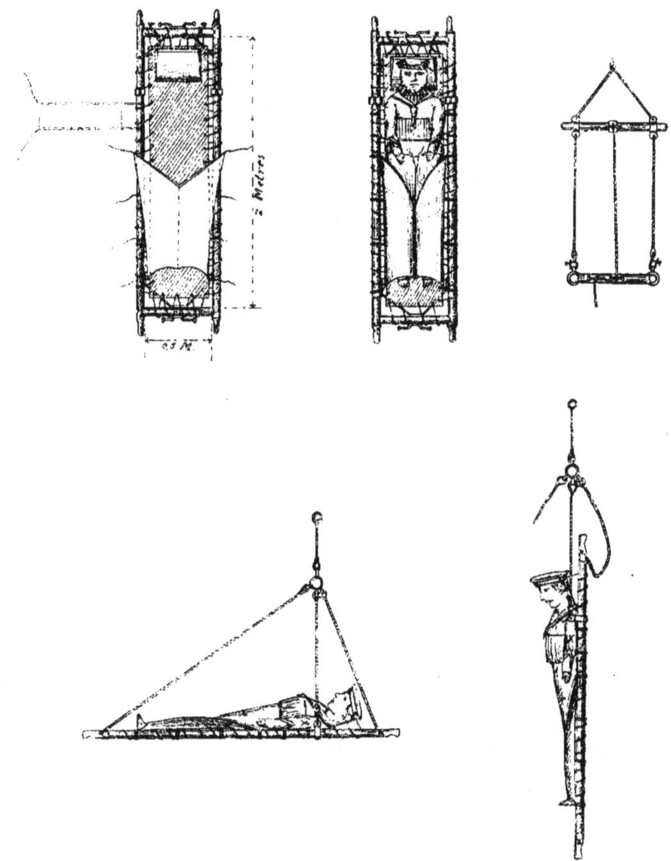

L'apparcil à suspension consiste d'un bâton transversal, des bouts du quel se détachent deux cordes aux crochets ci-dessus mentionnées et deux autres cordes, qui se joignent dans un œillet pour y crocher un cartahu. Du milieu du bâton partent deux cordes qui vont aux deux taquets des bras transversals, au pied et au chevet du brancard. En raccourcissant ou en allongeant ces cordes on peut donner au brancard chaque position désirée, de l'horisontale à la verticale.

Pour prendre un blessé à bord on préfèrera la position horisontale, mais pour le faire descendre dans l'intérieur du vaisseau ou pour le faire monter sur le pont, par des écoutilles étroites, souvent le long des escaliers peu larges, spécialement de la chambre des machines, on donnera la préférence à la position verticale.

Les points d'appui pour le patient, à transporter dans la position verticale sont: le périnée, les aines et les aisselles, tandis que les deux ailes en forme de pantalon et le frottement des vêtements du patient sur la toile de fond, préviennent que la pression soit trop locale. Cependant on doit toujours faire attention que le pénis et le scrotum ne soient pas serrés.

Quoique je dois consentir que le brancard de Mr. Meyboom n'est pas parfait et qu'il n'est pas propre, par exemple, pour les fractures et les blessures graves du pelvis, j'ai la conviction néanmoins, qu'il peut être très utile dans la plupart des cas et j'ai l'honneur de fixer votre attention sur le fait, que la construction et la séparation est très facile et peut être executée par les moyens à bord; qu'il est léger, occupe peu de place et peut être emmagasiné facilement; que le blessé, une fois lié sur le brancard, est protégé contre beaucoup des insultes et qu'après le transport d'un malade contagieux il peut être desinfecté facilement et profondément.

Dr. **H. F. Nicolai** (Frankfurt a./Oder).

Ueber die Construction einer Trage, welche das Anlegen von Not-Schienenverbänden erspart.

Hochgebietende Exzellenzen!

Hochansehnliche Versammlung!

Die bei allen grossen Armeen in den letzten Jahren durchgeführte Bewaffnung mit einer Handfeuerwaffe von ausserordentlicher Schnelligkeit des Schiessens, Treffsicherheit, Tragweite und vorher ungeahnter Durchschlagskraft wird in zukünftigen Kriegen, wie wir wohl als sicher annehmen dürfen, eine grössere Anzahl von Verwundungen in der Zeiteinheit und damit, wenngleich nicht in demselben Procentverhältnisse, so doch absolut auch eine Steigerung der Zahl der schweren Verwundungen und darunter wiederum besonders der Knochenbrüche der unteren Gliedmassen im Gefolge haben.

Die nun durch hervorragende Forschungswerke allmälig bekannt gewordene Eigenart der Verwundungen mit dem neuen Mantelgeschoss macht es noch mehr, als bisher wünschenswert dass die Verwundeten möglichst schnell der ärztlichen Hilfe zugeführt werden. Unsere Arbeit wird daher sowol quantitativ, als auch qualitativ gesteigert werden. Sie wird aber auch durch die vorerwähnten Eigenarten der neuen Bewaffnung erschwert werden. Von dem Entsenden von Aerzten in die Reihen der Kämpfer, wie es die Deutsche Kriegsanitäts-Ordnung (§ 29.5) vorschreibt, wie auch von dem Abholen von Verwundeten aus der Schützenlinie werden wir ganz Abstand nehmen müssen, weil sich dort ein Mensch nicht aufrecht stehend oder gehend, ja wol kaum knieend aufhalten können wird, ohne sofort seinem Muthe zum Opfer zu fallen.

Wir werden uns daher gedulden müssen, bis die Schützenlinie einen Sprung vorwärts gethan und erst bei einer Entfernung von vielleicht 200 oder 300 m. werden wir, wenn es uns gelingt in einer Deckung oder von der Seite her uns zu nähern, zu der Verwundeten gelangen können.

Aus diesen Gründen wird es sich empfehlen, die Truppen mit zahlreichen Krankenträgern zu versehen und diesen eine so weitgehende Ausbildung zu geben, dass sie im Stande sind, in der Schützenlinie kriechend diesem oder jenem Verwundeten durch einen lebensrettenden Handgriff—das Zudrücken eines blutenden Gefässes—oder durch richtige Lagerung einer zerschmetterten Gliedmasse einen wichtigen Dienst zu erweisen.

Einen Knochenbruch mit einem Schienenverbande zu versehen, werden sie aus mehrfachen Gründen nicht vermögen. Auch wenn man sie mit ausreichenden, vorbereitetem Schienenmaterial versehen wollte, so gehört zum Anlegen eines zweckmässigen Verbandes bei einer Schussfractur doch noch mehr, nemlich ein für den gemeinen Mann sehr hoher Grad von Verständniss, Umsicht und Seelenruhe.

Der Streiter mit dem Gewehr braucht nur Mut und Gehorsam; auch eine Heldenthat kann er ausführen, indem er, hingerissen von Mut, Eifer und Begeisterung seine Sache auf Nichts setzt und seinen Zweck erreicht. Das ist gewiss ehrenvoll und bringt Ehre und Gewinn! Aber einen zweckmässigen Verband kann er damit nicht anlegen. Dazu gehört ein höherer Mut, welcher die Selbstverleugnung soweit treibt, dass die objective Ueberlegung dessen, was Not thut, die Oberhand über das subjective Empfinden gewinnt, es gehört dazu ruhige Ueberlegung, chirurgisches Geschick, znm Improvisiren eines solchen zweckmässigen Verbandes aber gehört nicht nur jener hohe moralische Mut und chirurgisches Talent, dazu gehört Genie!

Und dieses Genie muten wir einem einfachen Manne zu und verlangen, dass er es anwenden soll inmitten des mörderischen Feuers eines modernen Infanteriegefechtes.

Der Krankenträger wird demnach wohl durch das Stillen von Blutungen, Anlegen von Druck- und Deckverbänden, durch Zurechtlegen und Laben der Verwundeten in der Schützenlinie, segensreich wirken können, aber Contentionsverbände dortselbst anzulegen vermag er nicht.—Hieraus geht hervor, dass es unter allen Umständen von grossem Vortheil sein wird, wenn wir, mit der Trage bei dem Verwundeten angebangt, uns mit dem Anlegen zeitraubender Verbände und mit der Lagerung des Verwundeten auf der Trage unter Zuhilfenahme eines der vielen hierzu empfohlenen, in Wirklichkeit nie vorhandenen Hilfsmittel nicht lange aufzuhalten brauchen, sondern vermöge der Construction unserer Trage gleich in der Lage sind, den Verwundeten genau entsprechend der durch die Art seiner Verwundung gestellten, wissenschaftlich begründeten Indication zu lagern.

Unsere Lehrbücher für den Krankenträgerunterricht enthalten hierfür ausreichende auf die deutsche Feldtrage berechnete Vorschriften, welche auch von den Krankenträgern meist gut begriffen werden.

Trotzdem ist es nicht leicht, den Indikationen der Verwundung inbezug auf die Lagerung des Verletzten in Zweckmässiger Weise Rechnung zu tragen, weil diese Indikationen gar mannigfaltig sind. Meine Herren! ich bin hoch erfreut, mit Herrn Nimier, dessen Vortrag uns vorhin durch Herrn Dzievonsky vorgelesen wurde, sowie mit meinem verehrten Vorredner, Herrn Auffret, welcher uns soeben die Grundsätze für die Construction seiner gouttière-hamac darlegte, in mehr als einer Hinsicht übereinzustimmen. Einmal dahin, dass es wirklich an der Zeit ist, die Grundsätze der chirurgischen Wissenschaft auch inbezug auf die Feldtragen in die kriegschirurgische Praxis einzuführen und auch inbezug auf dieses so wichtige Feldgerät den verwundeten Soldaten die Segnungen der chirurgischen Wissenschaft voll und ganz zutheil werden zu lassen.

Ferner freut es mich feststellen zu können, dass die Herren Niemier und Auffret auf dem chirurgisch-empirischen Wege zu den gleichen Ergebnissen gelangt sind, die ich- allerdings ausgehend von der Anatomie und der angewandten Physiologie bereits in den Jahren 1878 und 1881 in der Deutschen militärärztlichen Zeitschrift unter dem Titel „der Lagerstuhl" veröffentlicht habe. In der Eulenburg'schen Encyklopaedie unter der Aufschrift Krankentransport, ist der Lagerstuhl abgebildet und besprochen. Leider muss ich allerdings auch feststellen, dass diese Veröffentlichungen den Herren Vorrednern unbekannt geblieben sind. Nun, um so besser, wenn wir heute trotzdem übereinstimmen.

Das Lager, welches wir für den Schwerverwundeten bauen wollen, muss, da die Indicationen, welche zu erfüllen sind, gar mannigfaltig sind möglichst vielen Indicationen entsprechen. Wir müssen daher das gemeinsame Moment dieser vielen Indikationen aufsuchen, um diesem in erster Linie gerecht zu werden. Dieses eine, allen Indicationen gemeinsame und hauptsächlichste Moment ist die Ruhe. Ruhe dem verletzten Teile! Die Ruhe eines verletzten Theiles ist aber um so vollkommener, je allgemeiner dieselbe über den ganzen Körper verbreitet ist. Dies ist umsomehr der Fall, je mehr Muskel und Gelenkbänder erschlafft sind, da angespannte Muskeln thätig sind und daher nicht ruhen. Die erste Frage, welche uns entgegentritt, ist daher die: welche Lage ist die ruhigste überhaupt.

Die hochansehnliche Versammlung bitte ich, hier mit einigen Worten auf meine Veröffentlichung vom Juni 1878 zurückkommen und die von mir aufgestellten Sätze mit einigen Zeichnungen erläutern zu dürfen.

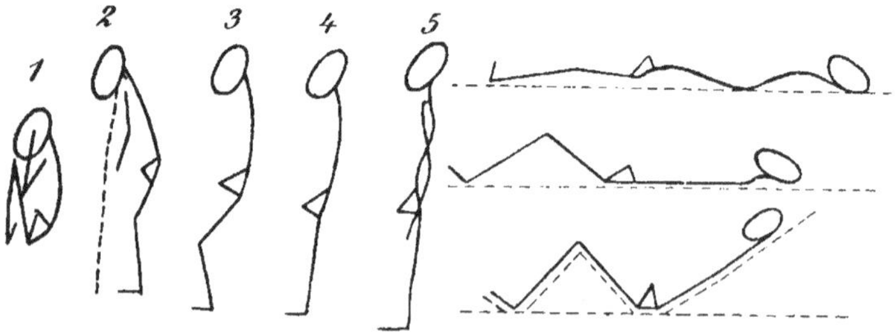

Fig. 1.

Der Mensch, welcher sich im Mutterleibe mit hochgebeugten Oberschenkeln, spitzwinklig gebeugten Knieen und nach hinten gewölbtem Rücken entwickelt (Fig. I. 1), soll im späteren Leben aufrecht gehen und stehen. Gleich bei den ersten Versuchen stellen sich dem Kinde mehrere Hindernisse in den Weg. Die Muskel und Gelenkbänder der Schenkelbeuge befinden sich im Zustande physiologischer Verkürzung. Das Kind kann daher den Oberkörper nicht gerade hochstrecken, muss denselben vielmehr vornüber gebeugt halten (Fig. I. 2).

Hierdurch fällt der Schwerpunkt des Körpers vor die Füsse und das Kind müsste vornüberfallen, wenn es nicht durch Krümmung der Knie (Fig. I. 3) den Schwerpunkt wieder in die Grundlinie bringen würde. Sobald das Bestreben eintritt die Knie gerade zu machen (Fig. I. 4) muss auch, wegen der Kürze der Beckenwinkelverbindungen, das Rückgrat durchgebogen werden (Fig. I. 5). Die Rückenkrümmung ist demnach als etwas Künstliches, als das Ergebniss des Zuges der Rückenmuskel und des Gegenzuges der Becken-Oberschenkel-Muskel und -Bänder anzusehen. Legt man einen Menschen mit der Rückenfläche auf eine glatte Ebene, so sieht man denselben nur mit dem Hinterhaupt, den Schultern, dem Gesäss und den Hacken aufliegen, wärend Kreuz und Kniekehle hohl liegen. Der Kopf kann nur mit Zuhilfenahme der Bauchmuskeln und des Gegengewichtes der unteren Gliedmassen gehoben werden. Die Kreuzgegend liegt hohl wegen der Schwere der Beine und der ungenügenden Streckfähigkeit der Becken-Schenkelbeuge. Die Kniekehle liegt hohl, weil einerseits das lig. ileofemorale und die Beuger des Oberschenkels diesen hochziehen, andererseits, weil bei zunehmender Streckung die Gelenkbänder des Kniegelenkes sich aus bekannten Gründen anspannen müssen und sich dieser Anspannung wiedersetzen. Die Fussspitze liegtleicht nach aussen gedreht und gesenkt, weil die Rollmuskel der Aussenseite des Schenkels das Uebergewicht haben und die Fussspitze der Schwere folgt, wobei sie einen Zug auf die Streckmuskeln am Unterschenkel ausüben.

Das eine solche Lage keine Ruhelage ist, wird mir Jeder zugeben, der diese Lage einmal eingenommen hat.

Das Bild ändert sich indessen sofort, sobald wir die Knie halb hochziehen, den Rumpf etwas anheben und den Körper in dieser Stellung stützen.

Sofort wird die Rückenkrümmung ausgeglichen, die Schenkelbeuge, die Kniegelenkbänder, die Becken- Ober- und Unterschenkelmuskel sind erschlafft und der ganze Körper hat die Lage der vollkommensten Ruhe gefunden.

Ich wiederhole daher den 1878 für diesen Zweck von mir angewandten Lehrsatz:

„Nicht in der Streckung und nicht in der vollen Beugung, sondern in der Mitte zwischen Beiden liegt das passive Gleichgewicht der antagonistischen Muskel und der Gelenkbänder".

Wenden wir nun diese Erfahrung auf unsere praktische Frage an, so finden wir dieselbe nicht nur bestätigt, sondern sie giebt uns selbst die Grundsätze an nach denen wir ein Transportlager für Schwerverwundete zu bauen und anzuordnen haben.

Nehmen wir den Fall eines Oberschenkelschussbruches in der Mitte oder nochweiter aufwärts, so sehen wir bei dem in Rückenlage auf flachem Boden liegenden Verwundeten folgendes allbekanntes Bild: Das obere Bruchstück ist gehoben, dass heisst gebeugt durch den Zug des lig. ileofemorale und der gewaltigen Muskelmasse des m. ileopsoas; es ist abduzirt durch die mm. gluteus med. und minimus; es ist endlich nach aussen rotirt durch die Rollmuskel mm. pyriformis, obturator int. nebst gemelli und quadratus fem. Das untere Bruchstück ist der Schwere wegen nach hinten (unten) gesunken und wird durch den Zug der ihres Haltes beraubten und durch die Splitter und Zacken der Bruchenden zum Krampf gereizten Muskulatur nach obenrumpfwärts—gezogen, so dass es sich unter das obere Bruchende schiebt.

Durch allmäligen Zug in grader Richtung kann man zwar diese falsche Stellung quo ad longitudinem ausgleichen, nicht aber ad axem und ad directionem. Daher schreibt auch die Volkmann'sche Extension vor, dass der gebrochene Oberschenkel zu abduzieren und hoch zu lagern sei. Trotzdem macht man bei der Volkmann'schen Gewichtsextension oftmals die Beobachtung, dass die natürliche Bogenform des Oberschenkelknochens, besonders bei Brüchen in der Mitte des Knochens, einen Knick nach hinten behält und dann die Kallusmasse sich besonders stark an der Hinterfläche desselben entwickelt.

Die Wichtigkeit der permanenten Extension für den Transport von Oberschenkelbrüchen liegt nun darin, dass nur durch diese ein Stauchen der Bruchenden und die Verletzung der Weichtheile durch die Rauhigkeiten der letzteren aufgehoben und vermieden werden kann. Deshalb brachte Esmarch an der geraden Trage einen Gummischlauch an, welcher die dauernde Streckung des Oberschenkels, wenigstens in grader Richtung bewirken sollte. Bringt man aber nicht auch zugleich eine entsprechend starke Contraextension an, so rutscht der Verwundete dem Zuge nach, sodass dieser unwirksam wird.—Der Hauptfehler bleibt aber bestehen — nemlich die gestreckte Lage, in welcher eine Reposition der Bruchenden an ihren natürlichen Ort unmöglich ist.

Aus diesem Grunde improvisirt man eine Lagerung mit gebeugten Knieen durch Unterlegen von Tornistern, Mänteln, Strohbündeln und dergl. mehr und erreicht auch, soviel diese unvollkommenen Hilfsmittel es gestatten, einen leidlichen Erfolg. Zu der Unvollkommenheit derselben tritt noch der Zuwachs an Belastung mit dem gepackten Tornister, oder mehreren Mänteln, denn ein leichtes Lagerungsmittel—Stroh. Heu oder Reisig ist nicht oder doch nur ausnahmsweise zu haben.

Wenn nun die gestreckte Lagerung sich als nicht zweckentsprechend erweist, so liegt Nichts näher, als dass man das Transportlager, die Trage gleich so baut, dass sie den eingangs theoretisch und mit unserem Beispiel auch praktisch dargelegten Bedingungen entspricht und macht auf diese Weise, wie mein verehrter Vorredner, Herr Auffret mit Recht verlangt, die Verwundeten der Segnungen der chirurgischen Wissenschaft auch inbezug auf das erste Transportlager, die Trage, teilhaftig.

Der Erste, der diesen Gedanken in die Wirklichkeit umgesetzt hat. war der verstorbene preussische Oberstabsarzt Stanelli, welcher in den 60 ger Jahren sein Triclinum mobile baute. Dasselbe war zwar nur für die Behandlung und den Transport von Oberschenkelbrüchen gebaut, doch schien mir dasselbe geeignet, den Ausgangspunkt für eine Zweckmässige Construction auch für den Transport anderer schwerer Verletzungen zu bilden. Deshalb liess ich mir im Jahre 1875 ein Stanelli'sches Triclinum bauen und prüfte dasselbe an einer Reihe schwerer Verletzungen, insbesondere Oberschenkelbrüchen.

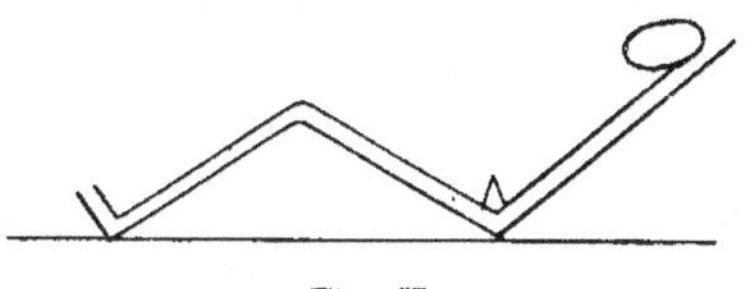

Fig. II.

Der Erfolg der Lagerung eines Oberschenkelbruches auf der dreifach gewinkelten Lagerfläche ist gerade zu überraschend; auch die Heilung vollzog sich auf demselben Lager in tadelloser Weise.

Immerhin musste auch dieses Lager stets erst den Grössen- bezw. Längenverhältnissen der Oberschenkel, durch Unterpolsterungen angepasst werden, es war für den Feldgebrauch zu schwerfällig und, was das Ausschlaggebende war, nur auf die Fortschaffung von Oberschenkelbrüchen auf kleine Entfernungen berechnet.

Nach einer Reihe von Versuchen konstruirte ich daher im Jahre 1877 den vorerwähnten Lagerstuhl, welcher nicht nur für Oberschenkelbrüche, sondern auch für alle anderen Schwerverletzten ein zweckmässiges Lager für den Transport und die Behandlung darstellt. Bezüglich des Näheren gestatte ich mir auf meine Veröffentlichungen im Jahr 1878 und 1880 in der Deutschen militärärztlichen Zeitschrift bezug zunehmen. Ein Exemplar dieses Gerätes habe ich im Jahre 1883 auf der Ausstellung für Hygiene und Rettungswesen zu Berlin ausgestellt und die Freude gehabt, dasselbe mit der silbernen Portrait-medaille der hochseligen Kaiserin Augusta praemiirt zu sehen. Dieses Exemplar habe ich dem Hygiene-Museum zu Berlin geschenkt und erlaube mir die Aufmerksamkeit derjenigen Herren, welche dieses Museum etwa besuchen, auf dasselbe zu lenken.

Der völlig eiserne Apparat besteht aus einem Lager, welches auf einem ebenfalls eisernen, mit abnehmbaren hölzernen Tragstielen und verlängerbaren, zum Hochklappen eingerichteten Füssen versehenen Untergestell ruht.

Das Lager besteht aus einem Rumpfteil, einem Oberschenkel- oder Sitzteil, einem Unterschenkeltheil und einem Fussbrett. Diese Teile sind unter einander so verbunden, dass sie in einem beliebigen Winkel von 180° bis 90° zu einander festgestellt werden Können, der Sitzteil nebst dem Rumpfteil ruhen mit ihrem Winkel mittelst einer Achse auf dem Untergestell, so dass das Lager als Ganzes, das heisst ohne Veränderung der einzelnen Winkel, in eine mehr sitzende oder mehr liegende Stellung gebracht und festgestellt werden kann.

Der Oberschenkelteil und der Unterschenkelteil sind je nach der Länge der Gliedmassen des zu lagernden Verwundeten, zum Verlängern und Verkürzen eingerichtet.

Auf diese Weise hatte ich einen Lager gewonnen, welcher allen möglichen Indikationen entspricht. In mittlerer Stellung liegt der Kranke auf demselben in denkbarster Ruhe, da sämmtliche der Bewegung dienende Muskeln erschlafft sind. Macht eine Verwundung Hochlagerung des Kopfes oder, wie z. B. bei Brustschüssen, des Rumpfes wünschenswerth, so kann ich mit einem einfachen Handgriff den Rumpftheil haben, ohne die anderen Theile verstellen zu müssen. Bei Verletzungen der Wirbelsäule kann ich durch Aufhängen des Rumpfes an den Schultern an dem Rahmen des Rumpfteiles die verletzte Stelle von dem Drucke des oberhalb derselben liegenden Körperteiles frei halten. Bei Schüssen des Beckens wird das Hochhängen des Rumpfes und das Strecken der Oberschenkel an den Kniegelenken bei mittlerer Winkellage völlige Ruhestellung des Beckens und nach Möglichkeit Selbstreposition von Brüchen erzielen.

Bei Brüchen des Oberschenkels habe ich nur nöthig, den in mittlerer Stellung und Länge stehenden Oberschenkelteil des Lagers so lang zu stellen, dass das gesunde Bein mit der Kniekahle fest auf der Kante des entsprechenden Winkel aufliegt. Legt man nun den gebrochenen Oberschenkel in leichter Abductionsstellung auf das Lager, so extendirt die Schwere des Unterschenkels durch Hebelwirkung den gebrochenen Oberschenkel bis zur normalen Länge. Das Gesäss dient als Kontraextension und darf demnach das Kreuzbein nicht ganz fest auf der Rückenlehne anliegen. Damit reponirt sich der Knochenbruch von selbst bis zur normalen Länge. — Stellt man nun für den Transport, um jedes Stauchen der Bruchenden bei Erschütterungen zu vermeiden, den Oberschenkelteil so lang, dass man die Hand noch eben unter das Kreuzbein schieben kann, so ist eine Lagerung geschaffen, in welcher der Verletzte ohne Schaden und ohne Schmerzen zu empfinden, ohne jeden Contentiv-Verband meilenweit getragen oder gefahren werden kann, wie ich an einer Reihe ganz frischer und einige Tage alter Oberschenkelbrüche erprobt habe.

Für den Unterschenkel verfährt man analog. Soll der Verletzte längere Zeit auf dem Lager verharren oder ganz darauf ausheilen, so kann man ihm für das Schlafen eine mehr liegende, für das Essen oder Lesen eine mehr sitzende Stellung herrichten, ohne dass die Winkelstellung—die „Haltung"—des Körpers eine Aenderung erfährt. Die hiermit verbundene Verlegung des Druckes des Körpergewichtes auf die Haut von einer Stelle auf die andere, ist das sicherste Mittel gegen Decubitus.

Für die Verrichtung der Notdurft ist eine Klappe vorgesehen.

Dieses Gerät, der „Lagerstuhl", welcher seit seinem Erscheinen das Modell vieler verstellbarer Krankenstühle geworden ist, hat jedoch für den eigentlichen Feldgebrauch zwei Fehler, dasselbe ist zu schwer und zu komplizirt.

Von meiner damaligen Vorstellung, dass ein Krankenträger seine Trage so sicher kennen und demnach auch hangaben können müsse, wie sein Gewehr, bin ich leider zurückgekommen.

Ich stellte mir daher die Aufgabe, den Lagerstuhl so umzugestalten, dass ein den gleichen Indicationen möglichst ebenso vollkommen entsprechendes, aber für den eigentlichen Feldgebrauch taugliches, einfaches, leicht zu handhabendes Geräth entstände.

Das Ergebniss dieser Erwägungen gestatte ich mir hier der hohen Versammlung im Modell vorzustellen (Fig. III).

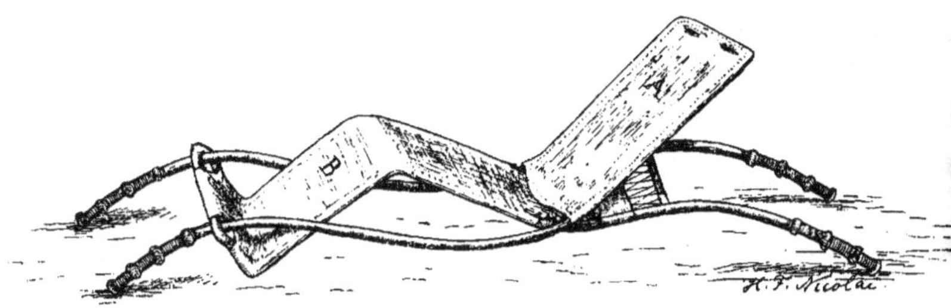

Fig. III.

Dasselbe ist im reducirten Maassstabe von 1 : 7,5 angefertigt und entspricht einer Trage von 2,50 m. Länge und 60 cm. Breite.

Die Trage besteht aus zwei von einander völlig trennbaren Teilen, deren Jeder im Wesentlichen aus einem in Form einer Haarnadel gebogenen Mannesmann-Stahlrohr besteht.

Der Theil *A* ist so gebogen, dass der geschlossene Bogen des Rohres schräg aufwärts gerichtet, das Rumpflager bildet, wärend die beiden freien Enden, *S*-förmig gebogen, die auf dem Boden aufstehenden Tragstiele bilden.

Der Teil *B* ist so gebogen, dass der geschossene Bogen zunächst zu einem Fussteil abgeknickt ist, von dessen Hackenwinkel schräg aufsteigend er den Unterschenkeltheil bildet um, nach dem er als Kniekehlenlager rund umgebogen, wieder absteigend das abschüssige Oberschenkellager zu bilden. Am Ende des Letzteren stossen die beiden Teile *A* und *B* an einander. Nach dieser Begegnung verlaufen die freien Enden des Teiles *B* in sanft *S*—förmiger Krümmung so, dass sie die hinteren Tragstiele darstellend, auf dem Boden aufstehen. An der Begegungstelle des Rumpf- und Oberschenkelteiles ruht der Teil *A* auf dem Teile *B* mittelst einer dem ersteren angeförenden Querstange in einem auf dem letzteren angebrachten Zahnlager aus Stabblech.

Dahingegen ruht der Teil *B* mittelst des Bogens, welchen der Fussteil bildet, auf den durch diesen hindurchgesteckten freien Enden des Teiles *A*, welche hier nach oben gebogen sind.

Die zusammengesteckte Trage ruht somit, auf der Erde stehend, nur auf den vier Enden der Tragstiele und bildet in sich ein Hängewerk, welches durch Zusammenschieben verkürzt, durch Auseinanderziehen hingegen verlängert werden kann. Diese Verschiebung kommt lediglich auf Rechnung des Oberschenkelteiles und ist in den Zahnlagern des Teiles *B* in vier längen fixirbar. Durch Höherstellen der hinteren Tragstiele kommt der Verletzte in eine mehr sitzunde, durch Höherstellen der vorderen in eine mehr liegende Stellung.

Das Lager ist—Teil *A* und *B* getrennt mit braunem Segeltuch überzogen und die ganze Trage wiegt höchstens 15 Kg.

In die Krankentransportwagen werden die Teile *A* und *B* getrennt verpackt und zwar so, dass an die eine Hälfte des Wagens lauter Teil *A*, in die andere lauter Teil *B*, welche sämmtlich auf einander passen verpackt werden. — Beim Tragenempfangen werden je ein Teil *A* mit einem Teile *B* vereinigt, was weder Mühe noch Zeitverlust verursacht, da die Teile nur zusammengesteckt zu werden brauchen.

Die Handhabung der Trage für die Krankenträger ist ausserordentlich einfach.

Setzen wir wieder den Fall es handle sich um einen Schussbruch des Oberschenkels.

Die Krankenträger legen den Verwundeten auf die Kurz gestellte Trage, sodass also der gesunde Oberschenkel länger ist als der Oberschenkelteil der Trage. Die verwundete Gliedmasse wird noch hochgehalten und der Verwundete mit dem Oberkörper etwas aufgerichtet.

Nun zieht ein Krankenträger den Teil *A* indem er denselben aus dem Zackenlager hebt, soweit nach hinten, dass man noch bequem die Hand unter das Kreuzbein legen kann und die Kniekehle des gesunden Beines fest aufliegt. Nun legt man den gebrochenen Schenkel in möglichster Abduktionsstellung nieder und befestigt den Fuss am Fussteil, damit der Unterschenkel sich nicht hin und herdrehen kann. Der gleichmässigen Lage wegen legt man auch die gesunde Gliedmasse in Abduction, soweit es die Breite der Trage gestattet. Auf diese Weise ist der Verletzte in einer bis zwei Minuten vollauf zum Wegtragen fertig. Der Mechanismus der Wirkung dieser Strecktrage ist der gleiche, wie ich vorhin bei dem Lagerstuhl zu besprechen die Ehre hatte, hinzu kommt noch, dass die Strecktrage in ihrer Eigenschaft als Hängewerk und Dank dem elastichen Material soviel federt, dass die Härte des Trittes und das Stossen des Wagens fast völlig aufgehoben wird wärend dieselbe andererseits so fest ist, dass eigenes Mitschwingen sich in keiner Weise lästig bemerkbar macht. Diese Eigenschaft macht das Gerät auch brauchbar um Verwundete auf Plattformwagen oder in Eisenbahnen ohne besondere vorherige Einrichtungen, als solche, welche des Rutschen der ganzen Trage zu verhindern bezwecken, befördern zu können.

Ich wage es heute diese Trage der Oeffentlichkeit zu übergeben, nachdem ich dieselbe im Jahre 1888 construirt und seither bei vielen Gelegenheiten im Lazaret und bei der Truppe erprobt habe. ohne jemals mich veranlasst zu sehen eine Aenderung an derselben vorzunehmen.

Ich halte dieselbe für ein Feldgerät im wahren Sinne des Wortes, indem sie den Krankenträger, sowohl einer für ihn kaum erfüllbaren Geistesarbeit als auch des umständlichen Anlegens von doch zumeist unzweckmässigen, ja häufig mehr schädlichen als nützlichen Notschienenverbänden zu entheben geeignet erscheint.

Die Trage aus Mannesmann-Stahlrohr. mit braunem Segeltuch-Ueberzug ist von der Kunstschlosserei E. Jahnke, Berlin S. W. 48. Friedrichtrasse 225 für den Preis von 125 Mark (ohne Verpackung und Fracht) zu beziehen.

Für den Gebrauch in heissen Gegenden wird dieselbe auf Bestellung mit einem Verdeck für den Rumpf versehen.

Профессоръ **Г. И. Турнеръ** (Петербургъ)

демонстрировалъ видоизмѣненныя имъ шины Beely. Онъ указалъ при этомъ, что въ военное время гипсъ еще навѣрно будетъ крайне цѣннымъ средствомъ при переломахъ. Шины проф. Турнеръ изготовляетъ изъ расчесанной пеньки обмокнутой въ жидкій гипсъ и затѣмъ погруженной въ футляръ изъ куска связаннаго бинта. Еще влажная шина прибинтовывается къ конечности сухимъ бинтомъ и принимаетъ соотвѣтственную форму въ нѣсколько минутъ.

Dr. **Lucciola** (Cianciola).

Sur le possible emploi des funiculaires aériennes, dans les montagnes pour le transport des blessés.

Le transport des blessés dans les montagnes présente des difficultés d'une résolution bien difficile, parcequ'il dépend de différentes causes, très souvent irrémovibles, comme le manque de routes, les grandes sinuosités de terrain, le nombre considérable de blessés, la gravité des lésions, tout cela nécessite un transport délicat; ayant à déplorer l'insuffisance des porte-blessés et d'aptes moyens mécaniques.

De telles difficultés nous ont conseillé d'étudier, si dans des conditions favorables de temps et de lieu, il serait possible de se servir de petites funiculaires aériennes pour le transport des blessés, qui, quoique nécessitant un certain temps pour les apprêts, auraient certainement le grand avantage de permettre, sans faire souffrir les patients, d'en transporter un grand nombre en temps relativement bref.

Deux problèmes principaux se présentent pour résoudre la construction d'une funiculaire aérienne, apte au transport des blessés dans les vallées et ils se réduisent aux expressions suivantes:

1° Réduire au moindre possible le volume et le poids des différentes parties qui forment l'armement.

2° Déterminer aux deux extrêmités de la construction deux résistances capables de permettre, que le câble puisse acquérir toute la tension nécessaire pour le fonctionnement régulier de la funiculaire.

Le premier problème quoique bien important ne présente cependant pas toutes les difficultés du second, si l'on considère qu'avec les systèmes actuels de construction, et avec ceux de la mécanique on pent très bien parvenir à faire exercer des efforts, apparemment impossibles, à des systèmes de la plus grande légéreté, et si l'on pense aussique notre funiculaire malgré qu'elle doive présenter toutes les conditions de sûreté, facilité de construction et de manœuvre, ne sera cependant pas un système bien compliqué, mais tel que notre but le demande, c'est à dire de la plus grande simplicité.

Le second problème est beaucoup plus difficile, et il suffit de considérer la puissance qui se détermine par la tension du câble pour ressentir le besoin d'avoir à disposition deux points extrêmes irrémovibles et solidement plantés dans le sol ou convenablement lestés, qui doivent constituer la résistance à opposer au poids du câble et au poids des civières chargées de malades.

Le système que nous avons idéé est le suivant: Un câble continu qui enferme un circuit de la longueur de cent mètres. Les extrémités de ce câble s'entortilleront à un système de six poulies, 4 égales, disposées verticalement, et deux de dimensions différentes disposées normalement aux deux premières qui portent un creux hélicoïde creusé sur la partie extérieure de la couronne.

Deux autres poulies auront de même un creux à la circonférence externe, mais formant un seul tour et non deux.

Il est naturel d'après ce qui a été dit que si le câble adhère exactement au creux des poulies, et à une d'elles, par exemple à la poulie A, on imprime une rotation autour de son axe et dans la direction de la flèche, certainement tout le système se mouvra suivant la direction des flèches, et les deux traits du câble se mouvront aussi, l'un dans un sens, l'autre dans le sens opposé, et si nous concevons deux points matériaux fixes au câble, il est clair que le système, en se mouvant, les transportera ailleurs.

Voilà donc de cette manière déterminée les deux traits de câbles, l'un montant, l'autre descendant; et supposant que les points X Y fussent des civières suspendues, elles seront transportées de manière que, tandis que les unes porteront les blessés dans la vallée, les autres retourneront sur la montagne, vides ou bien chargées de matériaux.

Les bases de notre système ainsi posées, passons aux considérations en ordre à la construction.

Le câble, par l'effet de son poids et par celui qui s'y adjoindra par les civières chargées, tendra certainement à former un enchainement, et les civières viendraient par conséquent heurter contre la terre, ne pouvant admettre que les deux extrémités de la corde soient si élevées du sol de manière à obvier cet inconvénient.

De là la nécessité d'interposer des pals d'appui le long de l'étendue de la corde.

Ces pals, ou pour mieux dire ces soutiens, qui ont précisément le but d'empêcher l'enchainement, seront au nombre de cinq par chaque cent mètres, c'est à dire à la distance de 20 mètres l'un de l'autre; ils seront munis d'un mécanisme spécial (que nous décrirons en temps et lieu) qui permettra aux civières de passer, sans que pour cela le point d'appui de la corde vienne à manquer.

Voyons à présent le système d'armement des poulies et nous faisons noter à ce sujet: que le projet que nous présentons n'étant qu'un projet de maxime, nous n'avons pas cru nécessaire de décrire les détails de construction, qui pour le moment seraient tout à fait inutiles.

Les poulies viendront fixées à un tauret démontable et flexible qui sera ainsi construit: Deux systèmes en fer et de la forme du triangle: Ces systèmes seront unis entre eux par le moyen d'un axe passant et sur lequel tourneront les deux poulies verticales, et par le moyen de barres transversales qui joindront les points homologues des deux systèmes, de manière à former un parallélogramme traversé dans toute sa longueur mitoyenne par un axe en fer auquel se pivotera la poulie.

Une manivelle avec son engrenage et levier d'arrêt s'adaptant à l'axe servira à faire mouvoir la corde.

Enfin un frein à tenailles servira à arrêter le mouvement.

D'après ce que nous avons dit, il ne nous reste qu'à déterminer le moyen de fixer au sol le point principal. Cela pourrait s'obtenir comme je le dis précédemment, ou par l'emploi de puissants tenseurs, ou en fixant effectivement au sol ce point.

Ecartons le premier moyen des tenseurs parce qu'avec eux on doit concevoir la transportabilité de poids non indifférents et non déterminés, ce qui est impossible de conseiller.

Il ne nous reste donc que le second que l'on peut facilement obtenir si l'on pense, que dans chaque cas les apprêts doivent être confiés au Génie Militaire, et par conséquent, soit avec de gros pieux en fer, enfoncés dans le sol, soit en utilisant les gros arbres que l'on peut avoir sous mains, on peut très bien arrêter le touret.

La civière qui devra servir pour le transport, et dont je vous présente un petit modèle, sera en fer résistant et pliable, comme un livre, de manière à la rendre peu volumineuse; son poids est de dix kilogrammes.

Elle peut aussi servir, sans aucune modification, pour le transport à bras.

Il ne reste à présent qu'à parler des soutiens intermédiaires et faire quelques considérations sur les mécanismes.

Les appuis intermédiaires, entre les deux extrêmités de l'enchainement, viennent former autant de tourets intermédiaires, eux aussi démontables et flexibles.

Deux rectangles en fer unis entre eux formant un parallélipipède. La longueur des traverses est telle qu'elle peut comprendre les deux cordes avec les deux civières suspendues.

Aux traverses supérieures sont fixés les anneaux en dedans desquels les cordes peuvent glisser.

Ces anneaux sont construits avec deux branches à ressort qui tiennent ordinairement l'anneau fermé et qui s'ouvrirait seulement si un coin quelconque en s'y clouant dedans, fasse céder les deux branches.

Voyons maintenant comment on pourra déterminer l'ouverture des anneaux à l'arrivée de la civière.

Les câbles seront munis de mécanismes spéciaux porte-civières, qui ne sont qu'une cage en fer suspendue et fixée à la corde au moyen de deux anneaux.

La distance entre ces deux anneaux est majeure de $^1/_4$ à celle que l'on a entre les anneaux du touret.

Les anneaux de suspension du porte-civière et ceux du touret sont construits de la manière suivante.

L'anneau présente dans son intérieur deux troncs coniques renversés et réunis par les bases mineures; tandis que l'autre anneau présente au contraire deux troncs coniques unis par les bases majeures, et qui à la manière de coin s'adapte dans l'intérieur du premier anneau.

Il est alors évident, que la civière arrivant au touret, les anneaux de l'une en entrant dans ceux de l'autre, forceront les ressorts à céder, et l'anneau en s'ouvrant pour laisser passer la civière, se refermera aussitôt qu'elle aura passée.

D'après ce que l'on voit, le passage desdits anneaux est aussi celui des civières.

Ce que l'on devrait à présent déterminer c'est la manière de pousser et guider la funiculaire. Cependant cela ne présente aucune difficulté si l'on réfléchit que le mouvement de l'axe et son arrêt, peut avoir lieu par le même système de bielle et de levier d'arrêt, que chacun de nous, Messieurs, a pu bien des fois voir dans des grues ordinaires, par lesquelles deux hommes, tournant les bielles du cylindre d'entortillement du câble, peuvent aisément hisser des poids considérables.

Et c'est précisément de même dans notre cas, car deux sont les hommes nécessaires, étant deux les bielles pivotées aux deux extrêmités de l'axe, extrémités où sont aussi pivotées les poulies.

Le mouvement des deux poulies verticales étant contemporané et en sens inverse, ces deux hommes tourneront aussi les bielles en sens inverse et pourront régler, selon le besoin la vélocité à imprimer aux civières en descente.

Aussi croyons nous suffisant ce que nous avons dit pour donner une idée de notre travail, et nous omettons tous détails au sujet, car il ne s'agit que d'une chose tout à fait de nature technico-constructive qui ne serait, Messieurs, selon nous, d'aucun interêt pour vous; et nous sommes bien au contraire persuadés que cela ne saurait que vous ennuyer et fatiguer en même temps. Nous ajoutons seulement que le poids et la manière de transporter notre système n'admet aucune difficulté d'après ce que nous avons enoncé dans notre projet.

Aussi ne disons-nous pas, ni ne pouvons dire: le poids est tel ou tel autre, car on comprendra aisément que cela ne tient qu'aux études complètes de la construction; nous pouvons au contraire dire, dès à présent, à tout hasard, tel à ne pas demander un nombre supérieur à dix mulets.

Enfin, concluons-nous pour déclarer réitérément que la nôtre n'est qu'une étude préliminaire: nous aurions bien voulu être à même de présenter quelque chose plus concrète encore; mais si l'on songe aux difficultés du thème que nous nous sommes imposé, lequel demande du temps et un travail relativement proportionné pour le compléter, certes, pour le moment, on ne saurait être qu'indulgent à notre égard pour cette simple exposition que nous venons de faire.

Aussi espérons-nous que nos idées là-dessus présentent au moins toutes les conditions voulues pour résoudre un problème de tant d'importance, et qui, à juste raison, préoccupe en particulier les médecins militaires, dans une époque où les résultats d'une bataille importante peuvent se présenter tels que les moyens de transport dont on peut disposer de nos jours, seraient aussi insuffisants pour les blessés que dangereux pour le moral des combattants.

Dr. **Peltzer** (Berlin).

Zusammenlegbare Feldkrankentrage ohne lose Teile.

In Folge Einführung der kleinkalibrigen Geschosse wird sich wahrscheinlich in zukünftigen Kriegen die Zahl der Verwundeten gegen früher noch erheblich steigern. Für die Militär-„Medicinal“-Verwaltungen der verschiedenen Armeen ergiebt sich hieraus die brennende Frage: Entspricht dem zu erwartenden gesteigerten Hülfebedarf auch die Hülfebereitschaft? Ist in Sonderheit ausser der ersten ärztlichen Hülfeleistung auf dem Schlachtfelde selbst der Massentransport der Verwundeten vom Verbandplatz zum Feldlazareth genügend sichergestellt? Um diesen ohne Vermehrung des Trains so leistungsfähig wie möglich zu machen, hat man bekanntlich bei den Verwundetenfahrzeugen bereits mehrfach insofern aus der Not eine Tugend machen müssen, als die ihrer grösseren Schwankungen wegen eigentlich weniger zu empfehlenden 2-etagigen Krankenwagen gegenwärtig anfangen, auch da mehr zur Annahme zu gelangen, wo man anfänglich aus dem eben angeführten Grunde grundsätzlich von ihnen Abstand nahm. Das erste Modell eines solchen Wagens war 1876 in Brüssel ausgestellt und ist damals von mir beschrieben worden. Was die Krankentragen betrifft, so hat die letzte Zeit bekanntlich eine ganze Reihe neuer bezüglicher Vorschläge gebracht. Dieselben hier einzeln durch zu gehen, würde zu weit führen. Wenn ich mir erlaube, die Zahl derselben noch um einen zu vermehren, so geschieht es, weil ich der Ansicht bin, dass er vor anderen einige Vorzüge hat. Ich habe ihn zuerst im Jahre 1879 in der „Deutschen militärärztlichen Zeitschrift“ gemacht und bin ihm verändert in neuerer Zeit an anderer Stelle wieder begegnet. Das von mir damals der Kaiser Wilhelm Akademie in Berlin überwiesene Modell werde ich sogleich die Ehre haben zu zeigen.

Welche Anforderungen haben wir an eine Feldkrankentrage zu stellen? Die preussische Armeekrankentrage ist nach folgenden Grundsätzen gebaut:

1. Keine losen Teile! Diese könnten verloren gehen, und es ist fraglich, ob sie überall zu ersetzen sind.

2. Die Holzteile (Tragstangen) dürfen nirgends von Eisen durchbohrt sein, weil sie sonst geschwächt werden.

3. Tragengestell und Tragstangen müssen für sich bestehen, damit jeder Teil auch bei Verlust des andern noch für sich verwendbar bleibt.

4. Die Trage muss in ihren Abmessungen dem Princip der Einheitstrage entsprechen, damit sie nicht allein bei der Truppe, sondern auch beim Sanitäts-Detachement und ebensowohl in den Lazareth wie in den Hülfslazareth- und Krankenzügen verwendet, das heisst mit andern Worten, dass der Verwundete unter Umständen ohne Umlagerung auf ihr vom Verbandplatz bis in die Heimat transportirt werden kann.

Die preussischen Tragen haben ferner abgerundete Füsse, damit sie auf jedem Boden stehen können, einen Ueberzug aus braunem Segeltuch und ein verstellbares, festes Kopfgestell. Ausserdem gehören zu ihr 2 Tragegurte. Die Truppenkrankentragen lassen sich in der Mitte auf die Hälfte ihrer Länge zusammenklappen. Alle anderen sind fest.

Die Vorzüge einer derartigen, im Kriege mehrfach bewährten Trage sind unverkennbar. Soll sie jedoch von den Sanitätsformationen auch in grösseren Massen an die Bedarfspunkte ohne Vermehrung der Transportmittel mitgeführt werden können, so wird dies dadurch erschwert, dass sie selbst in Form der zusammenlegbaren Truppenkrankentragen noch zu viel Raum beansprucht. Diesem Uebelstande möglichst abzuhelfen, habe ich nach verschiedenen Ideen, eine Trage zusammengestellt, von welcher unter Festhaltung obiger Grundsätze der Berechnung nach auf dem Truppen-Medicinwagen statt der bisherigen Anzahl mindestens 8, und bei den Sanitäts-Detachements eines Armeekorps im Ganzen 621 mitgeführt werden können.

Diese Trage lässt sich, nach Art eines Parallelogramms zusammenschieben. Dies ist dadurch erreicht, dass die beiden äusseren Querteile an ihren Endpunkten beweglich eingelassen sind, wärend ein dritter, an das eine Ende verlegt, nur an einem Punkt beweglich, an dem andern dagegen frei ist und dazu dient, die Trage in sich festzustellen. Er wird zu diesem Zweck schräg nach der anderen Seite herübergeführt und hier vermittelst eines drehbaren Knopfes befestigt.

Man kann sich an dem Modell überzeugen, dass die so erreichte Feststellung der Trage vollkommen ist, dass nichts klappert oder wackelt, dass kein loser Teil vorhanden ist. Das Aufschlagen und Zusammenlegen der Trage geht ohne Zeitaufwand von Statten. Damit beim zusammenlegen das feste Kopfgestell nicht hindert, ist dasselbe fortgelassen und durch einem in den Trageniiberzug eingenähten keilförmigen Sack ersetzt, welcher jeden Augenblick durch Anfüllen mit Stroh oder dergleichen, durch den Tornister, den Mantel u. s. w. zu einer Rücken-Kopflehne gemacht und ebenso wieder entleert werden kann. Da sich die Trage beim Zusammenschieben des Parallelogramms naturgemäss verlängert, so schiebt man, damit dies beim Transport nicht stört, die Tragstangen wieder zurück und erhält so die ursprüngliche Länge der nicht zusammengelegten Trage wieder. Ein Fehler am Modell ist, dass die Querteile von der einen zur andern Seite geradlinig herüber geführt sind, anstatt, wie beabsichtigt, nach unten gebogen, um auf diese Weise ein muldenförmiges Einliegen des Tragenüberzuges zu ermöglichen.

Versieht man die Trage anstatt mit festen mit federnden Füssen (nach Art der C-Federn der Kutschwagen), so lässt sie sich zum Krankentransport in Eisenbahngüterwagen einfach auf den Böden derselben stellen.

Deuxième Sèance

Samedi, le 9 (21) Août, 10 h. du matin.

Présidents: Möller (Copenhague), Stevenson (Londres), Régis (Rome), Hermant (Liège).

Dr. **W. K. Van Reypen** (Navy).

Handling and care of wounded in modern naval warfare.

How best to handle and care for wounded in modern naval warfare, is a problem, that now confronts naval surgeons. It is thrust upon us by the energy and accomplishments of experts in construction, ordnance, and engineering. While they have so successfully fulfilled their mission of destruction, we must not be laggards in our still more important work of succour to the wounded and helpless. It is theirs to destroy. It is ours to save.

The conditions, under which we find ourselves in the present day of battle-ships, necessitate a radical departure from our former methods of treatment of wounded men in action, and their subsequent care. In the days of wooden ships, with flush gun and spar decks, admitting of comparatively easy transportation of wounded, there was very little difficulty in moving men injured in action to the sick bay, where they could receive every needed surgical attention. The surgical staff was a unit, exercising its function in a circumscribed sphere. Its work was brought before it; now it must seek it.

A modern battle-ship is a honey comb of steel, each cell containing its quota of workers, all acting harmoniously and in concert toward the accomplishment of the desired end, the overthrow of the adversary. Separated from their fellows by steel decks and watertight doors, some means for their assistance in time of distress must be devised by naval surgeons; means that will not interfere with the fighting efficiency of the whole, and yet sufficient to assure the combatants, that, if disabled in the performance of their duty, they will not be cast aside, as useless incumbrances.

Any one familiar with the construction of a modern battle-ship will readily see the impossibility of caring for wounded men, as in the days of wooden ships. The object of making closed compartments is to have them closed in time of action. The object of battle plates is to have them screwed on in time of battle. By as much as these precautions are neglected, by so much is the efficiency of the fighting machine decreased. In the tops, in the superstructure, and in some of the living spaces men may be reached and cared for, but never again in modern warfare will the sick-bay be the place, where all the wounded will be brought during an action, and where the surgical staff will expend all of their energies.

It is more than probable, that future sea fights will be short and bloody, and be fought at short range. With modern rapid fire guns all exposed parts of a vessel would soon be cleared of the living occupants, and heavy armour would be the only protection. The personal danger confronting the surgeon will be greater, than ever before. It will be his object to do the greatest good to the greatest number. Except in limited numbers his patients cannot be brought to him; he must go to them. He will scarcely ever be able to perform a capital operation during an action; time will not permit. He must be here, there, and everywhere. If he can find a sheltered place anywhere in the ship, where he will not be in the way of a gun, a torpedo tube, a trolley, or an ammunition hoist let him there establish a central station, and a line of communication with all accessible parts of the ship. No particular part of the ship can be here designated, as this central station, it must vary in accordance with the construction of the vessel. It should be the place, where there would be the greatest protection, with the greatest accessibility. In case of a lull in, or immediately after an action, the wounded should be taken there, and such operations as are practicable performed. In vessels, where there is not free communication fore and aft, there should be two such stations, with at least one surgeon assigned to each. During an action many men will fall in places, where if two or more of their comrades were detailed, as carriers, it would disable the fighting force of the gun, and give the enemy a greater chance of victory. We must reconcile ourselves to the fact, that the primary object of combat is to vanquish your adversary, and must accommodate ourselves to the situation.

Some means of communication, vocal or electrical, should be established between each compartment or fighting space, and the central station, so that the surgeon can be informed, where his services are required, if the wounded cannot be speedily removed. Meanwhile the importance of first aid is clearly manifest. This first aid can only be rendered by comrades. The thorough instruction of the whole ship's company in the efficient manner of thus administering first aid cannot be too strongly urged. One of the first duties of the surgical staff of a newly commissioned vessel should be the drilling of the crew in the proper methods of controlling hemorrhage from different parts of the body, the removal of foreign bodies from wounds, and the placing in proper positions of injured or broken limbs. They should also be taught, how to carry a man up or down through narrow hatches, over obstacles, or through contracted or tortuous passages, with the least fatigue to themselves, and the greatest comfort to the wounded. In many instances it would be impossible to use a cot or any form of stretcher; under these circumstances the only alternative is, that the disabled should be carried.

The fighting space allotted, especially in turrets, is so contracted, that the immediate removal of a disabled or wounded man is of the utmost importance. There is no unoccupied space in the turret, where he could be laid aside, out of the way of the gun workers, until the action is over. His presence would temporarily disable the gun. The only practicable method of caring for him is to lower him to the partially cleared space at the base of the turret, either by the ammunition hoist or lashed in a hammock; even here he would only receive temporary aid, as the space is too limited for the performance of any operation. Here he must remain until a favourable opportunity arises for his transfer to the central station.

The equipment of the surgeon and his assistants must be the simplest, and yet the most effective. They will have very little immediate use for anything but brandy, ammonia, morphia and the requirements for the control of hemorrhage. With these they can quickly leave the central station for any part of the ship, where their services may be required, and superintend the bringing back of the patient. The simplest method of transportation, and the one causing the least discomfort to the wounded, is a stretcher, on which a mattress and pillow have been laid, but there are very few places on a battle-ship, where a stretcher could be conveniently used. It is inapplicable for narrow or tortuous passages, for going up or down ladders, or for getting in or out of small compartments. Where the man is so severely injured, that he cannot be picked up and carried, or where a stretcher cannot be used, the device, that is considered best in the United States Navy, is to lash and carry him, on the same deck, in a hammock, containing a mattress; or for transference from one deck to another by means of the apparatus, suggested by Passed Assistant Surgeon Stitt. This apparatus consists of „a bar made of one inch iron piping, seven feet long, with ends forged flat and holes drilled in them; snap hooks are attached to these ends; a binding strap moving freely on the pipe gives the point of support, and is capable of being tightened by a thumbscrew. The object of this is to enable one to raise or lower a wounded person at any degree of obliquity. When the men transferring the hammock reach the hatchway, where one of these stretcher bars is rigged, they snap the hooks into the hammock rings and lower away. The advantages of this method are as follows: Ease and freedom from pain, and improbability of injury during movement along deck; rapidity of passage from one deck to another; any hatchway however small can be used; a wounded man reaches sick quarters with his hammock; the simplicity of apparatus, which can be made in a short time on any ship; only two men are required to manipulate and lower it".

The simplicity of this apparatus, as thus described by its inventor, is only equaled by its efficacy in practice. It has now been long enough in use in the United States Navy to place it beyond the stage of experiment and to demonstrate its efficiency.

On the vessels, that remain afloat after a modern naval engagement, the decks will be much encumbered with wounded, such first aid, as was possible, will have been given to them, but their comfort and well being will by no means be enhanced by retaining them on board the vessel. Naval engagements will not be likely to take place under the lee of a shore hospital, and humanity demands, that wounded men shall have speedy transfer to the place, where they can be best cared for, and that place can be none other, than an ambulance ship. Such a vessel should be as much a component part of a fleet, as the Admiral's flag ship. It would greatly add to the morale of the men behind the guns, when they went into action, if they saw near at hand a commodious hospital, with all the appliances for their care and comfort, and under the superintendence of skilled medical officers. This vessel should be solely and entirely an ambulance ship, with a crew only sufficient to work the ship, and all her available deck room given up to quarters for sick and wounded.

I submit herewith plans of an ambulance ship, which has been arranged to include as many conveniences, as is practicable in such a vessel. It is primarily a vessel adapted for the care and welfare of sick and wounded men, and all other considerations are made subservient to this end. The vessel, as designed, will be three thousand five hundred and fifty tons displacement. Two hundred and seventy-five feet on the load line, and three hundred feet over all; with twin screws and a speed of fourteen knots; fifty feet beam, and drawing eighteen feet; a coal capacity of four hundred and fifty tons, giving eighteen days steaming at ten knots. The water tanks will hold nine thousand gallons. The ship will carry four steam launches, and four barges, each barge arranged with a flying floor between the thwarts, so as to conveniently carry twelve cots on the floor. There will be beds for two hundred and seventy-four men, and hammock space for thirty-six. State rooms for eight disabled officers, and cot space for twelve. The beds for the men are hair mattresses on woven wire springs, supported by a plain iron framework with corner stanchions. The height of the deck beams being eight feet, allows two tiers of berths. The forward ward on the upper deck has been left with only one tier of berths, for a ward of isolation or to accommodate more serious cases. The vessel can comfortably accomodate three hundred and thirty sick or wounded men, with sufficient berthing space for the crew of the vessel. There are quarters for four medical officers, two apothecaries, and twelve nurses. On the upper deck is an enclosed room twenty-two by thirty-four feet, for convalescent officers, and a room twenty-six by twenty-five for convalescent men. On this deck also are the galley, laundry, wash-room, drying-room, lamp-room, closets, and bath-room for both officers and men, the office of the senior medical officer and of the executive officer. Dumb waiters go from the galley to the diet kitchens on the decks below. The upper part of the operating room is also enclosed on this deck. Near the centre of the ship on the berth deck is the operating room, eighteen by twenty-one feet. It is well lighted by a large skylight and by air ports opening above the upper deck. On either side of this operating room is an elevator, large enough to hold a cot. The elevator runs from the upper to the lower deck and is run by electricity. A patient can be hoisted in his cot from the barge alongside the ship, placed in the elevator, lowered to the operating room, and from there transferred either to a bed on the berth deck, or lowered and transferred on the deck below. This transfer is accomplished by means of an overhead trolley, which runs from the operating room and the elevator, between the rows of beds, and by means of which the occupant of any bed can be transferred.

On the engine-room deck is an ice machine and cold storage rooms; a disinfecting chamber; Sturtevant blowers, and ample store rooms for all departments of the ship. The ventilation is accomplished by two powerful blowers, with their necessary connections, and supplementary electric fans. The vessel is to be heated by steam, and lighted by electricity. The constructor has so arranged the model of the hull, as to insure the minimum of motion, either in a head or beam sea. There are steam winches on the upper deck for hoisting or lowering wounded or boats. They can be worked on both sides simultaneously.

The outfit of the operating room will include two or three Kny operating tables, of the model approved by the Surgeon-General of the Navy. These tables are of antiseptic value; are light and portable, being easily folded and carried to any part of the ship. The floor of the operating room will be tiled, and all of its appointments arranged with a view to strict antisepsis.

As soon as the action is over, a launch should tow its barge along side a vessel, that has been in action; the wounded should be hoisted out, and into the barge by means of the apparatus already described; it should then steam with all despatch to the ambulance ship, unload its human freight, and speed away again on its mission of humanity.

In no other way could wounded men be better cared for, or a fighting vessel be more speedily disencumbered and placed again in readiness for battle.

The ambulance ship would of course fly the Geneva cross flag. As an angel of mercy she would spread her wings alike over friend and foe, mitigating the horrors of war, and hastening the advent of the day. that will bring peace on earth, and good will toward men.

Dr. **Ferrero di Cavallerleone** (Rome).

Organisation pour la recherche des blessés sur le champ de bataille.

Messieurs!

Parmi les questions qui ont été posées avec beaucoup d'opportunité par l'illustre Comité d'organisation de notre Section, celles de „l'organisation pour la recherche des blessés sur le champ de bataille, et sur les meilleurs types de brancards pour les blessés" sont certainement deux des plus importantes pour le service sanitaire en guerre, et il aurait fallu un bien autre que moi, une de ces illustrations qui honorent la médécine militaire, pour leur donner tout le développement qu'elles exigeraient. Pour mon compte, j'ai fait mon possible dans le très peu de temps que j'ai eu à ma disposition, — mais je dois faire appel à toute votre indulgence Il n'y a qu'à se rappeler les rapports des médecins militaires sur les horreurs soufferts par les blessés dans presque toutes les campagnes, même dans les plus récentes, pour sentir combien ces questions de la recherche et du transport des blessés reclament toute notre sollicitude, s'imposent je dirai presque à notre cœur. Car nous savons que d'autant le blessé sera secouru et transporté plus tôt et plus sûrement à l'ambulance, à l'hópital, d'autant plus grande sera la probabilité que nous aurons de le sauver, et lui seront d'autant plus épargnées les atroces souffrances physiques et morales, puisque tout le temps que le blessé passe du moment qu'il tombe frappé par l'arme ennemie à celui où il arrive à l'ambulance tant désirée est certainement pour lui le plus terrible. Un prompt transport vaut pour la guérison des blessés presque autant que le traitement antiseptique: du moins il le permet et il l'assure.

Et nous devons applaudir au courage de M. le Generalarzt de l'armée Bavaroise le Dr. Port qui, convaincu qu'avec les moyens actuels dont les armées disposent, les blessés seront encore laissés trop longtemps sans secours sur le champ de bataille, a tout récemment élevé sa voix si pleine d'autorité pour soutenir les droits des blessés „avec cette franchise et cette force que donnent tout juste la conviction et la consience de remplir un devoir. Oui, tout homme qui combat pour son pays a le droit sacrosaint d'être secouru promptement lorsqu'il tombe blessé, et lui assurer d'avance ce secours, c'est encore lui donner une grande force morale de plus dans la bataille. Toute négligence dans les services sanitaires est non seulement un crime, mais aussi une faiblesse pour l'armée.

Le problème s'impose d'autant plus aujourd'hui après l'adoption des fusils à répétition et des balles à petit calibre. Quoique l'on n'ait jusqu'à présent de données certaines pour juger des pertes que l'on aura dans les batailles futures, les révoltes de Biala en Galicie, de Nürschan en Bohème, les faits d'armes du Concon et Placida dans le Chili et de Weima dans l'Afrique Occidentale, où ces armes nouvelles ont fait leurs premiers essais, ne se prêtant guère à des déductions même approximatives,—on a malheureusement droit de croire que le nombre de blessés sera de beaucoup augmenté, et en plus dans un espace de temps bien moindre, et dans une étendue de terrain bien plus grande. La plus grande portée des fusils doit en effet augmenter la profondité du champ de bataille, surtout dans les terrains plats, et la rapidité du tir en faisant tomber les balles dru comme grêle sur les combattants, autant que la force extraordinaire de pénétration dont celles-ci sont douées auront certainement pour conséquence de décimer en peu de minutes même les plus grandes unités. Il n'y a qu'à se rappeler les pertes de 46% des Chasseurs de la Garde à St. Privat, celles des 16-e et 57-e régiments d'infanterie à Mars-la-Tour où elles atteignirent le $74^{3}/_{11}$% des officiers et le 45% des soldats, celles de Plewna où quelques compagnies laissèrent sur le champ le 75% de leur force, pour s'imaginer quelles seront les pertes dans les combats décisifs de l'avenir. C'est donc bien avec raison que tout ceux qui se sont occupés de cette question d'après un calcul comparatif avec les guerres passées de ce siècle, évaluent les pertes des batailles futures de 25 à 30%, tandis qu'elles furent de 24—40% dans les guerres du premier empire Français, de 15% en Crimée, de 21% en Italie, de 14% à Sadowa et de 13,26% dans la guerre Franco-Allemande.

De plus les qualités balistiques des nouvelles armées obligeant de plus en plus les combattants à profiter de toute ondulation du terrain, de toute broussaille et de tout abri naturel pour se cacher à l'ennemi, les blessés seront avec toute probabilité bien plus éparpillés sur le champ de bataille qu'ils ne l'étaient autrefois, et la recherche en sera plus difficile et plus longue en raison aussi de la plus grande profondeur du champ même, comme je l'ai déjà observé. Et les qualités balistiques des nouvelles armées rendront aussi cette recherche même et tout transport tellement périlleux pendant la bataille qu'on est à se demander pour première chose par un bon nombre de médecins militaires parmi les plus compétents si dans l'interêt même du service sanitaire, il ne convienne pas davantage d'attendre à porter les secours aux blessés après le combat. On ne doit pas oublier en effet que si beaucoup de soldats restent à découvert, pour ainsi dire, à la place où ils sont tombés, d'autres doivent être recherchés sous les abris qui les cachent, dans les plis de terrain, dans les buissons, dans les talus, dans les vignes, dans les champs, et que leur dégagement parmi les chevaux, les débris de voitures ou de caissons, les morts qui les entourent et les couvrent parfois, exigera forcément un certain temps; que dans cette recherche les brancardiers ne pourraient profiter comme les soldats combattants des abris naturels; qu'ils seraient obligés de parcourir bien souvent une grande partie de la zone battue par le feu, et que par conséquence les risques seraient bien supérieurs à l'utilité réelle des secours qu'ils pourraient prêter, d'autant plus que relever et transporter un blessé sous le feu, c'est redoubler pour lui même la probabilité d'être frappé une autre fois. On a le droit de supposer en plus que les actions seront de courte durée et que par conséquence, pourvu que les unités sanitaires puissent arriver nombreuses sur le champ de bataille tout de suite après le combat, les blessés ne resteront pas longtemps sans le secours nécessaire.

Pas une de ces raisons n'est contestable.

Toutefois il y en a une morale à notre avis qui doit primer sur toutes; le malheureux qui tombe ne doit pas être abandonné à son sort, sa blessure le rend sacré, et tout effort doit être tenté pour le sauver. Le service des brancardiers doit donc fonctionner sous la direction des médecins dès le commencement de l'action, et pendant tout le combat. Indépendamment du transport, qui dans certaines circonstances peut être jugé impossible, les brancardiers doivent aller à la recherche des blessés, sinon dans la première ligne du feu, au moins dans l'arrière de la zone battue, pour leur prêter les premiers secours qui parfois peuvent sauver la vie, les abriter autant que possible du feu de l'ennemi, et leur donner le plus grand des conforts, celui de se voir assistés.

Et c'est justement à cause du danger et de la difficulté et de l'importance de ce service qu'on ne saurait assez recommander le choix des brancardiers qui doivent être intelligents, capables et braves, et que leur nombre soit suffisant.

Et c'est en considération de cette nécessité absolue que, prévoyant qu'il sera bien difficile d'obtenir des autorités militaires que le nombre des brancardiers régimentaux ou des ambulances soit encore augmenté, nous nous sommes demandé si on ne pouvait pas admettre aussi les sociétés de secours volontaires à la recherche et au transport des blessés sur le champ de bataille. Car dans toutes les armées l'on a déjà dans ces derniers temps augmenté sensiblement le nombre des brancardiers,—les augmenter davantage ce serait au détriment de la force des combattants. Et pourtant l'on peut prévoir que leur nombre sera toujours insuffisant dans les grandes batailles. La portée des armes à feu modernes obligera forcément à porter des places de secours de 800 à 1000 m. et même plus derrière la ligne de l'ennemi, et les ambulances, les hôpitaux, quelque mobiles qu'on les rende, ne pourront souvent guère avancer qu'à la fin ou après la bataille. La besogne sera donc bien lourde, et il faudrait beaucoup trop de temps pour explorer le champ de bataille dans toute son étendue et relever tous les blessés, si des secours extraordinaires ne viennent pas en aide aux brancardiers des unités de santé telles qu'elles sont établies à présent. Il faudrait donc ou, à l'instar de l'Angleterre, créer des colonnes de brancardiers, une pour chaque division qui puisse être envoyée où le besoin la réclame, ou bien, comme le proposait déjà le regretté Général Médecin Tosi au dernier Congrès International de 1894, faire appel aux associations de la Croix Rouge pour la formation de nombreuses équipes, lesquelles se tenant en réserve à proximité du champ de bataille pendant le combat, pourraient intervenir d'après l'ordre des chefs militaires après le combat. L'Autriche, si je ne me trompe, a déjà admis ce principe, en agrégeant à chaque section de santé de division une colonne de santé de l'ordre teutonique (composée de 12 hommes, 4 voitures pour blessés, 1 voiture de transport avec des objets de pansement et des vivres de confort). Mais ces colonnes devraient être très mobiles. Elles pourraient se composer de 2 médecins et d'une cinquantaine au moins de brancardiers, sans autre bagage que des brancards et des musettes à pansement, à peine quelques voitures légères à la suite pour le transport des brancards et des moyens d'illumination, ou des bagages du personnel ou des blessés, et ces voitures on pourrait même les laisser en arrière à l'occasion et ne les faire avancer que plus tard, lorsque les routes ne seront plus encombrées. Chaque colonne pourrait se diviser en deux sections et chaque section en escouades. Certainement la création des colonnes volantes de brancardiers comme unité sanitaire des armées telle que je la voudrais, je tiens bien à la déclarer, donnerait une assurance bien plus grande pour le service, mais les autorités militaires y souscriront elles? Bien difficilement, je crois. Lorsque l'on se creuse le cerveau chaque jour pour augmenter les forces combattantes, on n'est guère disposé malheureusement à s'en priver pour les services que l'on juge secondaires. D'autre part l'assistance volontaire forme aujourd'hui un ensemble vivant organisé, et l'association de la Croix Rouge est presque partout une institution qui se rattache réglementairement à l'armée. Son caractère presque international légitimerait d'autant plus son concours auxiliaire sur le champ de bataille, en considération que l'armée victorieuse aura à receuillir non seulement ses blessés mais aussi ceux de l'ennemi. On a bien proposé, il est vrai, que l'armée vaincue après une bataille envoie elle-même des brancardiers et des moyens de transport pour aider à relever ses blessés, mais une armée vaincue aura-t-elle toujours ses unités sanitaires à disposition, à *la* main, dirai-je mieux? Et tout en admettant dans le personnel sanitaire des deux armées les plus élevés sentiments humanitaires, serait-il prudent de mêler ainsi vainqueurs et vaincus tout de suite après le combat lorsque la surexcitation que donne la lutte n'est pas encore complètement éteinte? Et puisque ce personnel devrait être remis en liberté, le travail à peine terminé, n'y aurait-il pas d'inconvénient à permettre de la sorte que l'ennemi puisse conter les pertes que l'on a eu, et connaitre la situation et les mouvements de l'armée?

Nous pourrions donc demander aux sociétés de secours volontaires l'institution de ces colonnes de brancardiers, à la condition toutefois, bien entendu, qu'elles soient tout-à-fait à la dépendance du directeur du service sanitaire, faisant partie intégrale, pour ainsi dire, des unités sanitaires de l'armée.

Quelque soit pourtant le nombre des brancardiers il est à prévoir qu'après une bataille sanglante il sera impossible de receuillir tous les blessés pendant le jour, et la recherche en devra être continuée pendant la nuit. Avec les ténèbres toutes les angoisses les plus horribles viennent hanter l'esprit des pauvres blessés,—le désespoir le plus atroce s'empare de l'âme même la plus forte: abandonner ces pauvres malheureux jusqu'au lendemain ce serait un crime. Depuis quelques années en effet presque toutes les nations se sont préoccupées de cette nécessité et ont étudié les moyens pour éclairer le champ de bataille.

Beaucoup d'expériences ont été entreprises à Vienne, à Turin, à Paris, à Stuttgart, à Londres, à Aldershot, à Genève, à Rome. Le Dr. Mendini, Capitaine Médecin de l'Armée Italienne, en a fait l'objet de trois communications, desquelles la dernière au Congrès International de Médecine de 1894, et son rapport est encore, que je sache, le rendu le plus complet sur l'argument. Depuis cette époque on a bien continué à s'en occuper mais malheureusement, le problème attend encore aujourd'hui sa solution et n'a guère avancé, et la dotation des moyens d'éclairage de différentes formations sanitaires pour ce qui est à ma connaissance, est encore telle qu'elle était du 94.

L'Italie, l'Allemagne, l'Autriche-Hongrie ont les lanternes portatives et les torches à vent pour les brancardiers, et des lanternes avec réflecteur pour les ambulances. L'Autriche-Hongrie a en plus les torches à magnesium (modèle Strizl) douées d'une assez grande puissance d'éclairage, et des appareils à charbon et la France à la place des lampes avec réflecteur a adopté pour les ambulances les lampes Kratz-Daussac à magnesium douées elles aussi d'une puissance assez forte.

Pour la recherche des blessés les lanternes à main et les torches à vent surtout ou à magnesium sont très utiles sans doute pour guider les pas des brancardiers, mais sur un vaste champ de bataille elles ne suffisent pas. Les brancardiers sont obligés d'explorer pas à pas tout le terrain avec une perte de temps énorme. Il est de toute nécessité d'avoir une puissante source lumineuse capable d'éclairer une large étendue de terrain et qui, placée sur une hauteur, puisse aussi servir de guide aux blessés qui sont en état de marcher, et pourront rejoindre eux-mêmes l'ambulance.

Dans les premiers temps de l'éclairage électrique, avec l'enthousiasme qui accompagne toutes les nouvelles découvertes, l'on conçut l'espoir que par l'électricité on aurait facilement réussi à résoudre le problème, mais on a dû se convaincre que, pour le moment au moins, la lumière électrique ne répond pas aux desiderata. La propriété essentielle de la lumière électrique est en effet sa grande puissance. Une seule source suffit pour donner une grande quantité de lumière qui sera capable d'éclairer à une très grande distance. Mais malheureusement l'on a de très grandes différences d'illumination aux diverses distances, et, ce qui plus est, lorsqu'on veut utiliser la lumière électrique pour les grandes distances, étant obligés de l'y porter avec un angle très-petit avec l'horizon, l'on a des ombres très profondes et très longues de sorte qu'il est presque impossible de marcher sur un terrain tant soit peu inégal comme l'expérience a prouvé, impossible de marcher contre le faisceau lumineux. et impossible d'explorer les plis de terrain, les buissons, etc.—Pour diminuer ces ombres il faudrait soulever la source lumineuse, mais pour avoir un résultat suffisant on serait obligé de la porter très-haut et l'on comprend de suite, combien de difficultés il y aurait en campagne. L'on pourrait aussi pour diminuer les différences d'illumination adopter les appareils à diffusion, mais ces appareils, absorbant beaucoup de lumière, rendent en partie illusoire la grande puissance de la lumière électrique. Les lampes à arc et celles à incandescence pourraient seulement donner une lumière convenable, mais les difficultés pour les placer sont telles qu'elles perdraient presque absolument le caractère de mobilité que tout appareil d'éclairage doit avoir pour qu'il soit possible de le transporter aux différents emplacements. Tous ces appareils en outre qui ont un moteur à vapeur, un dynamo, un projecteur, coûtent énormément cher, sont très lourds et par conséquence très-difficiles à transporter surtout à la suite des formations sanitaires de 1-re ligne qui doivent être aussi mobiles que possible, se gâtent très facilement, et éxigent pour leur fonctionnement un personnel très-intelligent et tout à fait spécial.—Même les petites lampes à incandescence portatives dont on a essayé à Paris et à Berlin ne sont pas d'un usage pratique puisque elles sont trop fragiles et on n'aurait pas toujours le dynamo à disposition pour recharger les accumulateurs.

Pour le moment, pour le service sanitaire mieux vaudra donc chercher des moyens plus simples tels que les différentes lampes à pétrole, ou à huiles volatiles minérales, lesquelles donnent une illumination comparable avec la lumière électrique. Ces lampes sont transportables par un homme, sont d'un usage facile, sont alimentées par un combustible que l'on trouve partout et coûtent relativement très peu. Avec le prix d'un appareil électrique on peut acquérir à peu près une centaine de ces lampes, et il est évident avec combien d'avantages. Les meilleurs types que l'on ait expérimenté en Italie dans ces dernières années sont la lampe Grube à oléo-vapor, celle Doty à pétrole, la lampe Seigle à huile hydrocarbure et à pétrole, la lampe Dürr à pétrole et la lampe Wells qui peut fonctionner à pétrole et à huile hydrocarbure.

Du système Wells il y en a de 4 dimensions d'intensité lumineuse différente; mais les trois types qui seraient plus convenables sont les n° 1 2 et 3. Le n° 1 est légère, transportable facilement à main par un homme, possède un rayon d'illumination de 100 m., fonctionne presque exclusivement à pétrole parce que à cause de la petitesse du bec, les huiles denses hydrocarbures l'obturent facilement;—le n° 2 de dimension un peu plus grande a un rayon de 150 m. d'illumination, elle peut être portée à main par deux hommes, ou facilement chargée sur un petit train à deux roues moyennant lequel on peut lui faire parcourir même des terrains un peu mouvementés, et peut fonctionner aussi avec l'huile hydrocarbure:—le n° 3 de la puissance de 2000—2500 chandelles est encore facilement transportable et peut être soulevée à une hauteur de 4 m. moyennant une colonne, de sorte qu'elle pourrait servir comme phare pour guider les blessés qui pourraient marcher. Un homme suffit pour allumer ces trois types de lampes et les maintenir en action.

La lampe Seigle avec le pétrole fonctionne moins bien que la lampe Wells, et celle Dürr a l'inconvénient qu'elle est trop délicate, qu'il faut la remplir chaque deux ou trois heures, et son intensité lumineuse est notablement inférieure à celle de la lampe Wells.

Digne de mention est aussi la lampe avec réflecteur à anneaux paraboliques du Col. Belloti, exposée au Concours de Rome de 1893 parce que la source lumineuse est la chandelle qui se trouve dans les dotations sanitaires réglémentaires, mais très utile pour éclairer une tente ou une salle d'opération, son rayon d'illumination n'est pas suffisant pour éclairer le champ de bataille.

D'autres lampes peut-être sont-elles encore meilleures. Pour notre thèse il suffit que parmi celles indiquées il y en ait déjà qui peuvent être utilement adoptées, et on devrait en doter les ambulances, les hôpitaux mobilisés et surtout les colonnes volantes de brancardiers dont j'ai parlé. Aux ambulances et aux hôpitaux elles pourraient servir aussi pour éclairer les tentes et les salles d'opérations improvisées, et comme phare pour indiquer la place de l'ambulance et de l'hôpital, et pour les colonnes des brancardiers elles auraient aussi un double but, celui de marquer et d'illuminer la place de secours, de réunion des blessés à la quelle pourraient ainsi se diriger les égarés les blessés légers,—et celui de permettre aux brancardiers d'explorer le champ de bataille sans être obligés de se servir des torches qui inutilisent presqu'un homme de chaque équipe pour les porter. Les torches à vent et les lanternes sourdes seraient réservées à la recherche des blessés dans les bois et dans les zones de terrains labourés ou mouvementés.

Il n'y a qu'une objection qui puisse être soulevée, celle du danger sous le rapport stratégique d'indiquer à l'ennemi par cette illumination la place que l'on occupe. Mais si cette objection avait eu quelque valeur pour l'adoption des grands faisceaux lumineux à de très grandes distances, il n'y en a plus aucune pour ces lampes qui ont un rayon d'illumination de 200—300 m. au plus,—et en tout cas dans certaines circostances les droits de l'humanité priment même les considérations stratégiques. L'histoire est là pour nous apprendre combien de fois pendant les guerres il y a eu même suspension d'armes pour recueillir les blessés et donner sépulture aux morts.

Tout ce que je viens de dire se rapporte naturellement aux batailles qui se feront dans les plaines. En montagne, ces grands appareils d'illumination ne pourront guère servir aux brancardiers pour la recherche des blessés et ils seraient trop lourds à porter. Pour les brancardiers, pour la recherche des blessés, aucun moyen d'illumination ne pourrait substituer utilement les torches à vent.—On devrait donc en doter seulement les ambulances et les hôpitaux mobiles de montagne. Mais en plus on pourrait en doter aussi au moment de la mobilisation les petites communes qui sont sur le haut des montagnes près des points stratégiques. Aux grandes altitudes, en effet, il sera bien difficile de pouvoir trouver un emplacement qui se prête à place de secours ou de pansement, et ces petits pays seront les places de secours naturelles car là aboutissent tous les petits sentiers et là on trouve le peu de ressources dont on pourrait profiter. Les fixer d'avance comme telles, serait donc la meilleure des mesures pour assurer le service sanitaire de la 1-e ligne en montagne, et là plus qu'ailleurs ces lampes pourraient servir de phares lumineux pour guider les blessés legers et les égarés.

Mais pour la recherche des blessés s'impose en montagne plus encore que dans la plaine, on le comprend aisément, la nécessité d'un grand nombre de brancardiers, et ces brancardiers devront être encore plus robustes et intrépides et en plus habitués à l'alpinisme et connaisseurs de la région. Depuis l'extension considérable des ouvrages de fortification permanente sur les points stratégiques les plus élevés des montagnes et le développement toujours plus grand donné aux troupes alpines comme en Italie, en France, en Suisse, en Autriche. les opérations militaires le long de crêtes souvent vertigineuses auront certainement une grande importance et tout passage sera attaqué et défendu avec acharnement. C'est à prévoir donc que même en montagne on aura des batailles sanglantes et il faudra rechercher les nombreux blessés dans les sinuosités de la montagne sur des pentes éscarpées, au fond des ravins, sur des rochers à pic où bien souvent sera nécessaire le concours de plusieurs personnes. Chez quelques nations en effet le nombre des brancardiers régimentaux des troupes alpines a été notablement augmenté, même doublé comme en Autriche où ils ont été de plus désarmés. Mais si l'on veut assurer le service, l'institution des colonnes légères de brancardiers sera quand-même tout-à fait indispensable. Ces brancardiers devraient se former en épiques de 4 au lieu de 3 et porter avec eux des brancards divisibles, ou bien des moyens de transport aménagés de manière à faciliter d'une part leur lourde et pénible besogne et à s'adapter de l'autre à la nature si diverse du terrain. Et ici encore la Croix Rouge pourrait porter son concours, préparant de longue main ces colonnes, recrûtant les brancardiers dans la région parmi les pâtres, les chasseurs de chamois, les chercheurs de cristaux, les cantonniers des routes postales alpestres d'hiver, les flotteurs, tous gens habitués à porter chaque jour et à de grandes distances sur leurs épaules des fardeaux considérables comme le proposait le Dr. Frœlich Médecin-chef de la Division Suisse de St. Gothard qui a porté un si large concours à l'étude du service sanitaire en montague.

Le Dr. Frœlich voudrait de plus que ces brancardiers fussent accompagnés de quelques chiens race de St. Bernard. La renommée de ces chiens est, je le crois, presque universelle. Ils sont la Providence des pauvres malheureux qui sont ensevelis par les tourmentes de neige, ou sont tombés dans quelque abîme. Leur intelligence, leur dévouement sont supérieurs à tout éloge et les moines de l'hospice vous racontent avec orgeuil tous les sauvetages que l'on doit à ces braves bêtes. Guidées par leur flair elles vont à la recherche des victimes et lorsque elles les ont découvertes reviennent appeler le secours et guident les moines près d'elles. Pourquoi donc ne les utiliserait-on pas réglementairement dans la recherche des blessés et en plaine autant qu'en montagne?

Il est fort à craindre que sur un champ de bataille étendu, beaucoup de blessés cachés dans des bois, sous des taillis, dans les endroits écartés, ou couchés dans des fossés, trop faibles pour en sortir et appeller au secours, n'échappent aux investigations des brancardiers. Les chiens avec leur flair si délicat pouvant se fourrer partout facilement et parcourir un grand éspace de terrain en peu de temps, viendraient en aide aux brancardiers. L'idée de dresser des chiens pour le service en guerre date de plusieurs années. Dans plusieurs pays, en France, en Allemagne, en Bosnie, en Autriche les chiens ont été l'objet d'un dressage spécial pour les reconnaissances à exécuter dans le service des avant-postes, pour porter des munitions etc.—Il était bien naturel que l'on essaya aussi de les dresser pour la recherche des blessés, et l'essai parait-il a très-bien réussi à ceux qui s'y sont donnés avec passion et constance. Les expériences faites en Bosnie et puis en Hongrie avec des chiens Danois de grande race, celles de 1891 faites par un bataillon de chasseurs prussiens avec des chiens bergers d'Ecosse et des chiens loups, celles faites en mai 1891 par une compagnie du Reg[t] 108 à Dresde, celle faite à Neuwied en octobre 1895 — toutes eurent un succès complet tel à convaincre que les chiens pourraient être réellement d'une grande utilité pour le service sanitaire. Dans ces diverses expériences les hommes désignés pour simuler les blessés se couchèrent dans les broussailles, le visage contre terre, ou se cachèrent dans des champs, dans des fossés en conservant l'immobilité. Les chiens employés à les rechercher lorsqu'ils les découvraient signalaient leurs places soit en aboyant sans quitter le blessé jusqu'à ce que les brancardiers eussent répondu à leur appel, soit en apportant la coiffure du blessé et en conduisant près de lui les brancardiers. Dans l'essai fait à Neuwied on essaya aussi si la recherche des blessés avec les chiens aurait été possible même pendant la nuit. A cet effet M. Bungartz avait imaginé un attirail spécial: une lampe électrique posée sur le dos du chien et alimentée par deux petits accumulateurs placés dans les poches d'une ceinture. La disposition parait telle que même en pleine course et dans les buissons les plus épais, la lumière, qui est très vive, est toujours visible pour la personne qui suit le chien: elle dure pendant deux heures, et les parois de la lanterne seraient assez fortes pour supporter même un choc violent. Il n'y a donc qu'à féliciter M. Bungartz même d'avoir fondé en 1893 à Cologne une association pour les chiens sanitaires, et vu que les chiens bien dressés s'acquittent parfaitement de leur tâche, il faut se souhaiter que leur dressage soit fait en grande proportion. Les Sociétés volontaires de secours pourraient surtout s'en occuper. Du reste les pigeons voyageurs ont été adoptés réglementairement par les armées, — pourquoi les chiens sanitaires ne pourraient être admis de même près des troupes?

En concluant je dirai donc:

La recherche des blessés sur le champ de bataille est un des services sanitaires qui n'est pas encore suffisamment assuré, soit à cause de l'insuffisance du personel, soit à cause de l'insuffisance des moyens.

Par conséquent il faudrait:

1° augmenter le nombre des brancardiers, soit dans les régiments, où ils devraient être dans la proportion au moins de 2% des combattants, soit dans les ambulances;

2° instituer des colonnes légères de brancardiers, une pour chaque division, très-mobiles, afin de les envoyer facilement là, où le besoin en serait plus pressant;

3° ou demander la formation de ces colonnes aux societés volontaires de secours, en admettant leur concours sur le champ de bataille après le combat.

4° doter ces colonnes mobiles ainsi que les ambulances de moyens puissants d'éclairage, soit pour l'illumination du champ de bataille, soit pour servir comme points de repaire pour les blessés légers qui pourraient se rendre eux-mêmes aux places de secours et de pansement.

Les moyens d'illumination doivent être facilement transportables, d'un prix pas trop élevé et d'un usage facile. En conséquence, à l'état actuel de l'industrie il faut rejeter les appareils électriques et adopter les lampes à huiles minérales hydrocarburées;

5° utiliser les chiens pour la recherche des blessés spécialement en montagne, dans les bois, aux endroits écartés,—en prôner le dressage en grande proportion surtout par les sociètés volontaires de secours,—et en doter les colonnes légères de brancardiers et les troupes alpines.

6° La recherche des blessés, quelque soit le danger pour les brancardiers, doit se faire même pendant le combat, si non tout à fait dans la première ligne du feu, aumoins aussi en avant qu'il sera possible dans la zone éfficace du tir, ne fût-ce que pour prêter aumoins aux blessés les premiers secours qui souvent peuvent sauver la vie, les abriter autant que possible du feu de l'ennemi, et leur donner le plus grand des conforts, celui de se voir assistés.

Dr. **Ferrero di Cavallerleone** (Rome).

Les meilleurs types de brancards pour les blessés.

Après la recherche des blessés, leur transport!

„Quels sont les meilleurs types de brancards pour les blessés?". Voilà la seconde thèse. Il faudrait tout un volume rien que pour donner un index de tous les brancards qui ont été proposés. Cela suffit pour prouver que le problème est encore à résoudre. Il est tellement complexe en effet que si l'on tâche de satisfaire aussi bien qu'il est possible à une des conditions d'un bon brancard presque toujours c'est à charge de quelqu'une autre des qualités exigées. Il n'y a qu'à énumérer ces qualités pour s'en convaincre. Je le dirai avec les paroles de Le Fort. „Un brancard devrait être d'un prix peu élevé, léger et en même temps tres-solide, facile à monter et à démonter, réductible à un petit volume, facile à nettoyer (car la toile est presque toujours tachée par le sang) enfin ne renfermer aucune pièce separée susceptible d'être perdue et difficilement remplacée". Et en plus j'ajouterai, rendre doux le transport aux blessés, éxiger le moins possible de dépense de forces des brancardiers, être utilisable pour toute sorte de blessures, et partout.

Comment réussir à construir cet idéal de brancard? Lors du concours international de Rome ouvert par la munificence de SS. MM. le Roi et la Reine d'Italie sur les moyens d'évacuer les blessés du champ de bataille, il y eût toute une éxhibition de brancards à bras, à roues, à traîneau à hamac, à sellette pour montagne dont les uns articulés, les autres démontables de mille manières pour que leurs parties pussent trouver place sur les épaules de 2 hommes ou s'empaqueter avec leurs perches dans un sac sur le dos; avec les hampes en bambou, en fer, en bois, en acier; la couche formée par de la toile, par des sangles, par un filet tressé, par un lit de roseaux, tantôt plane, tantôt inclinée, avec des formes différentes. Tous ces brancards avaient quelque mérite, ou celui de la légereté, ou celui de s'adapter à divers emplois, ou celui de se prêter plus facilement au transport, mais pas un qui ne prêta aussi le côté à quelque critique. Beaucoup de rapports très-détaillés avec desseins ont été imprimés sur ce concours—je croirais donc faire œuvre inutile en répétant ici la description de ces civières [1]).

Depuis cette année beaucoup d'autres brancards nouveaux ont encore été proposés; celui du Dr. Gottig de St Gall qui se plie par le milieu dans le sens de la longueur, construit en tiges de fer creux, solides et légères, et qui peut être facilement logé dans un sac à dos; celui du Dr. Sumbrieta qui a remplacé la base de sustentation par un axe de suspension afin de diminuer les secousses imprimées au blessé, et celui à peu près analogue du Dr. Namally suspendu sur le centre d'un chassis de manière à conserver constamment son équilibre horizontal; celui du Dr. Dèprez qui a divisé la toile en deux parties égales dans toute sa longueur, et les tient unies par un moyen de jonction simple et solide qui peut se défaire facilement en manière de permettre de déposer le malade sur son lit sans déplacement douloureux ou dangereux; le brancard à roues par M. Winkler de Tonne rappelant celui de Furley élégant et léger inclinable avec capote; celui analogue mais plus massif et plus solide de M. Keller, enfin celui à roues de M. Moojj médecin principal en retraite des Pays-bas, adopté par l'armée de son pays, à suspension perpendiculaire au dessous de l'essien de sorte qu'il est très léger à conduire et évite complètement toute secousse au blessé.—Même de la bicyclette il était naturel que dans ce moment de ciclysme universel on voulût bénéficier. L'idée de l'utiliser pour le transport des blessés remonte, que je sache, au Cap. Bruno Nolmes qui idéa en 1892 un appareil composé de deux bicyclettes unies entre elles parallèlement et supportant un brancard suspendus aux barres qui les unissent sur lequel un homme pourrait, selon l'auteur, être couché, et transporté facilement et rapidement du champ de bataille à la place de pansement. Et M. Glæser et Kolbaba ont encore simplifié la methode en construisant une bicyclette-brancard avec une seule bicyclette. Je l'ai experimentée moi-même et je l'ai trouvée tr è ingénieuse et même assez pratique. Pratique? Oui, comme la plupart de ceux que j'ai nommés dans le sens qu'ils répondent à leur but et qu'on peut les utiliser avec avantage, mais non sous le rapport du service sanitaire militaire. Pour le service sanitaire militaire il faut dans les brancards surtout la plus grande simplicité afin que les brancardiers apprennent facilement à s'en servir et n'aient pas à perdre du temps à les monter et démonter, et la solidité afin que ces brancards puissent résister aux nombreux transports, aux chargements et déchar-

[1]) Obtinrent le prix du Concours et des distinctions, et meritent d'être rappelés outre la charrette-brancard Rosati, le brancard de montagne du Dr. Frœlich qui peut se transformer en sellette, en glissoire, s'adapter à transport à bras, par mulet, à dos d'homme; celui de M. De Luna articulé en fer et filet avec deux petites roues; celui de Mascarello en fer articulé vide avec fond en toile; celui de Marzuttini en bambou qui peut se poser sur un train de roues; le système à 2 brancards unis à deux roues de Bachmayr, et celui presque semblable de Czermach; le brancard démontable à roues de Bizzari; celui à roues à essort de Sottsien avec couverture; celui en fer de Greef aussi à roues démontables; celui de Jacoby à roues, transportable aussi à bras, avec un petit sac pour pansement; celu de Tedesco très -ingénieux qui se démonte en 7 parties et peut être contenu dans un sac à dos; enfin celui Dr. Boccia à traineau pour montagne.

gements fréquents sur les charrettes et les voitures de transport, et à toutes les causes de détérioration si nombreuses en campagne. Tout ces brancards qui servent à plusieurs emplois, avec mille engins faciles à se gâter ou à se perdre, prouvent l'ingéniosité des constructeurs et peuvent être utilisés dans des circonstances ordinaires, être adoptés même par l'armée pour le service dans les garnisons, dans les camps, dans les exercices de tir, mais sont absolument à rejetter pour les dêtachements sanitaires. Ici c'est vraiment le cas de rappeler le vieux dicton que „le mieux est ennemi du bien". Et il ne faut pas oublier non plus la question du prix, ni celle du transport de ces brancards sur le champ de bataille, où ils doivent servir. Tous ces brancards plus ou moins compliqués coûtent naturellement bien plus que les brancards tout simples constitués par deux hampes et une toile, et sont bien plus encombratss et lourds à transporter, et il est bien naturel par conséquence que les administrations militaires qui doivent en acheter des milliers tiennent compte aussi de la dépense, et hésitent surtout à augmenter même d'un poids minime leur matériel de transport qui est déjà si encombrant, et le nombre des voitures à la suite. En outre tout doit se tenir dans le service sanitaire en campagne, et les brancards doivent aussi s'adapter parfaitement à être chargés avec les blessés sur les voitures d'ambulance, et sur les trains sanitaires.

C'est donc d'après ces prémisses posées comme absolues que nous devons juger, quels sont les meilleurs types de brancards.

Toute cette variété infinie de brancards que j'ai enumerés on peut la classer en troix categories: les brancards à bras, les brancards à roues, les brancards pour montagne ou spéciaux.

A tout seigneur tout honneur. Prototype des brancards à bras est le vieux brancard à traverse, le brancard de toutes les guerres passées que rien encore n'a pu détrôner. Ça et là on lui a bien apporté des améliorations. On lui a ajouté des petits pieds articulés, quelque soutien pour la tête, un capuchon pour garantir du soleil et de la pluie, on a rendu la toile facilement amovible, mais au fond il reste toujours le même avec ses deux longues hampes et sa toile tendue. Sa simplicité fait sa force et toutes les armées en sont encore dotées. Lorsqu'on doit s'en servir on le trouve en effet déjà tout prêt. Les brancardiers n'ont qu'à le décharger des voitures, et étant, pour ainsi dire, tout d'une pièce, il est beaucoup plus solide. Mais il est très encombrant pour le transport sur les voitures et éxige toujours deux hommes pour le porter même lorsqu'il est vide.

Brancards à bras pliants.

Les conditions nouvelles des combats rendant bien souvent impossible aux voitures d'ambulance d'avancer près du champ de bataille, et surtout les conditions spéciales de la guerre en montagne, firent sentir la nécéssité de rendre ces brancards plus facilement transportables par les brancardiers, d'où l'idée de plier en deux au milieu les hampes avec charnières et de rendre mobiles ou articulés les traverses des deux extremités en créant ainsi un autre type de brancard à bras — les brancards pliants que toutes les nations adoptèrent, spécialement pour les troupes de montagne. Ces brancards ont en effet l'avantage d'être portés par un seul homme, mais ils se gâtent plus facilement. Les charnières surtout se cassent très souvent. Pour réparer à cet inconvénient on eut l'idée d'emboîter l'une dans l'autre les deux moitiés des hampes, mais pour cela il faut que la toile ne leur soit pas fixée avec des clous comme par exemple dans les brancards français 1892 et italiens ancien modèle, mais par des liens,—ou bien que les hampes soient passées dans des dédoublements latéraux de la toile même. L'on a ainsi deux avantages, celui d'une solidité bien plus grande et de pouvoir facilement laver et changer la toile des brancards. Seulement la manœuvre du montage et du démontage des brancards reste nécessairement un peu plus longue et compliquée, mais ce désavantage est minime et le brancard italien qui est à présent à l'étude et sera bien probablement adopté est construit d'après ces principes.

Brancards à bras à type divisible.

Quoique pliés et roulés et par conséquence plus faciles à porter ces brancards restent pourtant trop lourds pour un homme, surtout lorsque le trajet à parcourir est long et le chemin raide et difficil comme en montagne. Là en effet les charrettes pour transport ne peuvent arriver tout au plus qu'à la base des opérations et on ne peut pas toujours disposer d'un nombre suffisant de bêtes de somme pour le transport des brancards. Dans le but donc de rendre les brancardiers indépendants de ces moyens de transport l'on pensa à diviser ces brancards en deux parties égales dans le sens de la longueur afin que chaque brancardier n'en porte qu'une moitié. Ce sont les brancards à type divisible. Un brancard de ce modèle (Arena) est en dotation justement pour les troupes alpines dans l'armée italienne. Les deux moitiés s'unissent ensemble par des courroies. Ces brancards divisibles répondent réellement comme système à la plupart des exigences du service des brancardiers. Il n'y a que la manœuvre de les monter et de les démonter qui soit un peu plus longue, mais des brancardiers bien instruits font cette besogne très-vite. Il est indispensable naturellement que chaque moitié puisse s'unir indifféremment avec une autre moitié quelconque. Il suffira ainsi que deux brancardiers se rencontrent pour former le brancard.

C'est une question de détails que de rendre ces brancards plus ou moins pratiques, et j'aurai l'honneur de présenter à la Section les photographies d'un brancard divisible que je viens justement de faire construire pour le proposer pour l'armée italienne.

Ces brancards devraient, selon moi, être non seulement destinés au service en montagne mais donnés aussi aux brancardiers des colonnes mobiles dont j'ai parlé dans la première partie de mon rapport. On pourrait les rendre ainsi tout-à-fait indépendants des voitûres de transport et leur permettre de parcourir même quelques kilomètres, comme ils y seront obligés bien souvent pour se porter de l'arrière des troupes sur le champ de bataille, sans arriver déjà fatigués avant encore de commencer le lourd travail qu'ils seront appelés à faire.

Mais les conditions nouvelles des combats reculant forcément de plus en plus les places de secours et de pansement de la ligne du feu rendront aussi le transport des blessés bien plus grave à cause de la grande distance que les brancardiers seront obligés de parcourir. La nécéssité s'impose donc de leur alléger la fatigue du transport et d'abréger aussi le temps qu'il doivent employer. A l'exemple de Larey qui après la bataille de Bantzen s'était servi des brouettes en usage dans le pays pour transporter un grand nombre de blessés, on pensa d'enrichir le matériel sanitaire de brancards à roues, et les Allemands les premiers les adoptèrent réglementairement. Ils ont été adoptés après par l'Angleterre, la Suisse, la France, les Pays-Bas, la Belgique. Ils n'ont fait pourtant guère bonne épreuve dans la guerre du 1870, de sorte que les allemands et les suisses les ont abolis des approvisionnement des détachements sanitaires. Les types de ces brancards se sont multipliés presque à l'infini; à une et à deux roues, à petites et à grandes, avec les roues au milieu ou à une des extremités, avec ou non des systèmes de suspension, à une et à deux civières, à deux sièges etc.

On peut toutefois les distinguer en deux classes: ceux dans lesquels le brancard ne peut se détacher de l'essieu, et ceux qui se démontent complètement.

Certainement si l'on juge d'après la première impression lorsqu'on voit avec quelle facilité un homme tout seul peut avec ces brancards transporter rapidement sans fatigue un et même deux blessés, on serait porté à les proclamer l'idéal des brancards, mais à peine la réflexion arrive, l'enthousiasme tombe. Impossible en effet de s'en servir sur un terrain inégal et sur des sentiers trop étroits—trop lourds et encombrants pour les charger sur les voitures et pour les porter sur le champ de bataille; trop compliqués et faciles à se dégrader, trop long et difficil le montage de ceux qu'on peut démonter pour le transport. Tous les brancards-voitures, toutes les civières à roues d'un type spécial sont donc à rejeter de l'aprovisionnement des unités sanitaires.

Trains de roues.

Je n'en dirai pas autant pour les trains de roues (système Le Fort, Longmore, Bargoni, Mullier) sur lesquels on peut adopter les brancards à bras réglementaires. Ces trains de roues réduits aussi simples et légers que possible ne seraient pas trop encombrants, et on pourrait en doter les ambulances, ou bien, comme proposait le Dr. Port afin de ne pas trop augmenter la longueur des colonnes sanitaires de transport et les avoir plus sûrement sur le champ de bataille dès le commencement de l'action, les faire transporter par les caissons ou les voitures d'aprovisionnement de l'artillerie et de l'infanterie. Si le terrain le permet on pourrait ainsi de suite improviser les brancards à roues pour l'évacuation du champ de bataille. En tout cas ils seront certainement d'une réelle utilité pour l'évacuation des blessés des places de secours aux ambulances qui forcément doivent se placer près des routes.

Brancards pour montagnes.

La dernière catégorie enfin est celle des brancards pour montagne. Ici l'imagination, l'ingéniosité des inventeurs s'est montrée à la hauteur des difficultés du tronsport. Autant de types on peut dire que de brancards: à traineau, à hamac, à sellette, à glissoire etc.—Il serait très intéressant de les passer en revue mais il me faudrait trop abuser de votre patience.

Qu'il me soit pardonné si, au contraire, tout en reconnaissant les mérites, je les rejette tous à la fois pour les motifs que j'ai déjà énoncés en les jugeant non acceptables pour les détachements sanitaires, je ferai bien volontiers une exception pour le brancard du Dr. Fröelich, (qui a obtenu le prix au Concours de Rome), qui répond à presque toutes les exigences du transport en montagne, mais il est lui aussi trop spécial et suppose ou demande un équipement tout spécial des brancardiers.

En outre je crois que le transport d'un blessé à dos d'homme avec ce brancard ne soit guère le meilleur avec la position qu'il devrait garder.

Je souscrirai plutôt à son opinion qu'en montagne mieux que les brancards devront être utilisés pour le transport des blessés beaucoup de portoirs dont se servent les montagnards. J'oserais même dire qu'avec de petites modifications et improvisations ces portoirs seraient les meilleurs de tous les moyens de transport, du moins là où à cause des sentiers étroits et escarpés ne serait pas possible l'emploi des brancards pas plus que des cacolets et des litières, et cela surtout si les gens mêmes de la montagne étaient appelés à prêter un secours volontaire. Rien ne sert mieux que ce qui nous est déjà habituel. Mais comme type de brancard réglementaire des détachements sanitaires en montagne le meilleur tout-de-même est à mon avis, je le répète, le brancard à bras divisible. Les brancards à hamac et formes semblables qui, je l'admets, pourront être très utiles parfois, peuvent s'improviser très-facilement lorsqu'il sera nécessaire, et auraient l'inconvénient de ne pas s'adapter aux voitures sanitaires et de ne se prêter guère à un long transport. car le blessé y reste trop incommodément, de sorte qu'il faudrait le changer de place une autre fois lorsqu'il arriverait à l'ambulance. En outre le brancard à bras réglementaire se prête aussi à être adapté à dos de mule en l'y fixant par des moyens semblables à ceux improvisés par le Dr. Gouchet en Mexique ou à celui proposé par M. Delorme.

Mais il est temps de conclure et en me résumant je dirai:

1) le meilleur type de brancard pour les formations sanitaires est celui à bras;

2) il pourra être à traverses pour les hôpitaux sédentaires;

3) mais il devra être à hampes pliantes ou mieux à hampes à emboitement pour les regiments et les ambulances

4) à type divisible pour les colonnes mobiles de brancardiers et les troupes de montagne.

5) il serait utile de doter les ambulances, les colonnes mobiles de brancardiers et les voitures d'approvisionnement des troupes de quel-

ques trains de roues aussi simples que possible et aussi légers que solides afin d'y adapter les brancards à bras réglementaires et former des brancards à roues.

6) mais tous les brancards à roues spéciaux ainsi que tous les brancards compliqués sont à rejeter pour les formations sanitaires de première ligne.

Telles du moins les conclusions du moment, point révolutionnaires en verité. Je voudrais bien que dès demain une innovation qui réponde à toutes les exigences du service les rendit surannées.

L'amélioration du matériel sanitaire doit former la constante préoccupation de nous tous. Même le moindre détail qui pourra épargner une souffrance ou faire gagner une minute aura une valeur extraordinaire, et le faire connaître de suite sera un devoir d'humanité. Pour le service sanitaire, a dit S. M. l'Empereur de l'Allemagne, rien ne devrait être secret. Les blessés n'appartiennent plus à une nation plutôt qu'à une autre, ils appartiennent à l'humanité. Le sentiment de pitié doit faire taire tout autre sentiment et tous nos efforts doivent tendre à multiplier et assurer un prompt secours aux pauvres blessés.

Une seule rivalité entre nous—la noble émulation du bien des malheureuses victimes des passions et des haines, des héros du devoir et de l'honneur.

Dr. **L. Bonomo** (Rome).

Sur l'opportunité du traitement opératoire, en cas de guerre, des plaies par armes à feu pénétrant dans l'abdomen.

La question de l'utilité et de la nécessité de l'intervention opérative dans les blessures d'armes à feu est toujours ouverte.—En vérité le nombre des abstentionistes est diminué vis-à-vis la multiplicité des lésions vasales et viscérales que peut produire un projectile; de l'épanchement des fèces presque inévitable par la pénétration en cavité de corps étrangers transportés par le projectile même, qui sont cause de graves infections péritonéales.

Mais si dans les cliniques et dans les hôpitaux les chirurgiens sont toujours plus enclins à opérer, la légion des abstentionistes augmente quand il s'agit de blessés en guerre, où les moyens de secours ne sont pas jugés proportionnés à la gravité de ces cas.

Convaincus que les ressources de la chirurgie moderne, qui du reste est suffisamment simple, peuvent être introduites même dans les hôpitaux de camps nous sommes proposés d'apporter un nouveau contribut d'expériences bien plus nombreux que celles qui ont été pratiquées jusqu'à présent par les autres, afin d'établir avec quelque exactitude quand est ce qu'il faut opérer et quand l'abstention est elle préférable.

Dans nos expériences nous avons cherché de reproduire dans les limites du possible les conditions de la chirurgie humaine.

Les chiens, dont nous nous sommes servis, furent pour cette raison blessés avec le fusil Flobert à projectile de 5 mm. proportionné à leur intestin, en différentes directions, sans aucune préparation et tirant toujours à brûle pourpoint, afin que le projectile eût toute sa vitesse initiale.

Le nombre de nos expériences, 96 en total, nous à permis de faire quelques observations sur la nature et sur les possibles conditions des lésions intérieures abdominales, sur leur diagnostic, sur la modalité de la technique opératoire etc, que je vais exposer et comparer avec les observations sur le même argument des autres expérimentateurs et cliniques.

Diagnostic des blessures abdominales pénétrantes et perforantes.—Avant tout il faut établir si une blessure par arme à feu soit pénétrante ou non. Si nous tenons compte de la probable direction selon laquelle le projectile a frappé, du siège, de l'orifice de sortie, s'il existe, de l'état du blessé, et si nous explorons le trajet de la blessure avec une grosse sonde métallique ou avec une bougie élastique, en pratiquant, s'il est nécessaire, un débridement, il ne sera pas difficile d'établir si la blessure est pénétrante. — Nous nous souvenons cependant d'avoir observé trois fois sur les chiens frappés aux flancs par arme à feu, deux trous assez lointains, sans pénétration du projectile dans la cavité du péritoine.

Il est plus difficile d'établir d'après un premier examen l'existence de lésions viscérales.—Cependant tous les auteurs sont d'accord en affirmant la rareté des blessures pénetrantes sans lésions viscérales, ce qui peut arriver au maximum dans le 3°/₀ des cas. Sur 76 expériences nous avons remarqué deux fois absence de lésions intestinales: dans l'un le foie était effleuré, dans l'autre la rate était perforée; en deux autres cas le projectile n'avait pas produit lésions ni des intestins ni des autres viscères.

On ne peut, du reste, avoir la démonstration sûre et objective d'une lésion viscérale dans la blessure pénétrante par arme à feu comme pour celles produites par arme tranchante, dans lesquelles il est fréquent d'avoir l'intestin ou l'épiploon qui font hernie à travers la blessure cutanée, et quelquefois même la sortie en dehors de contenu intestinal, gas, etc.

Dans nos expériences on n'eut jamais d'autre symptôme qu'un modique dégouttement de la blessure.

On peut observer même dans la première heure de fèces sanglantes si le dernier trajet du gros intestin est frappé, et nous l'observâmes 2 fois sur 10 perforations du colon.

De la même manière on peut avoir hématémèse dans les perforations de l'estomac, mais ce symptôme non plus n'est pas constant. Sur 11 blessures de cet organe, une seule fois nous avons vu des traces de sang dans les aliments vomis, quoique l'on provoquât toujours le vomissement en morphinisant les animaux avant de les chloroformer. Le tympanisme limité à la région blessée est un symptôme douteux; la profonde douleur intérieure a une valeur relative. — On doit au contraire attribuer beaucoup d'importance au choc que nous vérifiâmes avec une certaine fréquence, soit comme symptôme d'hémorrhagie intérieure, soit de lésions viscérales étendues.

Comme l'on voit, tous les symptômes peuvent être vagues et incertains. Dans une semblable perplexité, une fois reconnu utile en principe l'intervention plutôt que l'abstention, le chirurgien doit, selon notre avis, être autorisé à procéder à la laparotomie, quand même celle-ci devrait être seulement explorative, plutôt que d'attendre les manifestations symptomatiques d'une péritonite septique.—Une fois la blessure pénétrante reconnue, on peut avoir la certitude presque absolue de lésions viscérales et par conséquent l'on pourra procéder à la laparotomie sur la ligne médiane.

Physiopathologie des blessures intestinales. — On observa la lésion de l'estomac 11 fois, desquelles 3 avec une unique perforation; la rate et le foie 9 fois.

En moyenne sur l'intestin tout projectile produit de 4 à 8 perforations, c'est à dire qu'il s'agit presque toujours de 2, 3, 4 doubles perforations; le cas d'une seule double perforation ou d'un plus grand nombre est plus rare (8—10). Très rarement nous avons observé la perforation simple, qui se vérifie seulement quand le projectile frappe l'intestin en tangence en formant des blessures non parfaitement circulaires, mais le plus souvent oblongues. Parmi ces blessures, sont très-graves pour leur entité et pour les difficultés opératoires celles qui résident sur le bord mésentérique et sont compliquées avec la récision des vases afférents.

La blessure de 1 m. se peut vérifier même dans les doubles perforations, et le cas plus grave se présente quand se trouvent deux perforations latérales de l'intestin unies par un subtil pont. Dans ce cas l'entéroraphie isolée des deux blessures est si difficile, et la déformation et la sténose qui en résulterait est si grande que la nécrose est presque inévitable.

Par conséquent dans les cas semblables est préférable la résection à la simple entéroraphie.

Un caractère des blessures par armes à feu sur l'intestin qui les distingue de celles par arme perçante et tranchante est l'hernie ou ectropion de la muqueuse qui se renverse sur les bords séreux de la perforation, circonstance non constante mais très frequente que nous avons rencontrée 9 fois sur 10, mais qui manque cependant dans l'estomac et dans le gros intestin.

Quelques auteurs, et surtout M. M. Réclus et Nagnès pensent que l'ectropion de la muqueuse intestinale puisse oblitérer quelquefois une ou plusieurs blessures de l'intestin en manière d'empècher le passage de liquides ou de matériels intestinaux dans le péritoine, et en argûent pour patrociner l'abstention de toute intervention chirurgicale.

Les résultats de nos opérations contredisent ces assertions; par conséquent nous sommes induits à retenir comme maxime que l'ectropion de la muqueuse est insuffisante à produire l'occlusion spontanée et permanente des perforations intestinales produites par armes à feu; nous reconnaissons certainement la possibilité que quelquefois cette occlusion puisse avoir lieu, mais elle ne serait jamais si complète pour qu'elle puisse s'opposer à l'épanchement des liquides intestinaux, qui est aussi favorisé par l'issue des gaz à travers la plaie.

D'autre côté l'ectropion de la muqueuse est par soi même un foyer d'infection peritonéale.

Les plaies de l'omentum ont peu d'intérêt chirurgical, elles passent presque toujours inaperçues, exepté les cas dans lesquels le projéctile intéresse un vase assez gros.

Nous avons trouvé souvent blessés le foie et la rate, mais seulement quelquefois nous avons été obligé de fermer ces plaies avec quelque point de suture pour arrêter l'hémorrhagie.

Bien plus grave et difficile à réparer est la blessure du pancréas, surtout en correspondence de sa tête à cause des rapports anatomiques intimes avec l'intestin, car on ne peut pas dans cet endroit pratiquer une resection. Sur six de ces cas nous en eûmes un seul suivi de guérison.

Hémorrhagie interne dans les plaies abdominales.—A cause du très riche réseau vasal du mesentère et des viscères abdominaux l'hémorrhagie cavitaire est presque inévitable et nous l'avons rencontrée dans les deux tiers des cas très abondante. L'hémorrhagie c'est en effet le danger immédiat plus grave pour celui qui a reçu une plaie par arme à feu pénétrante dans l'abdomen; elle a une influence directe sur le choc: et pour cela, ayant ouvert la cavité abdominale, avant de passer aux sutures de l'intestin, l'opérateur devra assurer une hémostasie complète.

Téchnique opératoire.—En général on doit préférer la laparotomie médiane ouvrant suffisamment l'abdomen pour faciliter l'extraction et l'examen de tout le paquet intestinal. En effet il est nécessaire de développer méthodiquement tout l'intestin, en commençant par un point facile à reconnaître, par exemple le cœcum ou le duodène, arrêter avant tout l'hémorrhagie et enfin procéder à la suture de chaque perforation.

Si une anse intestinale est perforée en plusieurs points rapprochés, où sont retranchées les ramifications des vaisseaux en proximité de l'intestin mésenterial, la vitalité de l'intestin dans le segment lésé est fort compromise et la suture isolée de chaque plaie bien difficile à exécuter. Outre le danger de la nécrose intestinale, il en résulterait des sténoses et des coudements déformes.

Dans tous ces cas on doit préférer la résection intestinale à la suture de chaque perforation en particulier.

Pour la résection et l'entéro-anastomose, les boutons de Murphy ou les boutons qui ont été proposés par plusieur chirurgiens ne sont pas applicables dans nos cas; la descente de ces boutons par le canal intestinal pourrait rencontrer des difficultés dans les points quelque peu sténosés qui sont sans doute produits avec la suture des autres plaies sur l'intestin. Au reste, avec la même rapidité et sans aucun danger, comme nous l'avons demontré dans un autre ouvrage, on pratique les entéroanastomoses intestinales employant des cylindres réabsorbables ou faciles à se macérer, cylindres qu'on fait fabriquer d'avance sur le système des „pâtes de Naples" ou on prépare à l'instant avec des pommes de terre trouvés, ou des cartes de visite.

Pour ce qui concerne la suture, nous les avons essayées toutes, mais enfin nous avons donné la préférance à la suture continue d'Apolyte, employant indifféremment la soie ou le catgut.

Je me passerai de vous parler de la toilette du peritoine, seulement je tiens à rappeler que, ayant fait des cultures avec le liquide peritonéal, nous avons obtenu avant la toilette des colonies très florissantes et virulentes de microbes piogènes et de bactérium coli pendant que, après la toilette, elles étaient peu actives et se développaient très lentement dans le termostate. Pas tous les germes avaient donc été détruits, mais ils étaient assez attenués pour succomber dans la lutte avec les pouvoirs fagocitaires des tissus et des liquides de l'organisme.

Comme j'ai déjà dit, l'hémorrhagie interne est le plus grand danger immédiat qu'on a craindre dans ce genre de plaies, et lorsque elle n'est pas la cause de la mort en peu d'heures, aggrave presque toujours les conditions du blessé qui doit aussi supporter les conséquences d'une opération très grave et souvent longue et pénible.

Si après l'opération il y a menace de choc ou de collapsus, il faut aménager les choses pour rétablir et soutenir la circulation capillaire aux fonctions plus élevées de la vie. A cette indication répond de la meilleure manière l'injection endoveineuse de sérum artificiel de **Hayem** (sulfate de soude 10 gr.; chlorure de sodium 5 gr., eau distillée 1 litre). Sur huit chiens en conditions très graves ainsi traités, trois ont guéri, deux succombèrent pour péritonite et seulement deux pour choc.

Enfin nous nous adressons la question: faut-il en général laparotomiser ou s'absteindre de toute intervention?

Laparotomie ou abstention?—Dans les dernières discussions faites dans les séances des Académies et des sociétés savantes a prévalu l'opinion que l'opération soit préférable à l'abstention, préférable même à la conduite de ceux qui se proposent de différer pour quelque heures l'intervention dans l'attente d'uns indication préssante. Cependant les statistiques des auteurs et des spécialistes de la matière sont encore trop contradictoires pour qu'on puisse en tirer des déductions et des jugements définitifs. C'est pour cela qu'il nous a paru utile de porter dans cette question la contribution de nouveaux et nombreux expériments.

Notre étude comprend en tout 76 expériments divisés en deux périodes, la première de 60, l'autre de 16 ne comprenant pas les chiens qui sont morts sur le coup.

Dans la première période nous avons eu une mortalité de 53 pour 100; mais il faut noter que les chiens étaient presque tous de petite taille et par conséquent si peu résistants que pour peu que l'hémorrhagie fusse de quelque entité, ils tombaient dans le choc qui s'aggravait par la chloroformisation et produisait un nombre assez grand de morts.

Dans la seconde période, ayant eu le soin de choisir des chiens de grande taille, les résultats obtenus furent beaucoup meilleurs, puisque la mortalité baissa jusque à 23 %. Avouons aussi que notre technique opératoire s'était après tant d'expériences sensiblement améliorée.

Une mortalité si basse dépose absolument en faveur de l'intervention immédiate dans les plaies par arme à feu pénétrantes dans l'abdomen; et même en faisant la moyenne des deux périodes on obtient une mortalité de 38 % qui est bien inférieure à celle de 75 % le minimum observé par les abstensionistes plus heureux dans leur traitement inactif.

Les avantages de l'intervention sont donc bien évidents. Cependant l'intervention n'est pas indiquée dans tous les cas où les extrémités sont en état d'algidité, dans le choc grave, dans le collapsus, c'est à dire dans toutes les gradations d'un affaiblisemsent extrême que doit dissuader tout acte opératif.

Une autre contre-indication à l'intervention est constituée par le temps plus ou moins eloigné de l'accident; en général l'intervention n'est pas à conseiller après 2 heures, elle est bien discutable après 12 ou 14, favorablement acceptable dans les premières 5 heures. Même la péritonite, si elle se trouve seulement à son initiation, ne doit pas retenir comme une contre-indication, puisque il ne manque pas de cas de guérison, jusque dans la péritonite déjà géneralisée, après 2 heures.

La laparotomie et la recherche des perforations intestinales, les sutures de ces perforations, les resections et les enteroanastomoses intestinales sont toujours des opérations assez longues et nous avons cherché si l'on pouvait abréger l'acte opératoire en adoptant un demi-terme entre l'intervention complète et l'abstention absolue. Dans ce but nous avons essayé de pratiquer seulement un drainage immédiat du péritoine, que nous avons employé dans dix expériences supplémentaires. Mais les résultats obtenus n'ont pas été satisfaisants car tous les chiens ainsi traités sont morts pour choc ou pour péritonite.

Il reste encore dans cette question un point qui intéresse surtout nous autres médecins militaires, c'est si les résultats des laboratoires et des cliniques sont aussi applicables à la chirurgie de guerre. En effet il y a des auteurs qui, tout en reconnaissant toujours indiqué dans une salle opératoire d'hôpital l'intervention dans les plaies par armes à feu pénétrantes dans l'abdomen, ne croient pas applicable ce principe à la chirurgie de guerre. Ils soutiennent que le milieu où on est obligé d'opérér n'est pas convenable, et qu'opérér dans ces conditions un blessé à l'abdomen, signifie négliger beaucoup d'autres blessés, qui peuvent avoir besoin urgent de secours avec meilleure chance de guérison.

A cette argumentation on peut objecter que tout dépend de l'organisation bonne ou mauvaise du service sanitaire. Si ce service fonctionne comme il faut et se trouve à la hauteur des exigences modernes, la laparotomie, comme toute autre opération chirurgicale, pourra bien être exécutée.

En effet, à côté des postes de médication et des sections de santé (destinés au secours des cas plus urgents, p. ex. des hémorrhagies graves) se trouveront des hôpitaux de camp qui doivent posséder tous les moyens et le personnel nécessaires pour effectuer de grandes opérations.

D'ailleurs ces grandes opérations sont aujourd'hui moins nombreuses que dans le passé, quand on était obligé de faire une chirurgie excessivement démolatrice. Les blessés pourront bien être transportés en peu de temps dans les hôpitaux de camp et la laparotomie doit se tenter surtout aujourd'hui quand les projectiles des fusils à petit calibre produisent dans les tissus des blessures nombreuses mais sans bords trop déchiquetés et déformés.

De cet avis s'est declaré il n'y a pas longtemps une autorité d'une compétence indiscutable en matière, l'illustre chirurgien américain Senn, qui établit la tâche que doit remplir la chirurgie moderne sur le champ de bataille dans les termes suivants:

1° défendre les plaies de toute infection.

2° pratiquer un traitement conservateur des lésions par armes à feu sur les arts supérieurs ou inférieurs.

3° traitement chirurgical immédiat des lesions des cavités viscérales.

Parmi ces dernières lésions se trouvent surtout les blessures pénétrantes de l'abdomen qui ont la plus grande importance et accessibilité opératoire.

Lorsqu'il s'agit de plaies de cette nature, le chirurgien doit satisfaire à deux indications, c'est à dire: hémostasie et traitement immédiats des lesions viscérales; tant l'une que l'autre, ces indications justifient la laparotomie, qui doit être effectuée immédiatement si on veut éviter un procès septique.

L'opération de la laparotomie ne peut être bien exécutée que par un chirurgien fort habile qui se soit pour longtemps exercé sur les cadavres mais surtout sur les animaux. C'est pourquoi à chaque répart de troupes doit être agrégé un de ces chirurgiens.

De plus, la tente ou baraque d'opération doit être fournie d'une étuve mobile pour la stérilisaton des instruments et des appareils, et pour réchauffer l'air ambiant [1]).

Dans un combat naval, on pourra avoir un milieu de cette nature et un personnel suffisant seulement sur un navire-hôpital qui d'ailleurs ne pourra pas toujours suivre les escadres dans leurs opérations tactiques.

Au reste, le plus grand nombre des plaies dans une bataille navale sera déterminé par des obus et des esquilles. Ces projectiles à forme irrégulière produisent outre la perforation sur les intestins des contusions et des lacérations graves et de telle nature que les cas opérables seront de beaucoup augmentés et la mortalité bien plus élevé.

Il résulte des expériences des autres auteurs et des nôtres, les points suivants:

1° Un projectile, pénétrant dans la cavité abdominale, ne peut que très exceptionnellement traverser la masse compacte des viscères sans les blesser ou en ne leur faisant subir que des lésions légères, pouvant se réparer spontanément.

2° Les perforations gastro-intestinales sont si nombreuses et si fréquentes qu'il faut les considérer comme existant dans tous les cas où l'on est certain que le projectile a pénétré dans la cavité abdominale.

3° L'hémorrhagie interne est une complication assez fréquente et constitue le plus sérieux des dangers immédiats pour les blessures par armes à feu de la cavité abdominale; elle est le plus souvent due à la blessure des ramifications mésentériques ou gastroépiploïques.

4° L'écoulement du contenu intestinal dans le péritoine se produit de suite après la blessure et fait rarement défaut, sauf quand le viscère frappé est vide ou que la perforation est très petite ou son trajet oblique, ce que l'on peut constater quelquefois dans les perforations de l'estomac ou de la vessie.

L'occlusion des blessures intestinales, et spécialement celle de l'intestin grêle, se produisant par le moyen de la muqueuse herniée qui

---

[1]) „Centralblatt für Chirurgie", № 22, 1895.

fonctionne comme bouchon, n'est pas constante; quand elle se produit, elle n'est jamais complète et par conséquent ne garantit pas contre les infections péritonéales.

5⁰ La pénétration dans le péritoine de poils ou de fragments de vêtements se produit facilement; nous en avons rencontré souvent sur les bords des plaies intestinales ou dans la trame des tissus parcourus par le projectile, dans le parenchyme du foie ou de la rate. Ces corps étrangers, outre qu'ils exposent à une infection du péritoine, constituent une entrave au rapprochement et à l'adhérence des perforations intestinales avec la couche péritonéale des organes voisins, et rendent par conséquent impossible l'oblitération spontanée.

6⁰ Si les effets d'un projectile pénétrant dans la cavité abdominale peuvent être aussi graves, les ressources naturelles seront d'autant plus limitées. Le traitement expectatif se termine généralement par la mort.

L'intervention chirurgicale doit donc être recommandée quand il n'existe pas de contre-indications spéciales (choc) et que les conditions exigées par la chirurgie moderne peuvent être appliquées. Etant données les chances minimes d'une guérison spontanée, il serait très dangereux de se baser sur des circonstances favorables aussi exceptionnelles pour opter en faveur de l'abstention.

7⁰ Si le diagnostic est douteux, on peut débrider lentement et avec précaution la blessure abdominale. Là où l'on trouvera le péritoine ouvert, on procèdera de suite à la laparotomie médiane.

8⁰ Le transport de ces blessés doit être des plus délicats et des plus soignés.

Le chirurgien, après avoir ouvert la cavité abdominale, devra avant tout assurer une complète hémostase; dans les hémorrhagies graves, il faudra de suite pratiquer l'autotransfusion, et, s'il y a menace de choc ou de collapsus, on recourra de suite à l'injection intraveineuse de sérum artificiel.

Ce n'est qu'après avoir obtenu l'hémostase qu'on commencera à réparer, par des sutures et éventuellement par des résections intestinales, les lésions constatées, en procédant méthodiquement à l'examen de tous les viscères, de manière à ne pas compromettre le résultat final par l'omission de l'occlusion d'une seule blessure intestinale.

Les divers actes opératoires doivent être faits avec rapidité et précision; à cet égard on donnera la préférence à la suture continue et. dans les résections, on emploiera les cylindres réabsorbables, qui facilitent et abrègent l'opération sans aucun danger immédiat ni éloigné de production de sténoses ou de torsion, que les autres genres de suture ont éventuellement produites sur des points plus périphériques du tractus intestinal.

9⁰ Dans les guerres futures, ce ne sera que lorsque le chirurgien se trouvera en présence d'un nombre extraordinaire de blessés, qu'il pourra, en bonne conscience, en abandonner une partie aux chances de l'abstention.

10⁰ La laparotomie, dans les cas de blessures pénétrantes de la cavité abdominale par armes à feu, donnera indubitablement de meilleurs résultats que l'abstention, à la condition d'être faite à temps, en lieu pourvu des moyens nécessaires, et par un opérateur suffisamment exercé dans la technique opératoire spéciale à ces cas, pour conduire à bien l'opération jusqu'au bout quelles que soient les difficultés qui pourront se présenter.

Dr. **Haga** (Japan).

Praktische Erfahrung über die Bauchchirurgie im Japanisch-Chinesischen Feldzuge 1894—95.

Schussverletzungen des Unterleibes.

Zunächst müssen die Verletzungen des Unterleibes in zwei Hauptgruppen geschieden werden. Die eine Gruppe bilden diejenigen Verletzungen, bei denen nur die äusseren Bedeckungen getroffen sind. In diesen Fällen ist der Verlauf der Verletzungen ein durchaus günstiger. In die andere grössere Gruppe gehören alle perforirenden Verletzungen, d. h. Verletzungen, bei denen das Bauchfell allein oder mit diesen die Bauchorgane, wie Magen und Darm etc. verletzt sind. Bei den Verletzungen der Bauchorgane besonders des Magens und Darmes, ist der Verlauf in der Regel ein sehr ungünstiger. Magen- bezw. Darminhalt tritt in die Bauchhöhle aus und veranlasst die septische Peritonitis, gegen die wir leider fast machtlos waren, wärend die einfache traumatische Peritonitis,—d. h. Verletzungen, welche lediglich das Bauchfell als solches betreffen, einen nicht so absolut ungünstigen Verlauf nimmt.

Unter 47 perforirenden Bauchschüssen beobachteten wir 33 = 70,2 pCt. Todesfälle, die Folge waren der septischen Peritonitis. Ausser der Verletzung des Darmes wurden beobachtet: Verletzung des gefüllten Magens, Verletzung der Leber und des Mesenteriums, Verletzung der Lendenwirbelsäule, Verletzung der gefüllten Blase in je einem Falle. In wie vielen Fällen von 47 nur das Bauchfell verletzt war, d. h. Organe des Bauchfell verletzt war, d. h. Organe des Bauches nicht mit betroffen waren, lässt sich schwer sagen. 5—6 Fälle jedoch glaube ich sicher beobachtet zu haben.

Laparotomie.

Die bei den perforirenden Verletzungen allein in Frage kommende Behandlung, die Laparotomie, hat im Feldlazaret ihre ausserordentlichen Schwierigkeiten. Erstens fehlt es an dem genügend zahlreichen Personal und hinreichendem Material. Wir verfügten zwar über steriles Verbandmaterial, jedoch war der Sterilisationsapparat nur klein. Es war nur möglich, Verbandmaterial zu sterilisiren, nicht aber auch Wäschegegenstände etc. An Zeit und Personal des Feldlazarethes werden zu der Zeit, wo diese Laparotomieen notwending werden, durch die zahlreichen anderweitigen Verletzten, welche ebenso dringend der ärztlichen Hilfe bedürfen, so hohe Anforderungen gestellt, dass es unmöglich und man möchte fast sagen, ungerecht wäre, durch eine einzige und noch dazu bezüglich ihres Erfolges so wenig aussichtsreiche Operation, wie die Laparotomie im Feldlazarethe ist, das Personal und die Zeit den übrigen Verletzten zu entziehen.

Hinzu kommt, dass die Laparotomie im Feldlazareth unmöglich durchführbar ist nach den strengen Regeln der Anti- bezw. Aseptik. Auch standen wir der Unmöglichkeit gegenüber, eine für die Ausführung der Laparotomie durchaus notwendige Temperatur des Operationszimmers resp. der Zelte zu erzeugen. Ferner ist es im Anfange nicht immer möglich, eine die Notwendigkeit der Laparotomie bedingende Verletzung sicher festzustellen. Aus all diesen Gründen habe ich anfänglich die Laparotomie unterlassen. Später führte ich sie in zwei Fällen aus, die mir dazu besonders geeignet erschienen und da die Zeit weniger knapp war. In einem Falle handelte es sich um eine Verletzung der Blase bei einem befreundeten Offizier, dem unter allen Umständen zu helfen mein dringendster Wunsch war. Derselbe wurde zwei Stunden nach der Verletzung in des etwa 8 Klm. von dem Schlachtfeld entfernte Feldlazareth gebracht. Er gab an, durch ein sogenanntes abgeirrtes Geschoss aus sehr weiter Entfernung, etwa 1000 m, verletzt zu sein. Eine kleine Einschussöffnung ohne Ausschussöffnung befand sich dicht oberhalb der Symphyse in der Medianlinie. Unmittelbar nach der Verletzung sollte blutiger Urin willkürlich entleert worden sein. Beim Eintreffen im Lazareth bestanden lebhafte Schmerzen im Abdomen, das nicht aufgetrieben war, und Harndrang. Der sofort eingelegte Katheter entleerte keinen Urin, sondern nur wenig Blut. Ich schloss hieraus auf eine Verletzung der Blase und entschloss mich sogleich zur sofortigen Laparotomie; fand dabei an der vorderen, vom Bauchfell gedeckten, Wand der Blase in der Mitte und auf der Höhe eine etwa kreisrunde Oeffnung. In der Bauchhöhle befand sich eine leicht blutig gefärbte Flüssigkeit in reichlicher Menge. Eine zweite Oeffnung oder eine anderweitige Verletzung des Darmes zu finden, gelang mir nicht. Die Blasenwunde vernähte ich, ebenso die Bauchwunde. Der Verletzte bekam trotzdem wieder heftige Bauchkoliken und verstarb etwa 14 Stunden nach der Operation im Collaps unter den Erscheinungen allgemeiner Peritonitis.

Der zweite Fall betraf einen Unteroffizier, der einige Stunden nach der Verletzung in das Feldlazareth gelangte. Bei näherer Untersuchung zeigte er einen Einschuss dicht unterhalb des Ligamentum Poupartii rechts und einen Ausschuss links hinten dicht oberhalb der Gesässfalte. Er bot gar keine Erscheinungen dar, welche auf Peritonitis schliessen liessen, und nach dem Verlaufe des Schusscanales glaubte ich eine Verletzung des Bauchfells und der Beckenorgane ausschliessen zu können. 8 Stunden nach der Aufnahme begann der Verwundete zu klagen über Schmerzen im Unterleibe, der allmälig auftrieb. Ich entschloss mich daher gegen 2 Uhr Nachmittags zur Laparotomie.

Bei der Eröffnung des Leibes traten übelriechende Gase aus. Das Bauchfell war in seiner ganzen Ausdehnung stark geröthet. Einzelne Darmschlingen zeigten an mehreren Stellen in der Längsachse verlaufende schlitzförmige Oeffnungen. Auch fanden sich geringe Mengen Kot frei in der Bauchhöhle vor. Ganz leichte Verklebungen der Darmschlingen unter einander bestanden bereits. Quere Durchtrennungen der

Darmwand konnte ich nicht finden. Ich säuberte die Bauchhöhle auf das Sorgfältigste und schloss dieselbe wieder durch die Naht, liess eine Oeffnung für eine ausgedehnte Drainage. Wärend der Operation schon trat Collaps ein. Der Verwundete verfiel sichtlich und ging 2 Uhr Nachts, etwa 33 Stunden nach der Verwundung, zu Grunde, trotz der in grösseren Mengen angewendeten Reizmittel, wie Campher, Aether etc.

Aus diesen beiden Fällen, sowie in Berücksichtigung des Umstandes, dass die Diagnose „Darmverletzung" nicht immer sofort gestellt werden kann, sowie ferner, dass auch perforirende Darmschüsse nicht selten einen günstigen Verlauf nehmen können und weil die Anti- bezw. Aseptik im Feldlazareth nicht immer in einer für die Laparotomie unerlässlich strengen Weise durchgeführt werden kann, erschien mir die Laparotomie im Feldlazareth wenigstens als ein grosses Wagniss.

40 Bauchverletzungen blieben auf dem Schlachtfelde. Von dem in die Behandlung getretenen starben 33, geheilt wurden 14. Letztere sämmtlich ohne Laparotomie, ein Ergebniss, das für die Ansicht zu sprechen scheint, dass nicht jeder perforirende Bauchschuss die sofortige Laparotomie erfordert.

Dr. **S. Suzuki** (Tokio).

Note on the Wounded in Naval Battles between Japan and China during 1894—95.

With some considerations on Sanitary Conditions during the war.

Preface.

On the Japan-China war during 1894 and 1895, the naval battles at Phung-do and Yalu, the attacks upon Tangchow, Wei-Hai-Wei, and the Pescadores were the principal engagements; the bombardements of Hwa-Yuan-Kow, Talien-bay, Port-Arthur, Yingching-bay, and Keelung, Takan, and Auping in Formosa are also reckoned, as sea-fights of importance.

The naval battle of Phung-do, on the 25th of July 1894, was fought between the Yoshimo, Naniwa, and Akitsushima, forming the first flying squadron of Japan, on one side, and the Tsi-yuen, Kwan-yi, and Tsoa-Kiang of the Chinese fleet, on the other side, the Yoshimo receiving two shells in her side, and the Naniwa receiving one, also in her side; but no material damage was done, neither was any one killed or wounded. Three persons, however, on board the Yoshimo suffered from rupture of the membrana tympani, probably an effect of the atmospheric vibrations during the discharge of the guns, and three on the Naniwa were slightly injured by burns from the heated gas, escaping from the breach of the guns. To prevent a recurrence of the former accident, the surgeon instructed all the men on board the Yoshimo to insert a little pièce of cotton wool into their ears before the action; this little precaution appeared to be successful, as the injury did not recur in subsequent battles.

Attacks upon Tangchow were made by the japanese war-ships on three occasions; firstly by the Yoshimo, Naniwa, and Akitsushima on January 18th and 19th, 1895; secondly by the Tenryn and Kaimen of the third flying squadron on January 26th; lastly by the Tenryn, Yamato, and Musashi of the above sqadron on February 21st.

The forts an Tangchow replied to our attacks with volleys from their heavier or lighter guns. Though the Kaimon received two shells in her side, there was no actual damage to our squadron and no case of killed or injured.

The attack upon the forts on the Pescadores occurred on March 23rd, 1895; the Japanese combined squadrons, composed of the Matsushima, Itskushima, Hashidate, Naniwa, Takachiho, and Akitsushima leading the transports carrying a mixed detachement, subjectecl the Konpeh-tai fort to a fierce bombard. The Chinese garrison replying to this with volleys from their heavy guns, the engagement continued for five hours. But no shell struck our war-ships and the guns on the fort were silenced after having been nearly destroyed.

During this engagement the mixed detachment landed on Li-sei-liaku and marched to the interior. At dawn the nest morning, each war-ship ordered a landing party to advance, as a reinforcement to the army. On March 25th, the whole of the Islands surrendered to the Japanese.

During the course of the fighting, only one person on the Naniwa was wounded, receiving a fracture of the lower jaw and a lacerated wound of the neck from a rifle discharged by the enemy. He was immediately treated by a surgeon belonging to the landing party and afterwards sent back to the naval hospital of the part-admiralty at home. where he recovered with some deformity of the lower jaw.

In regard to the above mentioned battles, there were no actual damages on our side, as I have already narrated, I shall therefore refer to the surgical cases, resulting from the battle of Yalu, and the attack on Wei-Hai-Wei, adding a general review of the sanitary conditions.

Killed or Injured in the Battle of Yalu.

It was on September 17th, 1894, that the Japanese combined squadrons, the principal squadron comprising the Matsushima, Itskushima, Hashidate, Fuso, Chiyoda and Htiyei, the first hying squadron comprising the Yoshimo, Naniwa, Takachiho, and Akitsushima, and the gun-boat Akagi with the ex-merchant-steamer Saikyomaru, transformed into a cruiser for the time, being engaged on the Yellow sea with the Chinese fleet, consisting of the Ting-Yuen, Chen-Yuen, King-Yuen, Lai Yuen, Ching-Yuen, Chih-Yuen, Ping-Yuen, Tsi-Yuen, Yang-Wei, Chao Yang, Kwang Chia, Kwang Ping, and two torpedo boats.

The great battle was commenced at 12,50 p. m., and closed at half past 5 p. m. Our war-ships received more than one hundred shells in various parts, and the number of persons, killed or injured, amounted to two hundred and ninety light. The total forces in the above battle were 3,745, amongst them 90 persons, were killed and 208 were injured, making the number of killed or wounded altogether 298;

the ratio of killed being 2.40, and that of injured 5.55, so that the ratio of men temporarily or permanently disabled to engage being 7.96 to the whole force.

If we classify the killed or injured according to their ranks, we find of officers 10 were killed and 20 injured, giving the ratio of 10% of killed or injured; of petty officers 18 were killed and 31 injured, the ratio being 16%; of seamen 51 were killed and 120 injured, showing the ratio of 57% of total injuries or deaths; of non-combatants 11 were killed and 34 wounded, the ratio being 15,10%.

As the number of persons in each rank differs much, it is difficult to estimate the real ratio from the above percentages. For this reason, if we compare the percetage-ratio of killed or injured to the number of persons engaged, there is little difference between the different ranks, except that the stokers and blacksmiths represent the minimum.

In all engagements on land, the infantry had always more killed or injured that the artillery, engineers, and sanitary corps, because the former approached nearer to the enemy, than the latter. in sea-fights, however, any person above the water line of a war-ship may be easily injured by the enemy's shells, irrespective of their wark; thus seamen, who are exposed on barbettes to the discharge of shells, or non-combatants warking on the main deck, in fact all those, who are working above water line, are equally liable to be killed or wounded.

As our ships were not perforated by any shell below the water line during this war, those, who were working below it were safe, the natural result is, therefore, that the number of persons killed or injured belonging to the engineering class, who were always working below the water level is the smallest. On board the Itshushima five persons of the engineering class were killed or injured at one time, owing to the explosion of a 15 centimetre shell, which perforated a starboard coal bunker in midships three feet above the water line, and crushed a ladder in the boiler room of the afterpart.

The total number of shells, that struck our men-of-war in the battle of Yalu, were 133, amongst them 34 shells burst, 72 did not burst, and 27 were only fragments of shells; by these shells 90 persons were killed, and 208 persons were injured; the ratio of killed or injured for each shell hit is 2,2. Number of shells striking the different ships is, as follows, Akagi 30, Hiyei 23, Matsushima and Saikyomaru each 12, Hashidate 11, Naniwa 9, Itsukushima, Fuso and Yoshimo, each 8. But the number of killed or injured is not necessarily proportionate to that of shell hits, when the shells exploded, the damage was always greatest, the Matsushima having 30 persons killed and 70 persons injured by a 30,5 centimetre shell (half of these owing to the explosion of their own ammunnitions), the Hiyei 14 persons killed and 27 persons injured by a well directed shell of the same kind, the Itsukushima 8 persons killed and 3 persons injured by a 21 centimetre shell, and the Akitsushima 5 persons killed and 9 injured by the same kind of shell.

On board the Itsukushima, 4 persons were killed and 6 persons injured by the bursting of even small shells of 50 millimetres.

Though the Saikyomaru was struck with 30,5 centimetre shells on her side, and the Chiyoda with 21 centimetre shells in the same part, yet little damage was done, because the shell only perforated the ships sides without bursting.

Quoting one more example in the naval battle of Phung-do a 15 centimetre shell hit the Yoshino's deck-house and passed down to her engine room rolling about there around the men, but fortunately it did not burst, so no one was killed or injured.

Thus we may see, how much the number of casualties depends on whether the shells burst or not.

The number of exploded shells in disproportionate to the number of killed or injured, because in some cases the shell struck a part, where there were few or no people was, and in others it fell, where many persons were congregated.

It must be remembered, that, moreover, fragments of ship's planks etc., or indirect shots gave heavy damage to our ships. For example, the funnel of the Fuso, having been perforated by a shell, the fragments of it were scattered around and either killed or injured ten seamen. The bursting of shells in the Hiyei either killed or injured 41 seamen, of this number more than ten men were either killed, or injured by the indirect shot.

As to the Seat of Injuries.—Of the total number of 298 killed or injured, the part of the body most liable to be wounded was the head, the ratio being 21,15 per cent of the total number. Next in order come large wounds involving greater part of the body, then wounds of the upper limbs, of the lower limbs, of the abdomen and lumbar region, multiple wounds of various parts of the body, and wounds of the chest and back, while the fewest injuries were in the neck (7 cases out of 298). In land fights the number of wounds of the lower extremity was commonly greatest, and that of upper extremity and head next; then came the chest and back, abdomen and lumbar region, while the neck wounds are the fewest.

Now, comparing the number of wounds, received in a land-fight, with those, received in a seafight it is found, that they are almost identical. The only marked difference between them is, that, in the former case the greatest number of wounds received, are those of both extremities, the head wounds coming next, while in the latter case the lead wounds are the most numerous, and those of the extremities follow. This difference is but natural, because in land fights soldiers are injured only by shells and bullets, but in sea fights all materials around the combatants, as ship's planks and rigging etc., being blown to pieces by the bursting of shells increase the causes of injury.

A few words in regards to result of various injuries.— The greatest number of immediate deaths, or death, shortly supervening, occurred from injuries under the heading of large injuries involving the greater part of the body, the ratio being 59.65. This is a natural result, because such injuries, as extensive burns implicating over one-third of the body, are included in this heading. The sum total, viz: fifty seven cases under this heading terminated in death with the exception of only two cases of burns over one-third of the body. The numerical order of immediate death, or death shortly supervening, is as follows of the head, 22, the lumbar region and abdomen 16, the lower extremity 9, the chest and back 6, the neck 3, and the upper extremity none. Under the headings of multiple wounds of various parts of the body, the face, spinal region and spinal cord, there were no deaths, but under the headings of chest and back, abdomen and lumbar region and lower limbs, the number of immediate deaths is comparatively great; because, unlike in wounds perforated by rifles, the greater part of the body was crushed or destroyed, or the viscera and the large blood vessels were lacerated by the pieces of shell.

As the wounds were so severe some died a few minutes after the injuries received, none surviving more, than four days.

As regards recovery from wounds, the face and upper extremity stand first there being no deaths in 25 wounds of face, and 54 recovery out of 55 wounds of upper extremity, one having died of erysipelas. Next come in order wounds of lower extremity, of chest and back, of neck, of head, of abdomen and lumbar region, the lowest number of recoveries being in large wounds involving greater part of the body, only 3,51°/₀ of which recovered.

Various kinds of injuries, which resulted in death, are as follows: Complete destruction of the body 32 deaths, burns of greater part of the body 23 deaths, mutilation of head 11, compound fracture of skull 5, penetrating wound of skull 8, perforating wound of skull 1, lacerated wound of neck 1, penetrating wound of neck 2, perforating wound of neck 1, penetrating wound of chest 1, perforating wound of chest 4, lacerated wound of chest 2, penetrating wound of abdomen 3, perforating wound of abdomen 4, destruction of abdominal wall 3, lacerated wound of abdomen 4, perforated wound of lumbar region 3, compound fracture of pelvis 2, compound fracture of upper extremity 1, compound fracture of lower extremity 6, mutilation of lower extremity 6, making the total number of 123 deaths. Out of this 123 deaths, only 9 died after admission to hospital, the remaining 114 were either killed at once, or died on board before admission.

I will now say a few words about those, who died after admission to hospital.

1) Of three persons, who were burned over one half of the body, two died three days after admission and six days after receiving the injury, and the third nine days after admission and twelve days after the injury; the mode of death being by coma in each case.

2) One person, whose skull was penetrated by a fragment of a shell above the right frontal eminence, suffered from symptoms of compression of the brain, and died comatose, notwithstanding trephining, 53 days after admission to hospital and 56 days after the injury.

3) Of two persons, who received a penetrating wound of abdomen, the ribs of the one were fractured by the fragment of a shell, which passed through the left false ribs and penetrated the thoracic and abdominal cavity crushing the abdominal viscera. When admitted to hospital, peritonitis had already commenced, he died of exhaustion five days after admission and nine days after injury. The other one received a penetrating wound of the left umbilical region from a fragment of shell, the intestinal canal being wounded at several points, the intestinal content extravasated into the abdominal cavity, causing peritonitis and he

died from exhaustion thirty-eight days after admission and forty-one days after injury.

4) One person had a compound fracture of the lumbar region from the fragments of the planks of the ship, penetrating the sacroiliac joints into the pelvic cavity and lacerating the bladder; he died from exhaustion 13 days after admission and 17 days after the injury.

5) One person, who had severe compound fracture of the right scapula and humerus, nearly recovered after admission, but unfortunately was attacked with erysipelas six months after, and died within a fortnight after the complication, the whole course of illness lasting 179 days after admission and 8 days after injury.

6) One person had a compound fracture of the right thigh by a shell, destroying the femur below the great trochanter; severing the soft tissues and rendering it hopeless to attempt conservative treatment, so amputation at the upper part of thigh was performed, but he died from exhaustion complicated with traumatic delirium 12 days after admission and 15 days after injury.

The principal points worthy of notice in the wounded in Yalu battle are as follows:

1) There were many cases of burns, resulting from explosion of shells or ammunition; the extent of the burned surfaces causing many difficulties in the treatment.

2) In many cases several varieties of wounds coexisted in the same person, a single patient had fractures, burns, contusions and abrasions. Amongst 109 cases admitted to hospital, there were 163 wounds to be treated.

3) In gun-shot wounds the tissues of the body were terribly lacerated, but we found a conservative treatment under strict antiseptic methods gave excellent results.

4) The varieties of wounds were so numerous, as will be seen in tables in the pamphlet; in army battles the varieties of wounds are, by no means, so numerous, as in naval battles.

5) The many direct or indirect injuries produced by shells in the latter.

We adopted the antiseptic in preference to aseptic methods in the treatment of the various injuries on board the war slips as well as in hospitals, because, although the shells or pieces of shell are aseptic, the missiles, which cause the wounds, are not always of their kind, but many wounds are inflicted with what may be called indirect shots, such as ship's planks, iron or wooden pieces, in fact almost every solid material on board the ship, moreover the clothes are often carried into the wounds with the shell, so that there are many causes, which render the wounds septic, this being so, we believed that an antiseptic treatment is most proper for surgery in war time. We treated all injuries in this manner adopting conservative measures, as far as possible, in compound fractures of the limbs and wounds of joints. By virtue of this method no septic diseases of wounds have occurred except, in the case of one person, who died of erysipelas.

The result of treatment of various injuries is, we think, excellent. Out of 208 cases 99 were treated on board, and 109 were admitted to hospital, amongst them 147 recovered completely, the ratio being

$70^0/_0$, while 28 were invalided and 33 died, 24 before admission and only 9 in hospitals.

I will now offer a few remarks upon wound inflicted during the attack upon Wei-Hai-Wei.

Killed or Injured during the attack upon Wei-Hai-Wei.— After January 30th, 1895, our combined squadron and torpedo-flotillas moved against Wei-Hai-Wei with a strong force. The enemy's forts, co-operating with their squadron in the part, defended themselves to the utmost. But they were no match for the furious attack of our squadron, or the bold attack of our torpedo flotillas, and the bombardment from the captured forts, at last led to the surrender of the enemy on February 12th.

In this battle, our war-ships received 28 shells and 66 persons were killed or injured. The number of vessels engaged in this battle was 23 with 15 torpedo boats; the total forces were 6291; amongst them 20 persons were killed, 46 were injured, making the number of killed or wounded altogether 66; the ratio of killed being 0,32 and that of injured 0,73 of the total forces, so that the ratio of those disabled to those engaged was 1,05.

The highest numbers of killed or injured were on № 9 torpedo boat, out of a complement of 16—4 were killed, 4 were injured, making the ratio of $50^0/_0$ of killed or injured. Next come № 22 torpedo boat, out of 19 hands 3 were killed, 2 were injured, the ratio being 26,32.

Among war vessels, which presented high ratio of killed or injured were Teuryn 5,62, Tsukushi 4,55, Katsuragi 3,46, whilst a landing party sent out to engage the captured forts had a much higher ratio, 11,48, If we classify the killed or injured, according to their ranks, we find of officers 4 were killed and 7 injured, giving the ratio of 15,67; of petty officers 3 were killed and 7 injured, the ratio being 15,15 about same ratio with officer's; of seamen 10 were killed and 26 injured, the ratio 54,55; of non-combatants 3 were killed, 6 were injured.

From the above description it might seem, that seamen were killed or injured in disproportionate numbers, but, if we calculate the ratio of killed or injured to the number of persons engaged, we find the highest ratio to be in the officers 1,55, next in seamen 1,16 and in petty officers 1,06; so that in this battle officers suffered most in proportion to their numbers.

Twenty-eight shells discharged from the forts of Ihih and Linkung islands and from war-ships struck our men-of-war, torpedo boats and landing party. By these 46 persons were killed or injured on board ships; our landing party on the captured battery of Lan-Chatsuo, at Wei-Hai-Wei, while engaged on bombarding the enemy's war-ships anchored in the port, received a 30.5 centimetre shell discharged from the Ting-yuen, and one shell from the Tsi-yuen, by which 7 men were either killed or injured.

During the attack by our torpedo flotillas, on the 5th of February, No 9 boat received 13 shells from the enemy, and as one of them struck the boiler of the boat, 8 persons were scalded. During the next day's attack, No 22 boat struck against a reef below the Lung-Miao-Tsai fort on her way to the anchorage. At this difficult time two persons on the boat jumped into the sea hoping to reach the shore by swimming, but they were rendered helpless by extreme cold, and were drowned.

Three of the others tried to reach shore in a canvas boat but on their way the boat was upset, and one man died of the extreme cold, the other two, though intensely chilled, reached the shore by swimming.

The average number of killed or injured by each shell hit was 2,2. It is curious to note, that the ratio is exactly same, as in the battle of Yalu.

As to the seat of injuries. — In the battle of Yalu we found head wounds were the most frequent, but in this battle the wounds of the lower extremities stand first 28,8%, next come those of head, the ratio being 22,7, which is nearly same, as in the wounds of head in the battle of Yalu (12,15) then come in order wounds involving the greater part of the body, those of the upper extremity, of the abdomen and of the lumbar region, multiple wounds of various parts of the body, and of the chest and back, while there were no wounds of the neck.

It will be noticed, that the order is exactly same (with the exception of wounds of lower extremity), as that in battle of Yalu; so that we may fairly suppose, that in naval battles the wounds of head or lower extremity will exceed other wounds.

As regards the result of various injuries. — The highest ratio, which ended in deaths, is in the wounds of head (75%), next come the wounds involving the greater part of the body, wounds of chest and back, and of abdomen, and lumbar region, the ratio for each of these regions being 66,67.

Of the recoveries the wounds of the face and upper extremity stand first, there being no deaths in 7 wounds of face and 8 of upper limb, next come in order wounds of lower extremity, of chest and back, of abdomen and lumbar region, of head, the lowest number of recoveries being in large wounds involving the greater part of the body. Of 46 cases 29 were treated on board the ships and in the barracks, and 17 were admitted to the hospital. Of the total number 38 recovered completely, 1 was invalided, and 7 died.

The causes of death were scalds in 2 cases, severe frost-bite in one, compound fracture of skull in one, perforating wound of abdomen in one, mutilation of lower extremity in 2; the 7 fatal cases all died before admission to hospital, so that those cases treated in the hospital all recovered.

The sanitary conditions during the war. — The sanitary improvements, which we have been gradually effecting for many years, have always borne good fruit in the decrease of patients statistically, and the annual increase of body-weight; but this was especially the case during the late war.

From the beginning of the Imperial Japanese Navy up to 1883 the sanitary condition of the navy was in a very loose state; for example, in the men-of-war sent to distant seas or those despatched to Corea, during the outbreak of troubles in that country (1882), many patients suffered from Kak'ke (Beriberi), an endemic disease in the east; Kak'ke was predominant from 1878 to 1883, there being 30, or 40 per cent of Kak'ke among seamen, which led the deaths of 40 or 50 men every year. Had there been a collision with any other nation at that time. it would have been very perilous for us to declare war under such circumstances.

Since 1882, a committee for preventive measures against Kak'ke was appointed, and after thorough investigation it was decided, that Kak'ke is strongly predisposed to by a defective dietary, including too targe a proportion of carbohydrates (as rice) and too small a proporlion of albuminoids as meat, so, since 1884, by diminishing the quantity of rice and increasing that of meat for the seamen's rations, an improvement in the scale of diet was carried out.

Since then, as we anticipated, the cases of Kak'ke suddenly decreased, and the health of the seamen in general was promoted; not only Kak'ke, but all other diseases being diminished with the exception of venereal complaints. Thus Kak'ke was nearly extirpated in 1886. At the same time that the improvement in the scale of diet was effected, a rule was made that the bodyweight of seamen should be taken in March and September every year, with a view to ascertaining, how far their physical condition was improved under the later administration. Previous to the improvement of diet the average individual weight of the body was 52,50 kilogrammes, but after the improvement the weight increased considerably year after year. For instance, the average bodyweight in 1884 was 54,63 kilog., while in 1888 it increased to 56,28 kilogrammes, and in 1892, after another five years, it reached to 57,22, in 1895 it increased to 58,46, notwithstanding the hardships involved by the war. Though the general health of our navy had made such excellent progress in recent years, yet it was doubtful, how far it would bear the strain of actual war.

But trusting to the soundness of the principles already carried into practice for many years, we maintained the regulations, as to diet with most successful results.

During the war from July 1894 to December 1895, the total number of cases of disease was 7106; the number of killed or injured being excluded; the average number of killed or injured being excluded, the average number of cases per day being 12,94, those patients, who were employed under actual service, are included in this number of cases, so that number of patients, who were suspended from duty entirely, is less than the number above mentioned. The average percentage of day's sickness per 100 of force was 3,71, being only an increase of 0,25, when compared with the average ratio 3,46 of the last five years. The total number of deaths during these 18 months was 215, the percentage ratio to the total force being 1,06.

If we compare the number of deaths with that of killed, 150. the former is greater than the latter by only 65. As the number of deaths. 215, includes seamen in general without distinction between seamen on active service or seamen on duty at home stations, the number of deaths on active service is actually less than 215. A glance at the ancient and modern history of battles will show, that the number of deaths have generally exceeded the number of killed; sometimes the former was many times greater than the latter. Though there is some difference between sea-fights and land-fights as regards sanitary matters, yet such a comparatively small number of deaths is a proof of the satisfactory health of our navy.

The number of venereal disease and its sequels was 37,69 per cent of the total number of cases, this may be regarded as an evil resulting from the war.

The number of injuries (persons wounded exclusively) was 13,86 per cent, and that of diseases of the digestive system was 10,09. Digestive disorders were much more frequent during the summers of 1894 and 1895, and may be partly attributed to debility of gastric function in the summer. The number of diseases of the respiratory system is 9.01 per cent of the total number.

These diseases were especially prevalent in the winter of 1894. The cause of it is attributable to the severe climate of the northern localities such as Talien-bay, Port Arthur, and Wei-Hai-Wei at which most of our ships were stationed. The reason of the diminution in the same diseases in the winter of 1895 is, that many of our vessels returned home or cruised to warm southern climes, as Formosa.

The number of diseases of the integumentary system is 8,91 per cent of the total number. These diseases mostly occurred in the summer of 1894, and diminished gradually month after month. At the commencement of the war, when every preparation was in haste, our seamen could not take warm bathing, nor wash their clothes regularly, even in hot climates. Sometimes, when coolies were scarce, they were obliged to coal their ships themselves, a fact, which sufficiently accounts for the prevalence of diseases of skin at this time. The total number of infectious diseases was 603, that is 8,49 per cent of the total number of all diseases; there being 89 deaths. Amongst them malarial fever and typhoid fever stand very high, being 167 cases in the former, and 131 in the latter, next come cholera, 95 cases, dysentery 83 cases, besides above mentioned, there were a few cases of influenza (39), measles (6), varicella (1), scarlet fever (1); there was no case of small pox, notwithstanding our forces have traversed Chinese or Corean territory, where sporadic cases of smallpox are always to be found; this is undoubtedly due to our strict rule of revaccination for all seamen every five years.

As already mentioned, an improvement in the scale of diet was effected after 1884, and in consequence Kak'ke had diminished, year after year, until it had been nearly extirpated in the navy.

However 43 cases of Kak'ke broke out afresh during the war; let us examine, why this was. In April 1894 the Takachiho was despatched to Hawaii and, as soon as she returned, she was repaired with extraordinary speed. After her repairs were finished she immediately sailed for the expedition. As the seamen of the ship suffered from a comparatively poor supply of fresh food, they ate too large a quantity of rice.

Of the twelve patients of the Takachiho, ten were stokers, whose hard work in the boiler-room at a high temperature in a hot climate, caused them to drink water to excess, in consequence of which they disturbed their digestive organs. The three patients of the Ikatsushima suffering from a poor supply of fresh food and eating too large a quantity of rice overworked themselves in the hot climate of Formosa.

The two patients of the Omimaru and the one of the Akitsushima did not eat too large a quantity of rice, but both suffered from a poor supply of fresh food and overwork in the hot climate of Formosa.

The one patient of the Inaya always disliked meat, and was fond of liquors; as the one patient of the Kaimon had a great taste for sweet articles, he celebrated his return home by eating sweets to excess and disturbed his digestive organs. The one patient of the naval barracks of Port Arthur was attacked by Kak'ke after the occurrence of rheumatism. Remaining patients had suffered from digestive disorders, either by over-eatings or over-drinkings. We come to conclusion, that the cases of Kak'ke, directly originated from want of proper food, and indirectly from the impossibility of taking proper food, which resulted from injury of the digestive organs from certain causes. Hence the principal cause of this disease is, undoubtedly, due to improper and bad food. In 1883 the ratio of Kak'ke to force was 23 per cent, in 1884, first year of the improvement in the scale of diet, the ratio decreased to 12, in 1885 it diminished to 0.6, and in 1887—88 there was no case of Kak'ke among the whole forces, in 1894 the ratio was 0.25, and in 1895 it was 0.13.

Dr. **Geo. M. Sternberg** (Washington).

The Radical Cure of Inguinal Hernia in the United States Army.

The records of the Medical Department show, that during the Civil war (1861—1865) 24,353 cases of hernia occured among the white troops of the Union Armies, and that 9,002 soldiers were dicharged for disability due to rupture. The pension given by the U. S. Government to soldiers discharged for a hernia, incurred in the line of duty is eight dollars per month for single, or twelve dollars per month for a double rupture. In addition to this every pensioner is entitled to a truss once in $2^1/_2$ years. The total number of claimants for trusses, since the close of the war, is 11122. During the past $2^1/_2$ years 2733 trusses have been issued to discharged soldiers. During the 30 years since the war (1867—96), with a mean strength of 26858 men in the U. S. Army, there have been reported 2892 cases of hernia—a yearly average of 96.4 cases, or 3.59 per thousand of mean strength. The number of enlisted men, discharged for hernia during the 12 years, 1885 to 1896, inclusive, was 305, being an annual average of 25.4.

In view of the considerable loss to the army of trained soldiers, the large expenditure involved in the payment of pensions to soldiers discharged for rupture, and the fact, that surgeons in civil life had fully demonstrated the success of recently devised operations for the radical cure of hernia, I decided in September, 1895, to recommend the substitution of surgical treatment for discharge in suitable cases occurring in the United States Army. In accordance with my recommendation the following instructions were published by the Adjutant-General of the Army in a Circular (No 9) dated Headquarters of the Army, A. G. O., Washington, September 9, 1895.

„II. Treatment of enlisted men, who have been ruptured in the line of duty.—Cases of hernia suitable for an operation should receive surgical treatment, which, by the most approved modern methods, is successful in a large proportion of the cases reported upon, and in skillful hands is attended with little risk.

„Operations for the radical cure of hernia will be performed, with the consent of the soldier, by medical officers specially designated by the Surgeon-General of the Army.

„Medical officers will report cases of hernia considered favorable for operation to the Surgeon-General.

„If the case is considered unsuitable for operation, or if an operation is declined by the soldier, the fact will be noted upon the certificate of disability“ [1]).

The methods employed and results attained by the medical officers who have been specially designated to perform the operation in the cases reported to me in accordance with these instructions are given in the following abstract from a paper prepared by Major J. M. Banister, Surgeon, U. S. A., and read by him at a meeting of the Association of Military Surgeons of the United States, held at Columbus, Ohio, in May, 1897.

Dr. **J. M. Banister** (U. S. A.).

The Radical Cure of Inguinal Hernia from the Standpoint of the Military Surgeon.

Every practical surgeon well knows, that, until very recent years, the radical cure of hernia existed in name only. As late as the year 1890, Dr. Bull of New York City published a paper [2]) giving the results in 134 cases operated upon during the preceeding four years. These results were three deaths, and 38% of relapses. In this paper Dr. Bull says: „In reflecting on the experience of these cases, I am obliged to conclude, that in these methods, which I have faithfully tried, there is no prospect of obtaining a radical cure in any form of hernia, and the majority of cases will be found to relapse, if followed for a sufficient time“. Dr. W. B. Coley, of New York City, in commenting upon this former opinion of Dr. Bull, in a recent paper published in Annals of Surgery for March, last, goes on to say, „Sir Wm. Mac Cormack states in his Bradshaw lecture for 1893 that the mortality in cases of non-strangulated hernia, operated upon in four of the

---

[1]) Decision Actg, Sec. War. Aug. 14, '95—19166, A. G. O., '95.
[2]) „See Medical News“, July 5th 1890.

leading London hospitals was 6%. These examples are sufficient to justify the attitude, which conservative men have manifested towards all operations for the radical cure of hernia, even up to the most recent times. That this attitude has gradually given way to one of confidence and increasing favor has been largely due to the brilliant work of Bassini of Padua, whose operation for inguinal hernia has been generally accepted throughout the world as the best yet devised". To the above remarks of Dr. Coley, I shall venture to add, that equal honor in this respect should be accorded to Professor W. D. Halsted of Baltimore, whose perfect technique, and brilliant operative skill in carrying out his own method, have done so much to inspire confidence in the American surgeon, and to place the operation for the radical cure of hernia upon its present pinnacle. All honor, say I, to Halsted, and in according his just dues to Bassini, let us not forget our own brilliant countryman. There is no question, that the operations of Bassini and Halsted are the best yet devised, and that by these operations, independently evolved by their distinguished authors, the radical cure of hernia has been made what it now is—a cure in fact, not in name only. Great credit is also due to Championnière, Macewen, Marcy, and Bull, as stated by Coley in the paper referred to, but I shall add here also, that to Dr. Coley, himself, the profession of our country is under a debt of gratitude for his able advocacy of the operative treatment of hernia, and for the brilliant statistics, which he is able to furnish from his own operations in support of his opinions. The views, expressed by Dr. Bull in 1890, are still quoted against the radical operation, but their weight has been lost since the operations, upon whose results this surgeon founded his opinions, have been justly relegated to the past, and are no longer considered by the operator of to-day. Our present knowledge of aseptic technique, the use of the buried suture, and the inventive surgical genius of our day have enabled us to realize the dreams of Celsus and Heliodorus.

In order, that the radical treatment of hernia may be successful, three indications must be met, viz:

1st. The hernial sac must be obliterated.

2nd. The internal abdominal ring must be narrowed, or a new internal ring made.

3rd. The inguinal canal must be reconstructed, and its obliquity restored.

These indications are provided for in the successful methods. A fourth essential to success is a rigid system of aseptic technique, without which the most beautifully performed operation will come to naught, for pyogenic infection of the deeper portion of the wound will almost invariably lead to relapse, to say nothing of the danger to life from sepsis, and septic peritonitis. It is a well known fact, that hernia wounds are especially liable to become infected, owing to their site, and to the fact that in repairing the inguinal canal the tissues are subjected to necessary tension, in consequence of which the normal resistance to bacterial development is lessened. Consequently the surgeon cannot be too careful in the matter of asepsis, when he undertakes one of these operations. I have constructed at Fort Leavenworth a most rigid system of asepsis, which is carried out in every detail at every operation. Under this system, I have performed twelve **Bassini** operations since January 7th. 1896, and every wound has remained absolutely aseptic, union in every case being virtually primary. I have not had in my cases a single stitch abscess, and not one deep suture has yielded, or given the least trouble. Furthermore, there has not been a relapse in any of these cases. I am particular to make this statement, as I have heard it said that the military surgeon, in army hospitals, cannot carry out an elaborate system of asepsis in all its details. This latter is a great mistake. I can say, that my wounds have remained aseptic, for I have proved this fact by bacteriological methods, inoculating culture tubes at the bedside in cases of the least doubt. Invariably the tubes have remained sterile.

When a case of hernia has been presented to an American military surgeon for operation, he need not hesitate long in selecting the special method to pursue, as his choice may safely be limited to the operations of **Bassini** and **Halsted**. Without further preface, I shall proceed to give a brief description of the method of performing the **Bassini** operation, which in my few cases, now twelve in number, has been followed by 100 p. c. of successes. Commencing at the spine of the pubes the incision is carried through the skin, upwards and outwards, above and parallel to Poupart's ligament, to the extent of three, or three and one half inches. Bleeding vessels are clamped, as soon as divided. The aponeurosis of the external oblique muscle is clearly exposed, and the external abdominal ring recognized. The ring is cleared, and a grooved director passed up the canal, on which the external oblique aponeurosis is divided, thus laying open the inguinal canal. The infundibuliform process of the transversalis fascia is sized with toothed forceps, just below the arching fibres of the internal oblique muscle, that is as near the internal abdominal ring as possible, and with the handle of the scalpel, or the blunt dissector, is rapidly torn through until the white sac is reached. It is important to reach the sac proper. Then grasping, with clamp forceps, the tissues on each side of the tear, we divide the tissues embraced downwards towards the pubes for a short distance, the clamps being left in situ. The sac is then dissected out, and separated from the cord, the latter in the oblique variety of inguinal hernia being, of course, behind the sac. Having dissected out the sac, the tip of the index finger should be carried around its neck, just inside the internal ring, to separate adhesions at this point. Then, while the sac is held up in the grasp of two pairs of forceps placed near the base, it is opened between the forceps, and the index finger inserted to explore its interior. If empty, the sac is slit down with scissors toward the neck to lay it well open, and, while gentle traction is being exercised, it is ligated near the internal abdominal ring with kangaroo tendon, or silk, preferably the former. If the sac is small, it can be transfixed, and ligated en masse; if large it is best to ligate it by a series of mattress sutures. After ligation the sac is cut off beyond the ligatures, and the peritoneum allowed to retract into the abdominal cavity. If the sac contains bowel, the latter must, of course, be reduced. If omentum is found, it must be ligated in sections, and excised, the stump being returned into the abdominal cavity. Having disposed of the sac and its contents, we separate the spermatic cord from any loose tissue binding it down to the floor of the canal, and, passing a blunt hook under it, draw it into the upper and outer portion of the internal ring. Then the divided transversalis fascia is stitched together again closely around the dislocated cord, and the sutures continued downwards towards the pubes until the opening in this tissue is entirely closed. Kangaroo tendon buried sutures are used for this purpose. Next the conjoined tendon is united to Poupart's ligament closely around the still dislocated cord with Kangaroo tendon, and the union of these structures continued by means of interrupted sutures of the same material, to a point as near the pubes, as possible. If the conjoined tendon gives out in the lower part of the canal, the edge of the rectus abdominis is made to supply its place. The cord is then laid upon the new floor of the canal, formed by the union of the conjoined tendon to Poupart's ligament, and the aponeurosis of the external oblique is united over it by means of interrupted sutures of Kangaroo tendon, thus completing the anterior wall, or roof of the canal. The last suture completes the new external ring. The skin wound is united by interrupted sutures of silkworm gut, which are removed about the eighth day. I am firm in the belief, that Kangaroo tendon should invariably be used for all the buried sutures. It is easily sterilized, and will remain unabsorbed, without causing the least irritation, for from two to three months, thus giving the tissues involved in the sutures time to unite firmly. I am also of the opinion, that the plan of uniting the incision in the transversalis fascia by a separate row of buried sutures is an excellent one.

This has been advised by Marcy, Fergusson, and others. In the case of direct inguinal hernia the sac will be found to the inner side of the cord, and not contained in the infundibuliform process of the transversalis fascia.

It will, of course, push a process of the transversalis fascia in front of it, which fascia must be incised before the sac proper is reached. The sac is then dissected out, ligated, and excised as before, after which the divided transversalis fascia is united by a row of buried Kangaroo tendon sutures. The cord is then exposed, and dislocated, and the remainder of the operation performed, as in the case of the oblique variety. If the sac is of the congenital variety of oblique inguinal hernia, it must be divided into two portions, the upper portion being treated, as already described, in the case of the acquired sac, and the lower portion being stitched around the cord low down to form a tunica vaginalis.

Halsted's operation meets the same indications, as does the method of Bassini, and being now well understood in this country, I shall forbear attempting a description of it. I shall only mention a few points, in which the two methods differ. In Halsted's operation the inguinal canal is laid open, and all the layers of the abdominal wall, with the exception of the peritoneum, incised from the internal abdominal ring upwards and outwards for about an inch, or less. This latter incision, which forms the new internal ring, divides, therefore, the external oblique, internal oblique, and transversalis, muscles, and transversalis fascia. The sac is treated, as before described. The superfluous veins of the cord are then excised, and the reduced cord dislocated, and drawn up into the incision made for it, above the old internal ring, where it is snugly anchored between two mattress sutures, which pierce the tissues above enumerated, as being involved in the incision. The union of the tissues on either side is continued by a series of mattress sutures down to a point, as near the oubes as possible. When these sutures, six or eight in number, are fastened, the old canal is completely closed, and the cord is found to emerge from the abdomen through a new internal ring, which perforates all the layers of the abdominal wall, except the peritoneum and skin. The cord is, therefore, superficial to the external oblique aponeurosis, and is covered only by the skin. Dr. Halsted uses silver wire for the buried sutures, which are twisted, cut short, and left permanently in the abdominal wall. He closes the skin wound by a running buried suture of silver wire, which is withdrawn about the twelfth day. Dr. Halsted's results by this method have been brilliant, but, in my humble opinion, the substitution of Kangaroo tendon for the buried silver wire sutures would make the operation an ideal one, and remove one serious objection now urged against it. This substitution has been made in one case by Major S. Q. Robinson, Surgeon U. S. Army, with an ideal result.

Am I justified in stating, that, by either of the methods given above, we have found a genuine radical cure for inguinal hernia? Let us examine the very latest statistics, and decide this question.

In his last paper, published in Annals of Surgery for March, 1897, Dr. Coley of New York states, that he has, since August, 1891, operated by the Bassini method with Kangaroo tendon, 300 times, with one death, and two relapses, once by the Bassini method, with silk for the deep sutures, with a relapse in this case, and 24 times by a modification of Bassini method, in which the sac was treated as usual, and the conjoined tendon sutured to Poupart's ligament above the cord, i. e. without dislocation of the cord. In these 24 cases he had three relapses. This record speaks volumns in favor of the Bassini method with dislocation of the cord, and the use of Kangaroo tendon for the deep sutures. Dr. Coley has thoroughly traced 280 of these 300 cases, with the result given. The one death resulted from pneumonia, and, Dr. Coley remarks, should not be properly charged against the operation. In 1890 Bassini published a series of 251 cases of his operation upon reducible inguinal hernia. He was able to trace all but four of these cases. In seven cases there was relapse; one case died from pneumonia, which commenced after complete healing of the wound [1]).

Coley's 300 cases, in which Kangaroo tendon was used for the deep sutures with 2 relapses, compare favorably with Bassini's 251 cases, with 7 relapses and point quite forcibly to the value of the tendon suture.

---

[1]) See Marcy, The Anatomy and Surgical Treatment of Hernia, pages 332 and 333.

In a recent private letter Dr. Bloodgood, who is Dr. Halsted's house-surgeon at the Johns Hopkins Hospital, has kindly furnished me with the statistics of their operations up to the present time, their first operation having been performed over seven years ago. As these results have not yet been published, it may be of interest to give them in this connection. During the time mentioned, at the Johns Hopkins Hospital, 170 operations for inguinal hernia in the male have been performed by Halsted's method. 150 of these cases healed per primam.

Of these 150 cases, 121 have been traced with no relapse found after from seven years to two months after operation. 29 cases could not be traced. In 20 cases, out of the total 170, the wound suppurated. 14 of these cases have been traced, and 6 lost track of. These has been a slight relapse in one of these 14 cases. Out of the whole series there was one death from acute diphtheric colitis, which occurred on the tenth day after the operation. The results in wounds, which healed per primam, are, Dr. Bloodgood says, practically, perfect in every case. To sum up, Halsted's results are one death, and one relapse in 170 cases. Drs. Bull and Coley have collected 5000 cases of operation for the radical cure of hernia, in the practice of many different operators, with a mortality of 1,16%, which proves, that, when the operation is skillfully done, we need not consider the mortality a factor in the case. Considering, therefore, that the value and expediency of the radical cure of hernia in civil life has been fully proved, what, as practical military surgeons, are we to think of its applicability to the needs of our military services?

In September, 1895, Brigadier-General George M. Sternberg, Surgeon-General U. S. Army, assumed a position on this matter, which has proved of the greatest importance to the military service. Since then the medical officers of the Army have operated 68 times, with no deaths and three relapses. I shall add here the names of the operators, giving the number of cases treated by each, the list being arranged on the basis of numbers.

Operator.	Total Cases.	Cases on Active List.	Mortality.
Col. W. H. Forwood..........	20	15	0
Major J. M. Banister.........	12	11	0
Major H. Mc. Elderry........	8	7	0
Captain W. D. Crosby........	5	3	0
Major L. M. Maus............	4	3	0
Major L. A. La Garde........	4	4	0
Captain W. C. Borden........	4	3	0
Major S. Q. Robinson........	2	2	0
Captain W. P. Kendall........	2	2	0
Captain Guy L. Edie..........	2	2	0
Major A. H. Appel...........	1	1	0
Captain J. L. Phillips........	1	1	0
Captain R. G. Ebert..........	1	1	0
Captain W. F. Lippitt	1	1	0
Lieutenant J. H. Stone........	1	0	0
Grand total..........	68	55	

Colonel W. H. Forwood, Assistant Surgeon-General, U. S. Army, heads the list with a brilliant series of 20 cases, all performed successfully, the last case, however, having only recently been subjected to operation. Four of these cases occurred among the inmates of the Soldiers' Home at Wachington, D. C., and one was a civilian employer; the remaining 15 operations were performed upon men in active service. In one case of his series, Colonel Forwood has had a very striking proof of the value of a properly performed Bassini operation. On October 18th, 1895 he operated upon a soldier affected with an inguinal hernia on the right side, securing a perfect result. On April 10th, 1896, while reaching upwards with a heazy weight, this soldier sustained a rupture on the opposite side, the side operated upon nearly six months previously remaining firm.

One of the three relapse cases, has since come under my charge, and was operated upon by me on February 3rd, 1897, being included in my series of 12 cases. He was first operated upon by another surgeon at a distant post on December 12th, 1895. The wound at this first operation became infected, and the deep sutures, which were of silk, sloughed out. The sac at this time was not discovered in the canal, and hence was left untouched. The hernia relapsed in April 1896. When this man first came under my observation at Fort Leavenworth, I found a large complete oblique inguinal hernia of the left side, easily reducible, and as easily recurring, when pressure was removed from the position of the internal ring, the bowel passing down into the scrotum with a rush, so to speak.

The cicatrix in the groin, marking the site of the wound, resulting from the first operation, was about $3^1/_2$ inches long by $1^1/_4$ inch in width. The skin in the position of the cicatrix was thin, and evidently somewhat divitalized. An operation having been authorized, I operated by the Bassini method on the date specified. I was afraid to trust the divitalized scar in the integument, so removed the entire cicatrix by an oval incision surrounding it, its separation from the external oblique aponeurosis being accomplished with difficulty. When the canal was opened, the sac was found to be very large, and united firmly to everything in its neighborhood, which rendered the process of dissecting it out, and removing it, most tedious. The conjoined tendon was found still united to Poupart's ligament in the lower portion of the canal, but these structures were widely separated above this point. The vas deferens was found detached from the rest of the cord, and firmly bound down to the floor of the canal by dense adhesions, great care being required to get it dissected out without injury. Having accomplished this, the edges of the conjoined tendon and Poupart's ligament were freshened to remove cicatricial tissue, and were again united with strong Kangaroo tendon sutures around the dislocated cord, and down to the point of permanent union before mentioned. The external oblique was united as usual. Then there remained the wide oval space in the integument, from which the superficial cicatrix had been removed in toto. This apace was closed in by undermining the skin on each side, and sliding the flaps of integument towards each other until they met. Union in this case was primary, a linear scar resulting, and the case has been a perfect success so far. I have every reason to believe, that the cure will be permanent. This case is interesting from the fact, that it is the first army relapse case, which has been subjected to operation for the cure of the recurrence.

One of my cases, operated upon in August 1896, has recently been discharged at Hot Springs, Ark., in consequence of disability resulting from phlebitis of the long saphenous veins on both sides. This trouble began in the side opposite that operated upon on the sixteenth day after the operation, and after the wound had healed per primam, and the temperature had been normal for days. This soldier returned to his proper station on October 10th. 1896, about $7^1/_2$ weeks after the operation, when the other side became similarly affected. I do not see, how this double affection coming on, as it did, can be charged against the operation. The hernia in this case has remained cured. With this exception, and that of one soldier, who was discharged by reason of expiration of term of service, and who is now earning his living in civil life, all of my official cases are in the service today, with no return of the hernia in any case. Two of these men are cavalry soldiers, and perform, with impunity, all of the mounted exercises required of enlisted men in the cavalry service. I know of no more severe test of the efficacy of the operation, than this.

By the operations tabulated above, the medical officers of the army have, during the last twenty months, retained in the service valuable trained soldiers, and have saved to the Government life pensions for 52 otherwise healthy men in the prime of life. The fact, that these men are able to conform to all the exigencies of military life, both in the field and garrison, proves the adaptibility of the radical operation for hernia to the military service.

In no other army, than our own, has the radical cure of hernia been made a matter of special provision, [1]) as far as I can learn, and it should be a source of pride to the Medical Corps of the U. S. Army, that its members have not proved false to the trust reposed in them by their chief, when be recommended the operative treatment of cases of rupture occuring in our service.

In the English Army, as I have been informed in a communication sent by the direction of the Director General, Army Medical Department, no special provision has been made with reference to the radical cure of rupture, and no special returns are made concerning the number of operations performed in non-strangulated cases. At the Royal Victoria Hospital Netley six operations for the radical cure of oblique inguinal hernia were performed in 1896, all successful. I have also received a communication from the Surgeon General of the Prussian army stating, that there are no provisions made for the cure of hernia in that service. In the French army there have evidently been no steps taken in an official way to establish the routine treatment of hernia by operation, judging from a paper in „Archives de Médecine et de Pharmacie Militaires“ for December 1899. This periodical is official in character,

---

1) See „Appendix“ in this connection.

and is publiched each month by order of the Minister of War. The paper reffered to is an analysis of a report of Major Wissemans, a French Army Surgeon, and from the remarks of the officer, making the official review, it is evident, that the operative treatment of hernia is comparatively untried ground in the French service. Major Wissemans had, in the eight months preceding the writing of his report, performed the operation on six soldiers, doing in four cases the complete operation of Championnière, consisting in a dissection and obliteration of the sac by ligation and excision, and then in a narrowing of the canal by sliding the flaps of the divided aponeurosis of the external oblique, the one over the other, and securing them in this relation. In the two remaining operations, in which the sacs were confined to the canal, and supposed to be small, no attempt whatever was made to expose or excise the sac, but the operation was completed in each case, by simply overlapping the flaps of the anterior wall of the canal, as is done in Championnière's operation. Major Wissemans advocates the advisability of leaving the sac untouched, in such cases, as a routine measure. The first four cases may be radically cured, as Championnière's method is highly esteemed in France, but, as regards the other two, in which the sacs were left intact, I feel certain, that there will be a recurrence of the hernia, and that our French confrère may very soon have the pleasure of operating upon two cases of relapse at any rate. It is interesting in this connection to note, that the three relapses, which have, so far, occured in our Army cases, resulted in instances, where the sac was not discovered and removed. I should dislike to see the practice of leaving the sac intact in certain cases, as advised by Major Wissemans, become common with the operators of our service.

I have been unable to learn anything positive with reference to the operative treatment of rupture in other foreign services, than those mentioned, but I am convinced, that the Medical Corps of the U. S. Army leads in this direction, and that to our Surgeon General belongs the honor of having taken the initiative in placing the operation for the radical cure of hernia in the military service on an official basis.

Appendix

Since the above paper was presented to „The Association of Military Surgeons of the United States“, I have received a very interesting communication from the Chief of the Corps of Military Surgeons of the Austrian Army, relative to the treatment of hernia in that service. In the Austrian service soldiers, who are ruptured after enlistment, are furnished with trusses and discharged, as no one is compelled to undergo a capital operation for such a condition. If, however, the soldier consents, he is operated upon by military surgeons of the Austrian Army in military hospitals. Furthermore, applicants for admission to the military schools, who may be affected with rupture, are operated upon to enable them to enter said institutions. Men, also, desiring to enlist, and who are debarred by reason of rupture, are subjected to operation, if they so elect. The results of the operative treatment of hernia in the Austrian service have been most satisfactory. The following tabulated statement of operations and results is most interesting and speaks for itself.

Tabulated list of Operations for the Radical Cure of Hernia performed in the Austrian Army.

Year.	No of Radical Operations.	Kind of Hernia.	Method of Operation.	Result.
1888	1	Inguinal.	Bassini.	Healed and fit for duty.
1889	1	D°	D°	Not given.
1890	1	D°	D°	Healed and fit for duty.
1891	3	D°	2 Bassini. 1 Czerny.	Not given.
1892	11	D°	Bassini.	10 healed and fit for duty. 1 died on account of „Delirium tremens".
1893	9	D°	D°	Healed and fit for duty.
1894	20	D°	19 Bassini. 1 Mc Ewen.	19 healed and fit for duty. 1 discharged from service.
1895	23	D°	22 Bassini. 1 Kocher.	22 healed and fit for duty. 1 discharged from service.
1896	34	30 single inguinal. — 1 double inguinal.	Bassini.	All healed and fit for duty.
		1 double femoral hernia.	Fabricius.	
		1 femoral hernia, combined with ventral hernia.	Closing up of the hernia opening by suture.	
		1 hernia linea alba.	Tying and removing of the hernia sac, stitching of the rectal fasciae.	

Corvin & Vicol (Yassy).

Compte-rendu de 200 opération radicales de hernies abdominales.

Voir Section IX, Septième Séance, page 392.

Discussion.

Dr. **Moriz Ritter Nagy von Rothkreuz** (Lemberg): Von der besondern Bedeutung der Radical-Operation von Leisten- und Schenkelhernien in den Armeen überzeugt, habe ich in meiner Eigenschaft als Corps-Chefarzt diesem Gegenstande meine volle Aufmerksamkeit zugewendet und getrachtet, in den mir unterstehenden Militär-Spitälern diese Operation einzubürgern.

Als ich im Mai 1895 in das 11 Corps nach Lemberg kam wurde diese Operation in keinem der Militär-Spitäler des Corps bereichend geübt und als ich die Ordinarii auf den chirurgischen Krankenabteilungen aufforderte, dieser Operation ihre Aufmerksamkeit zuzuwenden, begegnete ich Erstaunen ob meinem Ansinnen.

Der Galizianer sei überhaupt für chirurgische Operationen schwer zugewinnen, er gebe seine Einwilligung nur, wenn Schmerz oder Lebensgefahr ihn dazu nötigen, endlich wisse er wol, dass die Eingeweidevorlagerung ihn vom Militärdienste befreie und dies sei ihm Grund genug, seine Einwilligung zu versagen.

Die Daten des statistischen Jahrbuches der österreichisch-ungarischen Armee, welche Jahr für Jahr nahezu 3000 Mann als wegen Eingeweidevorlagerungen aus dem Praesenzdienste entlassen nachweisen, waren jedoch für mich zwingender Grund, auf meiner Forderung zu bestehen.

Das Lemberger Garnisons-Spital hat einen durchschnittlichen täglichen Krankenstand von 350 Kranken.

Der Chirurg des Spitals, Stabsarzt Dr. Link, machte am 8. Juni 1895 die erste Radical-Operation nach Bassini an einem Leistenbruch. Bis nun in dem Zeitraum von zwei Jahren hat er die Zahl von 50 solcher Operationen erreicht. Im zweiten Halbjahr 1895 waren es deren 5, im Jahre 1896 deren 25 und 1897 in 7 Monaten bis nun 20 d. h. die Häufigkeit dieser Operationsfälle ist noch in stäter Progression begriffen, oder andersgesagt, es finden sich immer mehr bruchkranke Soldaten, die ihre Einwilligung zur Radical-Operation geben.

Die Erfolge sind es und die immer mehr verbreitete Kenntniss, dass in diesem Militär-Spitale diese Operation bisnun ausnahmslos gelungen sei.

Die Thatsache, dass alle Operirten bisnun ihrer Dienstpflicht erhalten und derselben zugeführt worden sind, stört diese progressive Zunahme der Einwilligung von Soldaten zur Operation nicht.

Es sind Gründe genug vorhanden, die es den Soldaten vorziehen lassen, lieber von anerkannter Hand vom Bruche befreit zu werden als vom Militärdienste sich los zu machen.

Der junge, gesunde, kräftige Mann fühlt die Einschränkung, die seine geschlechtliche Tadellosigkeit als Mann durch den Bruch erfährt, er schämt sich, einen Bruch zu haben.

Er fühlt es weiter, dass er, obwol noch so jung, doch schon ein Krüppel sei und er besitzt schon so viel Erfahrung, um zu wissen, welche traurigen Schicksäle einen solchen Bruchkranken im spätern Alter sicher ereilen, namentlich wenn er unbemittelt ist, ihm Aerzte und ärztliche Hilfsmittel im bürgerlichen Leben nicht genügend zugänglich sind; er weiss es, er kann rasch sterben oder er wird sicher in der Zeit ganz erwerbsunfähig, der Versorgung oder dem Bettlerelend verfallen.

Von diesen 50 Radical-Operationen nach Bassini hat genannter Stabsarzt Dr. Link nur 23 gemacht, die übrigen 27 wurden von den übrigen Militärärzten der Garnison Lemberg unter der Leitung und Assistenz Link's vorgenommen, eine nicht zu unterschätzende Leistung in der praktischen chirurgischen Ausbildung der Militärärzte einer Garnison, die nicht Gelegenheit haben, auf einer chirurgischen Krankenabteilung beschäftigt zu sein.

Die Frage der Ausscheidung der Leisten- und Schenkelbrüche aus der Zahl jener Gebrechen, welche für den Militärdienst untauglich machen, erscheint durch solche Erfahrungen lösbar zu sein.

Die Postulate dafür wären: In allen grösseren Militär-Spitälern müssten Militärärzte zur Verfügung stehen, welche mit der Ausführung und Nachbehandlung dieser Radical-Operation praktisch auf das Beste und verlässlich vertraut wären.

Die Statistik müsste ergeben, dass in der That schlimme Ereignisse nach dieser Radical-Operation nahezu nicht eintretten, jedenfalls nicht öfter als z. B. nach der Extraction von Zähnen.

Die Statistik müsste ferner nachweisen, dass die operirte Mannschaft nicht nur vorübergehend sondern dauernd dem Dienste erhalten bleibe d. h. dass Recidiven auch nach längerer Zeit ebenso selten als schlimme Zufälle vorkämen.

Erfüllen sich diese Postulate, dann kann der Leisten- und Schenkelbruch principiel aus der Zahl jener Gebrechen, welche zum Militärdienste untauglich machen, gestrichen werden. Der Soldat braucht dann noch immer nicht zur Einwilligung zur Operation gezwungen zu werden, es braucht nur Grundsatz zu werden, dass der mit einem Leisten- oder Schenkelbruche Behaftete für leichtere Dienste, für den Stalldienst, den Hausdienst in Kasernen und Spitälern u. dgl. mehr für in so lange bestimmt werde, bis er auf seine Bitte um Operation von seinem Leiden befreit werde. Dies und die Kenntnis in Folge der Häufigkeit der Operation, welche Wolthat ihm durch dieselbe erfährt, wird die Zahl solcher Leute stets sehr gering sein lassen.

Ich habe erwähnt, dass für die österreichisch-ungarische Armee die statistischen Jahrbücher nachweisen, dass jährlich nahezu 3000 Mann durch Eingeweidevorlagerungen dem Praesenzdienste entzogen werden. Dieselben Jahrbücher weisen jedoch auch nach, das bei derselben Armee diese Ziffer vor 3000 sich auf durchschnittlich 18000 jährlich oder in zehn Jahren auf 180000 d. i. eine Armee steigern, wenn nicht nur die aus dem Praesenzdienst wegen diesem Gebrechen Entlassenen beachtet sondern dazu die Stellungspflichtigen, welche wegen Eingeweidevorlagerungen gar nicht zur Aufnahme gelangen, gezählt worden.

Troisième Séance.

Mardi, le 12 (24) Août, 10 h. du matin.

Présidents: Nagy v. Rothkreuz (Lemberg), Stevenson (Londres), Quanier (Maestraht), Gomez Flavio (Madrid), Allers (Helder), Thaulov (Christiania).

Dr. **Quanier** (Maestraht).

Die Räderbahre de Movy.

Meine Herren!

Erlauben Sie mir, für wenige Augenblicke Ihre Aufmerksamkeit zu fragen für das Transportmittel, durch die Holländische Heeresverwaltung für ihre Verwundete bestimmt, die Räderbahre de Movy.

Mit einer Aufzählung der Vor- resp. Nachteile der Räderbahren im Allgemeinen, werde ich Sie nicht ermüden. Genug, dass eine Räderbahre mit ihrem Laste auf ungleichem Terraine, auf der Haide, im schweren Sande der Dünen, auf Abhänge bewegt werden muss, und immer ein bequemes Transportmittel für Verwundete sein muss.

Die Räderbahre de Movy entspricht diesen Förderungen. Ich erlaube mir, Ihnen hier ein leider etwas rohes Modell dieses Transportmittels zu zeigen.

Die Hauptsachen sind 1) zwei grosse Räder, dieselben haben nämlich 1.3 M. Durchmesser; 2) das vertical Aufhängen des Lastes unterhalb der Linie, die die Mittelpunkte der Räder verbindet; 3) die Möglichkeit, die Last in vollkommenes Gleichgewicht zu bringen; 4) das Aufhängen der Last an die vier freien Enden von 2 parallelen wagerechten langen stählernen Federn von 2 Meter Länge und 25 mm. Durchmesser.

Diese Bahre betrachtend, bemerkt man 1) dass diese Räderbahre gedeckt ist, also Schutz gewährt gegen Regen und Sonne, 2) dass nötigenfalls ein Mann im Stande ist, einen Verwundeten aufzuladen und fortzubringen, 3) dass eine Büchse drauf Platz findet für Verband und Labemittel, 4) dass Waffen, Ledergut u. s. w. des Verwundeten auf der Kappe geborgen werden können. 5) Dass durch Veränderung in der Befestigung der Kappe bei warmem Wetter eine sehr ausgiebige Ventilation dargestelt werden kann. Weiter sehen Sie, dass dergleiche Räderbahren auch für 2, ja für 4 Personen in halbsitzender Stellung, sind angefertigt.

Diese Räderbahre ist in den letzten Jahren zahlreiche Male erprobt, und es hat sich herausgestelt, dass sie sich ausserordentlich leicht fortbewegen lässt. Ein Gewicht von 5 Kilog. über eine Kaholle gehängt, ist im Stande, die Räderbahre auf flachem Boden fort zu bewegen. Ohne die mindeste Mühe kann ein Mann mit der leeren Bahre der Infanterie auf allen Terrainen auf ihrem Marsche folgen. Mit 85 Kilos belastet, Proben haben es bewiesen, kann ein Knabe von 13 Jahren die Räderbahre, ohne zu ruhen, 1½ Stunden weit über einen guten Kunstweg fahren. Auf ungünstigem Terraine, wie Haide, Sandwege, ist sie belastet durch 2 Personen zu bedienen.

Weiter steht fest, dass die Räderbahre de Movy nicht nur ein leicht zu bewegendes, sondern auch ein sehr bequemes Transportmittel darbietet. Eine Schreibprobe, die ich selbst verfertigte, in der Bahre liegend, indem dieselbe auf guten Kunstwege fortbewegt wurde, und die ich Ihnen hier zeige, wird Ihnen die Ueberzeugung geben, dass die Stösse ungefähr gleich Null sind.

Und alle Versuche, alle Transporte von Kranken und Verwundeten haben bewiesen, dass die Räderbahre ein erstaunlich bequemes Transportmittel ist. Ich habe vor einigen Monaten eine Dame mit Extrauterin-Schwangerschaft mit geborstenem Eie damit transportirt: aus ihrem Bette auf die Bahre gelegt, wurde sie durch die Stadt nach dem Bahnhof in Breda gefahren, mit der Bahn eine Stunde weit in der Bahre transportirt, ausgeladen und durch die Stadt Dordrecht über holprigem Pflaster eine halbe Stunde weit bis ins Krankenhaus gefahren. Patientin erklärte, dass nur das Geräusch der Aufhänge-Ketten und der Räder sie gehindert hatte. Sie kam ganz unangegriffen an und heilte nach Laparotomie, die den folgenden Tag statt fand.

Es ist dann auch meiner Meinung nach nicht drau zu zweifeln, dass die Räderbahre de Movy nach allen Richtungen ein sehr brauchbares Transportmittel ist für die Verwundeten aus der Feuerlinie zum Verbandplatze.

Nach demselben Systeme sind auch Munitions-Räderbahren angenommen, womit 200 Klg., also mehr als 4000 Projectilen über alle Terrainen transportirt werden können, also doppelt soviel als ein Packpferd tragen kann. Diese Bahre kann zugleich dienen für den Transport von 1 liegenden oder 2 sitzenden Verwundeten. Ist also die Munition in der Feuerlinie abgegeben, dann kann die Bahre mit Verwundeten aus der Feuerlinie selbst zurückkehren.

Mit dergleichen Bahren könnte auch leicht die Approviandirung stattfinden.

In der Holländischen Armee ist jede Compagnie Infanterie mit einer Räderbahre versehen, die von einem Hilfskrankenträger geleitet, der Compagnie bei allen ihren Bewegungen folgt.

Wir haben also für die 3 Regimenter Infanterie einer Division (ungefähr 10000 Mann) 48 Räderbahren. Bei der gewöhnlichen Annahme einer Gefechtsverlust von $10^0/_0$, wovon $^1/_4$ Todten, sind also nach einer Schlacht 750 Verwundete zu transportiren; nach der Berechnung Bizcher's sind von 1000 Getroffenen
200 am Kopfe
150 am Rumpfe
300 an den oberen
350 an den unteren Gliedmaassen verwundet.

Der Einfachheit halber annehmend, dass die Zahl der Todten gebildet wird durch alle am Kopfe getroffenen, und einen Teil der am Rumpfe Verwundeten, und dass die Getroffenen an den oberen Gliedmassen erst in zweiter Linie für Transport mit der Bahre in Anmerkung kommen, sind wärend und nach einem Treffen 450 Mann zu transportiren. Also muss jede der 48 Räderbahren 9 Mal den Weg nach dem

Verbandplatze und zurück ablegen. Billet rechnet für diesen Transport mit der Tragbahre jedesmal ungefähr eine Stunde: mit der Räderbahre wird gewiss $^3/_4$ Stunde genügen. Durcheinander genommen, werden also fast 7 Stunden nötig sein für diesen Transport.

Mit ebensoviel Räderbahren auf dem Verbandplatze, wobei einige für 2 Personen, wird sich auch der weitere Transport sehr gut machen lassen.

Es kommt mir sehr wahrscheinlich vor, dass die Räderbahre de Movy in der Holländischen Armee innerhalb kurzer Zeit ganz an die Stelle treten wird von allen durch Pferde gezogenen Fuhrwerke für Verwundete.

Zum Schluss einige Worte über eine neue Form von Tenten, ebenfalls von de Movy erdacht, und an erster Stelle dienend als Abri auf den Verbandplätzen.

Sie sind äusserst leicht; die Tente für 1 Mann z. B. wiegt 1 Kilogr. Auch für mehrere bis 16 Mann sind dergleiche leichte Tente gemacht. Ein Tent für 8 Mann wiegt 20, ein für 16 Personen 70 Kilogr. Auf leeren Räderbahren sind sie leicht zu transportiren. So können z. B. 8 Tente für je 8 Mann bequem geborgen werden auf 1 Räderbahre für 2 Mann, und durch 1 Mann fortbewegt werden.

Auf der Sport-Ausstellung in Schweningen haben sie allen Stürmen Widerstand geleistet, und dem Wartepersonal als Schutzdach gedient. Sie sind ohne Mühe und mit geringem Personale aufzustellen, zu ventiliren und bei kaltem Wetter zu verdoppeln.

Dr. **R. Livi** (Rome).

Taille et périmètre thoracique des militaires en rapport avec les professions.

Messieurs!

Chargé par le ministère de la guerre italien, j'ai l'honneur de présenter un essai de l'enquête anthropométrique et médicale basée sur le dépouillement des feuilles sanitaires.

Je résumerai en peu de mots l'histoire, s'il m'est permis de m'exprimer ainsi, de cette enquête.

Pendant les années 1880 à 1885, pour chaque individu qui se présentait sous les drapeaux, les médecins des corps de troupe, avaient l'obligation de noter sur un document spécial appelé foglio sanitario, les données les plus importantes de son état physique, c'est à dire la taille, le poids, le périmètre thoracique, et en suite les mesures ou données descriptives qui en pussent caractériser l'identité: diamètres de la tête, couleur des yeux et des cheveux, forme du nez, de la bouche, etc., etc.

Enfin on devait noter dans cette feuille toutes les maladies souffertes par le soldat pendant son service; et chaque année, au printemps, on devait procéder à une nouvelle mensuration de la taille, du poids et du périmètre thoracique pour en constater l'accroissement ou la diminution. A la cessation du service militaire du soldat, chaque feuille sanitaire était envoyée à Rome à l'inspection de santé militaire. Le dépouillement des 300000 feuilles ainsi recueillies, confié à ma direction, commença effectivement en 1891, car il a été nécessaire de le faire précéder par des travaux préparatoires sur les documents originels.

En 1896 une première partie des résultats de ce dépouillement a été publiée. Elle a été reservée à l'examen des données sous le rapport de l'anthropologie et de l'ethnologie italiennes.

Dans la 2-me partie de l'ouvrage, qui est encore en cours de préparation, on étudiera le matériel statistique sous le rapport de l'hygiène générale et militaire, du choix du soldat, de l'influence de la vie militaire sur la santé.

Nous avons commencé par étudier la taille et le périmètre thoracique en rapport avec les différentes professions exercées avant l'arrivée sous les drapeaux. C'est là le sujet de la communication que j'ai l'honneur de présenter.

Je me bornerai à reporter les conclusions générales, épargnant la lecture des chiffres et des tableaux, ce qui serait autant ennuyeux qu'inutile.

Les resultats sont très différents si l'on tient compte ou de la taille seulement ou du périmètre thoracique seulement. Il faut, pour bien apprécier l'influence des professions sur le développement du corps, envisager en même temps les deux données. Dans la table № 10, (pages 32 et 33) nous avons résumé tous les chiffres, en donnant, pour chaque profession et pour chacune des 16 régions du royaume, la différence entre la taille moyenne générale de la région, et celle du groupe professionnel, ainsi que la différence entre le périmètre thoracique moyen et celui du groupe professionnel.

Si l'on envisageait seulement la taille, les étudiants devraient être considérés comme les plus favorisés, car leur taille est, dans toutes les régions, supérieure, et de beaucoup, à la moyenne. Dans le total du royaume elle dépasse la moyenne de 22 millimètres.

Au contraire le périmètre thoracique est chez les étudiants considérablement inférieur à la moyenne générale de toutes les régions: dans le total du royaume cette différence en moins est de 13 millimètres.

A l'opposé des étudiants, les paysans présentent une taille audessous de la moyenne, mais aussi un périmètre thoracique supérieur.

Les tailleurs et cordonniers et les barbiers, professions qui sont exercées dans des lieux clos, et trop souvent mal ventilés, humides et insuffisamment éclairés, présentent les conditions les plus défavorables de taille et de périmètre thoracique.

Le groupe le plus favorisé semble être celui des charretiers, voiturins etc. La taille est en moyenne de 3 millimètres inférieure à celle générale, mais cependant supérieure à celle des paysans. Le périmètre thoracique est encore supérieur à celui des paysans.

Il est donc évident qu'il y a des conditions sociales qui sont en même temps favorables au développement de la taille et défavorables à celui du périmètre thoracique et inversement.

Dans le premier cas se trouvent toutes les conditions, dans lesquelles l'accroissement de la taille est favorisé par une nourriture abondante et même excessive, par une meilleure defense contre les influences morbides générales, conséquence de l'aisance financière, tandis que le développement complet de la poitrine est empeché par la vie sédentaire, par un exercice musculaire trop limité, par le séjour prolongé dans des espaces clos. Le type le plus caractéristique de cette catégorie est donné par les étudiants.

Mais l'exercice musculaire tout seul, même des muscles des bras, n'est pas suffisant pour obtenir un développement suffisant de la poitrine.

En effet les forgerons et les menuisiers, tout en faisant un exercice des muscles des bras bien supérieur à celui des paysans, ont un périmètre bien audessous de ceux-ci.

C'est que, au contraire des paysans, les forgerons et les menuisiers séjournent habituellement dans des lieux clos.

Nous trouvons au contraire des conditions défavorables à la taille et favorables au thorax, toutes les fois que, à une nourriture insuffisante, à une plus grande accessibilité aux influences morbides se joint un exercice musculaire prononcé et surtout le séjour à l'air libre. C'est pourquoi les paysans, et surtout les charretiers, sont les représentants de cette catégorie.

Lorsque enfin, à la nourriture insuffisante, aux influences morbides générales, viennent s'ajouter un travail musculaire insignifiant et le séjour dans des lieux clos, alors nous avons la combinaison la plus défavorable, basse taille et poitrine étroite. Les tailleurs, les cordonniers et les barbiers sont dans ce cas.

Un groupe de professions chez lequel la taille, aussi bien que la poitrine, soient au dessus de la moyenne n'existe pas.

Il est surtout regrettable que les classes privilégiées, si elles sont, presque malgré elle, favorisées par la nature à l'égard de la taille, sont au contraire aux derniers rangs à l'égard de la poitrine! Augmenter dans ces classes l'exercice musculaire, développer l'amour de la campagne, des jeux au grand'air, voilà le moyen de porter les étudiants à une suffisante ampleur de poitrine.

Messieurs! Je vous demande pardon si j'ai occupé une partie de votre temps pour un sujet qui n'est pas peut-être en relation bien immédiate avec la pratique quotidienne de la médecine militaire. Mais je me permets de vous observer que, dans ce cas, c'est plus au matériel de construction qu'à l'éditice même que ce matériel a servi à bâtir, qu'il faut porter l'attention.

Le médecin militaire, ayant à sa disposition un nombre illimité de sujets d'observations, tous également choisis, tous placés dans des conditions de milieu tout à fait identiques se trouve dans les conditions les plus favorables pour recueillir des données anthropométriques et pour les appliquer à l'hygiène, à la médecine légale, enfin à toutes les branches de la biologie, soit dans des buts pratiques, soit dans des buts simplements spéculatifs. Cependant le travail d'un seul homme n'est que trop souvent insuffisant; la réunion, la comparaison des resultats des divers travailleurs est aussi le plus souvent difficile et quelque fois aussi trompeuse, si ces travaux n'ont pas été entrepris avec le même ordre avec les mêmes prescriptions, générales aussi bien que de détail.

C'est pour cela qu'il est à recommander que, puisque chez toutes les armées le soldat doit être visité et mesuré dès son arrivée sous les drapeaux, et ensuite toujours observé et surveillé par les médecins militaires, les documents relatifs à ces observations soient rédigés d'une façon tout-à-fait uniforme, et recueillis dans un bureau central, pour servir à l'étude et à la détermination de faits scientifiques. que l'œuvre d'un seul ou même de plusieurs savants isolés n'aurait jamais pu déterminer. Vis unita fortior.

Discussion.

Dr. **Adolf Zemanek** (Theresienstadt): Zu den Ausführungen des Herrn Dr. Livi über die perimetrischen Messungen des Thorax möchte ich hervorheben, dass erfahrungsgemäss solche Messungen nicht genügen, um die Tauglichkeit sonst fehlerfreier Stellungspflichtiger gesetzlich zu fixiren, weshalb man in der österreichischen Armee seit vielen Jahren von den früher auch hier üblichen perimetrischen Messungen des Thorax abgesehen hat. Dagegen bleibt noch immer die Thatsache aufrecht bestehen, dass wir für die Bestimmung der durch Körperschwäche entstehenden Militär-Dienst-Untauglichkeit kein gesetzliches Mass besitzen. Der Ausdruck „schwach" bleibt dem subjectiven Ermessen der betreffenden Functionäre überlassen. Ich glaube, dass sich ganz wol das Mass der die Tauglichkeit zum Dienste ausschliessenden Körperschwäche gesetzlich durch die Bestimmung des Körpergewichtes des Stellungspflichtigen finden liesze.

Dies könnte ohne allen Zeitverlust durch eine mit dem Höhen-Masse verbundene automatische Wage geschehen. Es müssten dann die den verschiedenen Körpergrössen entsprechenden Minimalmasse gefunden werden, welche als gesetzliche Grenze für die Tauglichkeit bestimmend wären. Natürlich müssten zur Bestimmung einer solchen Gesetzklausal vorerst Gewichts-Bestimmungen der gesunden Soldaten vorangehen, um aus grossen Zahlenreihen über Körpergewichte gesunder Soldaten statistisch die Minimalgewichte der Tauglichkeit zu finden.

Dr. **Lucciola** (Cianciolo).

Astigmomètre à l'usage militaire.

L'énonciation du problème à résoudre se réduit à la suivante:

Donnant une surface quelconque de la cornée, déterminer les rayons de courbure des deux méridiens principaux.

La surface de la cornée considérée comme un miroir convexe doit nécessairement répondre aux mêmes lois, auxquelles répondent les miroirs convexes dans la formation de leurs images et par conséquent l'agrandissement, soit le rapport de l'image à l'objet, est donné par l'expression

$$S = \frac{A'B'}{AB} = \frac{r}{2p+r} = \frac{f}{a}$$

qui, d'après les connaissances physiques, nous dit que l'agrandissement n'est que le rapport entre la distance focale f et la distance a de l'objet au foyer principal.

Cherchons maintenant, si en examinant cette formule elle peut servir à notre but.

Il est bien connu que les éléments qui peuvent nous conduire à la connaissance du rayon de courbure (r) d'un miroir convexe sont: l'objet AB, l'image de ce même objet $A'B'$ et la distance entre l'objet et le miroir (p).

Nous-nous trouvons dans les mêmes conditions de front aux surfaces de la cornée, mais si nous eussious les moyens de connaître simultanément les trois données, nous aurions obtenu la résolution du problème.

Supposons (et nous verrons ensuite comment) d'avoir les trois éléments AB, $A'B'$, et p comme fermes connus et reportons nous à l'expréssion:

$$S = \frac{A'B'}{AB} = \frac{r}{2p+r} = \frac{f}{a}.$$

En elle le rapport $\frac{A'B'}{AB}$ nous est seulement connu, mais nous trouvons la $\frac{r}{2p+r}$ à laquelle, si l'on supprime le rayon r, le $2\,p$ est connu parce qu'il représente la double distance entre les miroirs convexes et l'objet, ou bien entre les surfaces externes de la cornée et l'objet.

Cependant tant l'un que l'autre des deux rapports $\frac{A'B'}{AB}$ et $\frac{r}{2p+r}$ étant une fonction du même coéfficient d'agrandissement nous pouvons en tirer la suivante équation:

$\frac{A'B'}{AB} = \frac{r}{2p+r}$ dans laquelle la seule inconnue nous est représentée par le rayon r et de là résolvant on a $A'B'\ 2p + A'B'r = ABr$ et passant au 2-e membre

$A'B'2p = ABr - A'B'r$ soit $A'B'\ 2p = r\ (AB - A'B')$ et de là

$$r = \frac{A'B'\,r\,p}{AB - A'B'}$$

C'est donc l'expression de r qui nous a servi pour la construction de notre astigmomètre.

De l'examen de cette expression il résulte que la valeur de r pourra nous être connue, pourvu que nous puissions connaître les valeurs de $A'B'$, de $2\,p$ et de AB.

Or $A'B'$ représente l'image qu'un objet externe forme sur la cornée, AB l'objet même qui la donne, $2\,p$ la double distance entre la cornée et l'objet.

La seule variable de ces valeurs est l'$A'B'$ précisément parce que l'AB objet et la $2\,p$ distance double seront avant tout déterminées; il ne resterait donc que la seule détermination de l'$\boldsymbol{A'B'}$, à quoi l'instrument devra précisément répondre.

Plaçant devant la cornée un objet quelconque il est certain qu'il se formera sur elle une image, qui sera plus ou moins petite suivant la distance p de l'objet même de la cornée, et elle sera virtuelle et droite.

Voilà l'image que nous chercherons de noter et de mesurer.

Description de l'Instrument.

En résumant le principe sur lequel est construit notre Astigmomètre que nous avons algébriquement exposé précédemment, nous avons voulu noter et mesurer l'image que forme un objet sur la cornée, mesurer la distance interposée entre l'objet et la surface de la cornée et obtenir de ces éléments les rayons de courbure des méridiens de la surface reflétante.

L'instrument est construit de la manière suivante: il a une petite table rectangulaire de soutien *AAAA*, longue m. 0,60 et large m. 0,40, le long de l'axe longitudinal de cette petite table il y a une cannelure *P* dans laquelle vient se placer une règle qui étant fixe du côté dentelé de la plinthe *G*, et présentant du côté inférieur des dents aux vides d'une roue dentée pourra par le moyen de la vis 1 glisser avec un frottement facile dans la cannelure.

A la plinthe *G* est fixée la colonne *D* et la petite règle *E* qui mouvant la plinthe *G* en avant et en arrière seront aussi transportées de la même manière.

La colonne *D* soutient une lunette d'approche *F* fixée à l'anneau *C* qui est aussi fixé à un axe de section carré adapté contre la colonne *D*, creusée dans sa longueur avec une section carrée égale à celle de l'axe qui doit y glisser dedans. Une vis 2 au moyen d'un engrenage, et de sa règle dentelée pourra faire monter ou descendre l'axe, qui dans son mouvement vertical transportera l'anneau *C* et la lunette d'approche *F*.

L'axe de la colonne *D* est placé perpendiculairement au plan *AAAA* et le plan qui passe par cet axe et par l'axe optique de la lunette d'approche est normal au plan *AAAA* et placé dans la direction de la cannelure, ce qui signifie que l'angle *AHI* est de 90° de l'un et de l'autre côté.

Il est clair d'après ce que nous avons dit que les deux mouvements d'avancer et de reculer de la colonne *D* et du soulèvement de la lunette d'approche auront toujours lieu dans le plan normal au plan *A* et toujours dans la direction de la ligne mitoyenne *HB*.

Cette condition est donc très importante dans notre instrument et pour faciliter la suivante démonstration nous désignerons ce plan avec la lettre *X*.

A l'un des côtés de la tablette-base *A*, une seconde table *BBBB* est normalement fixée, des dimensions de m. 0,40 de largeur sur m. 0,60 de hauteur.

Cette tablette étant normale au plan *A* sera aussi normale à l'autre plan *X* passant par l'axe de la colonne *D* et par l'axe optique de la lunette d'approche. Elle a à la hauteur de m. 0,20 du plan *A* une ouverture ou fenêtre carrée de m. 0,30 de côté et placée de manière que ses axes verticaux et horizontaux se trouvent sur les plans verticaux et horizontaux passant par l'axe optique de la lunette d'approche.

Du coté intérieur de l'ouverture carrée et dans la direction des deux axes principaux il y a les soutiens *a*, *b*, *c*, *d* placés de manière que leurs vis extérieures puissent avancer vers le centre de l'ouverture carrée ou s'en éloigner.

Autour de l'objectif de la lunette d'approche est fixée concentriquement une calotte sphérique L de m. 0,60 de rayon avec une base de m. 0,15. Elle est placée de manière à présenter sa concavité au plan B et d'avoir sa base sur un plan parallèle au même plan B et normal à l'autre A.

Dans l'intérieur de cette calotte, c'est à dire dans la surface concave, un carré blanc est dessiné concentriquement et externement à l'objectif avec ses diagonales longues de 80 mm. et correspondantes aux deux plans normaux passant par l'axe optique de la lunette d'approche.

La calotte sphérique L par le moyen de vis micrométriques pourra tourner autour de l'axe de l'instrument et comme elle est munie à son côté postérieur d'un cercle gradué avec son nonius correspondant, nous pourrons facilement lire les degrés d'inclination des deux axes diagonals du carré intérieur sur les plans normaux et fixes de la lunette d'approche.

Enfin sur le bord droit de la cannelure longitudinale du plan A est gravée une graduation en centimètres qui a son origine O de la face intérieure du plan B et procède en arrière dans toute la longueur du plan A; de manière qu'avec l'avancement ou reculement de la colonne D, la petite règle glissant sur la graduation, pourra indiquer la distance à laquelle le plan normal, qui passe par la lisière de cette règle et par les sommets du carré décrit dans la calotte, se trouve par son parallèle passant par la face de la table fixe—Tête B.

Voyons à présent la manière de se servir de l'instrument et si l'on peut obtenir par son emploi la formule $r = \frac{A'B'2p}{AB - A'B'}$ dans laquelle r représente le rayon, $A'B'$ l'image, AB l'objet, $2p$ la double distance entre l'objet et le sommet de la surface reflétante.

Si nous supposons que le centre de la cornée d'un œil soit placé au centre de figure O de l'ouverture carrée de l'instrument et regarde au centre de l'objectif, il est certain que la surface de la cornée agissant comme un miroir convexe, il se reflétera sur elle, l'image du carré décrit dans l'intérieur de la calotte L. Et comme la portion de surface de la cornée sur laquelle se forme l'image est très petite, nous pourrons, pour cela, la considérer, avec peu d'erreur, comme surface sphérique; ainsi les deux figures, l'objet et son image peuvent se considérer comme figures homologues, et elles seront effectivement telles, chaque fois que la surface de la cornée sera normalement conformée.

Nous savons enfin que la cornée présente effectivement des surfaces non parfaitement sphériques, mais allongées selon le méridien horizontal, de manière à former une surface raccordée entre deux axes de rayon différent se croisant entre eux à un point qui se trouve sur l'axe central de la cornée.

Or, quand la différence entre deux rayons est très petite la vision advient alors régulièrement, mais lorsque cette différence est considérable la vision est troublée par l'astigmatisme existant, et il est alors nécessaire de pouvoir déterminer la différence de courbure entre les axes méridiens par une correction partiale ou totale, suivant les cas, par le moyen des loupes cylindriques.

Retournant à présent à l'instrument avec l'œil en observation, et rappelant l'avertissement aux différents rayons de courbure des arcs méridiens de la cornée, voyons ce qu'il advient dans la formation de l'image de notre carré, et précisément comme advient la formation des images des deux diagonales du carré.

D'après ce que l'on a dit, la cornée nous présente ordinairement l'arc *AB* d'un rayon inférieur à l'arc *CD*, donc lorsque cette cornée, disposée comme je l'ai dit précédemment dans l'instrument, sera tournée vers le carré de la calotte, les plans normaux passant par l'axe optique de la lunette d'approche et par les diagonales du carré, passeront aussi par ces deux axes *AB—CD* de la cornée pourvu-que celle-ci ait ses axes normaux suivant la verticale et l'horizontale.

Comment se formeront alors les images des diagonales?

Pour la facilité du raisonement supposons que le plan vertical étant immobile, passant par l'axe de la lunette d'approche, par la diagonale et par le méridien vertical de la cornée, l'autre plan normal passant par l'autre diagonale et par l'autre méridien de la cornée, tourne à la manière d'une charnière sur l'axe de la lunette d'approche par 90° et vient pour cela se renverser sur le premier.

Alors, comme on peut aisément voir d'après la figure ci-unie nous aurons en *AB* supperposé les deux diagonales du carré, en *V* le sommet commun des deux arcs méridiens de la cornée, l'un avec le centre de courbure en *G*, l'autre en *F*.

Il est clair alors qu'il se formera en même temps sur la cornée les images d'une même perpendiculaire *AB*, l'une en *A'B'*, l'autre plus petite et dans un point différent *a'b'*.

La plus grande image est donnée par l'arc de rayon supérieur, justement par ce que les images sont directement proportionnées à la longueur du rayon.

Or, quand l'astigmatisme a-t-il lieu? Précisément quand la distance entre les deux images est trop grande, ou bien, ce qui est de même, quand la différence des dimension entre les deux images est très forte et en effet si nous déplaçons le centre de la courbe plus petite vers le centre de la plus grande on voit facilement que tandis que la petite tend à se confondre avec cette dernière l'image *a'b'* tendra à prendre les mêmes dimensions de l'*A'B'*, et la distance entre ces deux images à devenir zéro.

Donc comme on voit, c'est la différence entre les rayons que nous devons pouvoir déterminer. L'observateur assis sur un escabeau de hauteur variable mettra la tête dans la fenêtre de l'appuie-tête de l'instrument se dressant de manière que l'oeil à observer corresponde au centre de figure de la fenêtre (centre qui sera déterminé en tendant deux fils suivant les axes principaux) et regardera le centre de l'objectif; on est certain que, grâce à la construction de l'instrument, la cornée se trouvera normale à l'axe de la lunette d'approche, condition nécessaire pour que l'image qui s'y forme soit une figure homologue au carré de la calotte. Cela fait, on avancera, au moyen des vis, les soutiens jusqu'à fixer la tête de l'observateur, qui restera de cette manière immobile dans la position indiquée. Alors déplaçant, par le moyen d'une vis la lunette d'approche en avant ou en arrière, nous chercherons la distance à laquelle l'image du carré se forme plus clairement, et une fois trouvée, nous fixerons la colonne à la table employant la vis d'arrêt qui se trouve du côté opposé.

Mettant après cela l'oculaire au foyer la lunette d'approche fonctionnant comme un microscope, nous appercevrons agrandie l'image qui s'est formée sur la cornée.

La lunette d'approche, que nous décrirons ensuite, est munie d'un micromètre, dont le rapport d'agrandissement nous est connu par construction, et nous donnera par conséquent les dimensions diamétriques de l'image, c'est à dire les dimension $a'b'$ et $A'B'$ de la figure 3. Voyons donc, si nous avons obtenu de l'instrument les éléments voulus pour la recherche de r et retournons à la formule connue:

$$r = \frac{A'B'2p}{AB - A'B'}$$

$A'B'$ nous a été donnée par le micromètre, AB nous la connaissons par construction, parce qu'elle est la diagonale du carré, et sa longueur sera indiquée dans l'instrument, $2p$, soit la double distance entre le sommet de la surface reflétante et l'objet, nous pourrons la lire sur la graduation de la table A, la règle E nous l'indiquant.

Inutile de dire qu'avec une seule lecture au micromètre nous avons aussi obtenu l'autre dimension $a'b'$ et alors supposant avoir obtenu comme exemple:

$$A'B' = 0{,}003 \qquad AB = 0{,}12$$
$$a'\,b' = 0{,}0025 \qquad 2p = 0{,}60$$

il ne nous reste qu'à introduire ces valeurs dans la formule et nous aurons pour

$$A'B' \quad r = \frac{0{,}003 \times 0{,}60}{0{,}1170} \text{ soit } r = \frac{0{,}0018}{0{,}1170} = 0{,}0154$$

$$\text{pour } a'b' \quad r = \frac{0{,}0025 \times 0{,}60}{0{,}12 - 0{,}0025} \text{ soit } r = \frac{0{,}0015}{0{,}1175} = 0{,}0127,$$

donc la différence entre les deux rayons serait dans ce cas de mm. 2 et 7 dixièmes.

Il est utile de faire observer ici comme ces deux résultats ne font que confirmer, ce que géométriquement nous avons obtenu de la figure 3, et cela est un résultat très important pour nous.

En effet nous avons admis jusqu'à présent l'hipotèse que les deux méridiens principaux de la cornée observée indiquent les directions de la verticale et de l'horizontale. Cela ne pouvant toujours se vérifier, cherchons avec notre instrument si l'examen ophtalmométrique est toujours possible.

Posons avant tout quelques considérations necessaires.

D'après se que nous avon dit précédemment il en resulte évidemment que dans le cas que nous venous de considérer l'image du carré ne s'y présentera pas comme un carré, mais sous la forme d'un rhombe, nous manquant une surface reflétante parfaitement sphérique.

Or, quelle sera la forme de l'image dans les autres cas Pour pouvoir la déterminer considérons un moment les figures suivantes, dans lesquelles nous chercherons d'étudier le mode de formation des images dans les différents cas, et que pour obtenir une plus grande clarté nous résumons comme après:

1) Image reflétée sur une surface convexe parfaitement sphérique d'un carré comme celui de notre instrument.

2) Image reflétée sur une surface convexe non parfaitement sphérique; mais dans les conditions de la cornée, d'un carré comme celui de l'instrument, et de manière que les diagonales et les axes normaux de figure de la cornée correspondent sur deux mêmes plans normaux.

3) Enfin le cas 2 mais sans la correspondance de diagonales du carré et des axes sur deux mêmes plans normaux.

Dans le 1 cas, comme il s'agit d'une calotte sphérique il est clair que, malgré qu'elle tourne autour de son centre elle présentera toujours à la calotte de l'instrument des arcs méridiens de rayon égal, et à cause de cela les deux images de $AB-CD$ se formeront en même temps sur un même point, elles seront de dimensions égales, la figure de l'image sera celle d'un carré disposé comme celui de l'instrument, et enfin les images des points correspondants et homologues des côtés du carré réel seront aussi homologues et disposées simétriquement en comparaison à l'image des deux axes $AB-CD$ et au centre.

Dans le second cas, comme on l'a vu, la figure de l'image ne sera pas celle d'un carré, mais celle d'un rhombe dans lequel les images des sommets ne sont pas équidistants du centre parce qu'elles se forment sur des arcs de rayons différents; mais qui néanmoins représentent les deux rayons limites de cette surface; en effet tous les autres arcs méridiens que nous pouvons concevoir, sont des arcs de rayons qui croissent vers $A'B'$.

Ainsi, si nous désignons par R le rayon de l'arc $C'D'$ et par Rn le rayon de l'arc $A'B'$, tous les autres arcs infinis que nous pouvons imaginer, rayonnant par le centre auront pour rayons une série croissante ou décroissante dont les limites sont R et Rn, et si l'on observe la manière comme se comporte cette série elle nous expliquera le pourquoi de la formation du rhombe.

Les quatres points $A'B'C'D'$ sont comme nous avons vérifié l'image des quatre sommets du carré réel; nous avons vu comment ils sont formés et certainement avec les mêmes lois se formeront les images de tous les points qui constituent les côtés du carré, et de là supposant les angles des arcs qui se trouvent sur les plans égaux, seront des arcs de rayon égal et pour cela les images des points correspondants seront homologues et symétriquement disposées en rapport aux deux axes et au centre. Il en adviendra naturellement de même pour tout autre couple de points des côtés du carré; mais comme ces points doivent former des lignes droites qui unissent entre eux les sommets nous aurons ainsi un rhombe.

Or, d'après ce qui a été dit il est clair que la même chose n'arrivera pas dans le 3-e cas.

Comme on a vu précédemment, la formation de l'image est advenue régulièrement, puisque l'image des diagonales se formant sur les deux méridiens principaux de la surface reflétente, tous les autres points auront des images disposées symétriquement.

Or supposons que $ABCD$ soit le carré de l'instrument et que l'ellipse intérieure O soit la surface reflétante de la cornée située de manière que les axes $EF-HG$ ne soient pas sur les mêmes plans des diagonales $AB-CD$ mais qu'elles tombent sur les médianes du carré réel. D'après ce que l'on a dit on a que les images des points $BF-HG$, qui constituent les sections plus petites, que l'on peut avoir sur le carré, se formeront sur l'arc de rayon R et sur l'autre $= R\text{-}n$, c'est à dire sur les arcs maximes et minimes de la cornée, tandis que l'image des points $AB-CD$, qui constituent au contraire les diagonales, viendront se former sur des arcs contenus entre R et Rn, donc, sans en venir à une longue et inutile construction graphique pour déterminer où adviendra l'image des poinds, nous pouvons dire qu'elle adviendra de manière à former, non comme dans le 1 et le 2 cas, une figure quadrilatère, mais polygone, comme on aperçoit sur la figure, et avec les côtés correspondants aux angles opposés aux sommets égaux et parallèles.

Et en effet l'image des points $AB-CD$, les angles $AOH-HOD$ étant égaux entre eux et égaux à leurs opposés au sommet $BOG-GOC$, il est certain qu'il se formera sur des arcs de rayon égal et par conséquent les points $A'B'-C'D'$ seront équidistants du centre O et la figure donnée par l'image sera, il est vrai, un polygone mais régulier.

Il résulte donc clairement de cela: que si nous faisons tourner le carré $AB-CD$ autour de son centre O tenant 1 ellipse intérieure immobile, nous nous trouverons dans les conditions du 2-e cas, el la figure deviendra un quadrilatère.

Or c'est justement cette rotation du carré que nous pouvons obtenir avec l'instrument, puisque, comme nous l'avons dit, la calotte est douée d'un mouvement rotatoire concentrique autour de l'axe optique de la lunette d'approche et par conséquent de tout le système centré, qui vient à se former lorsque la cornée à observer se trouve placée au centre de la fenêtre.

Tournant enfin, la calotte autant qu'il faut pour avoir dans l'image qu'il en résultera une figure quadrilatère, nous sommes certains d'avoir obtenu la coïncidence des plans, et comme à la partie postérieure de la même calotte il y a cercle gradué avec son nonius, nous pourrons apprécier, non seulement les dimensions diamétrales de l'image, mais voir encore de combien de degrés les axes principaux de la cornée sont inclinés sur l'horizontale, cette connaissance étant indispensable pour obtenir ensuite la correction de l'astigmatisme.

On comprend facilement que si le diamètre horizontal de l'image résulte plus grand du vertical, l'astigmatisme sera suivant la règle, et viceversa contre la règle, si le diamètre est plus grand.

En parlant du mode de formation des images nous nous en sommes rapportés à celles que nous avons appelées polygonales.

Cette conclusion, qui au premier abord pourrait sembler un paradoxe, n'est pas telle si l'on considère que pour la facilité du raisonnement et pour une compréhension plus exacte, nous nous sommes arrêtés seulement à la considération de ce qui advient singulièrement dans les méridiens.

$AB-CD-EF-HS$, et cela parce que la loi de formation des images admise, elle doit toujours se vérifier pour tous les autres méridiens ainsi que pour l'infinité d'autres qui peuvent se concevoir passant par O.

Ce qu'il nous fallait c'était de faire résulter comme dans une cornée quelque infinité de meridiens qu'on puisse concevoir, seront toujours deux à deux des arcs de rayon égal et formant, avec les méridiens principaux, soit avec les arcs de rayons limites R et R-n, des angles égaux, et pour mieux nous exprimer: montrer que l'image qui se formera, dans ce 3-e cas sera déformée égard au carré réel; mais sa formation adviendra toujours régulièrement, égard aux deux axes principaux EF—HG de la cornée, de manière à nous montrer toujours l'inclination de ces derniers.

Comme on voit notre expression polygonale n'est pas paradoxale, mais c'est un moyen de raisonnement et de compréhension. Du reste, on comprend facilement que dans le cas vrai, comme nous percevons contemporanément la série infinie d'images, de la quantité des points qui forment les côtés du carré, nous ne verrons ainsi qu'une ligne continue et non pas la ligne interrompue de la figure 8.

Nous avons voulu dire cela pour prévenir toute difficulté qui pourrait nous être faite à ce sujet.

Avant de passer à la théorie et à la description de la lunette d'approche, nous voudrions, d'après nous, faire ressortir des avantages de notre instrument sur tous les autres, et particulièrement sur celui de Javal, qui est plus en usage.

Certes, pour que l'image fournie par un miroir bombé, représente une figure homologue à celle de l'objet, condition non seulement suffisante mais nécessaire, il faut que le plan MN passant par l'objet, et celui PQ normal au sommet de la surface reflétente soient parallèles, et que l'axe YX passant par le centre de figure de l'objet et par l'axe principal de la surface reflétente, soit perpendiculaire aux deux plans WN—PQ, car différemment nous aurions une réflexion oblique qui ne nous donnerait pas entre les dimensions de l'objet et celle de l'image, ce rapport ophtalmométrique exact nécessaire que nous recherchons.

Or dans notre instrument cette condition se vérifie complétement, et en effet le plan passant par les sommets du carré de la calotte, passe aussi par l'arête de la règle E, est normal au plan A et parallèle au plan de la table B; comme encore l'axe optique de la lunette d'approche passe par le centre de figure du carré et par le centre de figure O de la fenêtre qui est précisément le point où va se disposer la cornée.

Ces conditions se maintiennent invariables autant dans les mouvements longitudinaux de la lunette d'approche que dans ceux de rotation de la calotte.

On ne peut en dire de même pour l'ophtalmomètre de Javal-Schiötz.

Vraiment, dans notre cas, en fixant l'ail, et en regardant par la lunette d'approche nous sommes sûrs de regarder fixement sur la cornée et, il ne nous reste rien autre chose à faire, que de porter la colonne D en avant ou en arrière, jusqu'à ce que l'image se forme le plus nettement possible, et mettre l'oculaire au foyer jusqu'à en obtenir le complet agrandissement, tandis que dans celui de Javal-Schiötz, l'oeil étant fixé, nous devons déplacer dans tous les sens la lunette d'approche afin de pouvoir mirer à la cornée, ce qui, la plupart des fois, est la cause de réflexions obliques.

Pour mieux saisir notre pensée il faut noter ce qui suit:

L'instrument Javal à cause de sa construction, ayant les deux mires disposées sur un arc de cercle, donnera des réflexions obliques. Mais cette obliquité, qui n'aurait aucune importance, si l'axe optique de la lunette d'approche se maintenait perpendiculaire au plan PQ tangente de la cornée, devient le motif d'une appréciation inexacte quand, comme dans l'instrument dont il s'agit, cette dernière condition ne se vérifie pas.

En effet de combien de mouvements de déplacement en avant et en arrière la lunette d'approche ne subit-elle pas avant d'être mirée?

Et quand elle sera mirée son axe optique passerat-il par le centre de figure et par l'axe principal de la cornée? Certainement que non, et alors l'homologie voulue entre l'objet et son image manquera ainsi que les rapports mathématiques que l'on veut trouver en eux.

Nous croyons avoir encore obtenu un autre avantage, qui est de pouvoir simultanément sur un même champ et en temps plus bref. déterminer les éléments métriques de l'image, éléments qui dérivent d'une seule et invariable position relative de l'instrument et de l'observateur, condition encore indispensable, pour que l'on ait entre tous les éléments la relation mathématique visant à un unique résultat, ou comme on dirait: faire de manière que la cause étant unique on puisse trouver la loi qui règle les différents effets.

Cet avantage ne s'obtient pas avec l'ophtalmomètre de Javal, ni avec ceux inventés jusqu'à présent.

En effet, la première observation faite et les deux mires disposées sur l'arc de cercle jusqu'à l'assemblage de leurs bords, nous devons tourner l'arc de 90⁰, et voir si l'assemblage se vérifie encore dans cette deuxième position.

Il faut faire relever ici comme la condition de concurrence susindiquée n'existe pas entre ces deux positions de l'arc, car la première observation faite (qui du reste n'est pas exacte parcequ'elle est oblique) la seconde n'adviendra pas dans les mêmes conditions que la première.

Supposons en effet dans la figure 10 la projection horizontale de l'instrument Javal dans la première observation, avec son arc de cercle IL, la lunette d'approche MN, et supposons que O soit le point où advient l'assemblage intérieur des bords des mires AB.

Si l'on considère les deux triangles DOE et GOH on apercoit facilement: que les deux $DE-HC$ étant l'un $>$ de l'autre, conséquemment on obtient que l'angle DOE est $>$ de GOH; ce qui signifie que les deux images de AB se sont formées sous des angles différents, égard à la corde de l'arc IL, et nous les avons déterminées nous dirions presque en dépit de ce qui devrait effectivement se vérifier, car en nous rapportant aux mêmes formules, dont Javal a pu tirer ses conséquences, formules exactes et vraies, elles admettent le cas que les points ODG forment un triangle isocèle symétriquement disposé égard à XY; condition qui peut seule se vérifier dans le cas que les angles en O soient égaux, de l'une et de l'autre part, c'est à dire dans le cas ou les mires se trouvassent sur l'arc symétriquement disposées relativement à l'axe XY, et comme on voit sur la figure, supposant que le point G tombe en F, et par conséquent que la mire au lieu de en B se trouve en G.

On voit clairement après cela: comme en tournant l'arc IL de 90° on fera une seconde observation, laquelle advenant dans les mêmes conditions, non mathématiquement précises, ne pourra avoir aucune relation mathématique avec la première; mais de simple approximation.

Lunette d'approche.

Notre lunette d'approche est longue de 300 mm. et ainsi conformée:

1° Un objectif achromatique convergent à foyer bref (distance focale de 110 mm.), l'objet se trouvant à petite distance.

2° D'un oculaire dont la distance focale est de 60 mm. muni d'un micromètre photographique dont la réticule est d'un $^1/_4$ mm.

Les deux systèmes de loupe peuvent se rapprocher ou s'éloigner afin que l'image réelle, produite par l'objectif, tombe au delà de l'oculaire. Le diaphragme avec le micromètre et l'oculaire peuvent s'éloigner ou se rapprocher pour obtenir que la réticule vienne se montrer à l'observateur.

Soit l'objet AB (l'image du carré) placé entre le centre de courbure O et le foyer F de l'objectif convergent MN; il donnera une image réelle et grandie $A'B'$.

L'oculaire pouvant se rapprocher ou s'éloigner de MN, il sera facile pour l'observateur de le mettre en telle position de trouver l'image $A'B'$ entre son foyer F'' et le premier noeud V. Il se formera alors certainement dans $A''B''$ une seconde image réelle et encore agrandie.

Nous avons dit qu'avec l'oculaire forme aussi système un diaphragme réticulaire. Or, il est clair, que si nous mettons auparavant au foyer par la réticule l'oculaire et ensuite après avoir fixé ce premier système, nous le mettons au foyer pour l'image $A'B'$ il en dérive certainement: que le plan du micromètre et celui de l'image $A'B'$ seront liés et tomberont sur XY, et leur image se formera contemporanément sur $A''B''$. Pour que cela arrive il faut que le petit tube qui porte l'oculaire puisse glisser avec frottement dans un second tube où est placé le diaphragme avec le micromètre, et celui-ci glissera ensuite dans un troisième tube plus grand, portant l'objectif et qui forme le corps de notre lunette d'approche fixé à la colonne D de notre instrument.

Notre micromètre, sera comme les autres photographique, et sera construit de manière à présenter des faces carrées d'un quart de millimètre, et toute la surface carrée, ne sera que celle donnée par les dimensions de l'image $A'B'$.

Ayant d'abord trouvé quel est le rapport d'agrandissement qui se vérifie sur XY, et comme le total qui s'est vérifié en $A''B''$, indication constructive qui nous sera donnée par chaque instrument, nous pourrons en déduire quelles sont les véritables dimensions de l'objet AB.

Examinons maintenant pourquoi nous avons choisi une calotte sphérique comme porte objet [1]). Afin que l'image d'un objet sur un miroir

---

[1]) La géometrie enseigne: qu'ayant une circonférence quelconque de rayon O et deux points AB disposés de manière à former avec le centre O et avec le prolongement du rayon OG, deux triangles égaux $ACO—BCO$, pourra faire passer par les points AB un arc concentrique à SV.

bombé soit une figure semblable à celle de l'objet même, il est nécessaire que ce dernier se trouve décrit sur une surface concentrique à celle reflétente.

La cause de cela se démontre facilement, car si nous imaginons notre carré décrit sur un plan parallèle à celui passant par le sommet d'une surface sphérique reflétente, les quatre sommets, pouvant fort bien se considérer comme les extrêmes de deux cordes qui sous-tendent des arcs de rayon égal et concentrique avec le miroir, formeront leurs images disposées simétriquement, rapport aux axes principaux de la surface reflétente, et rapport aux sommets homologues du carré. Les images des côtés du carré, ne se trouvant pas les points qui les constituent, tous à une distance égale du centre de la surface reflétente, il est évident qu'ils ne présenteront pas des lignes droites, mais en quelque façon des lignes courbes, et pour cela les deux figures ne seront pas semblables quoique la similitude existe entre les deux figures en forme de croix grecque

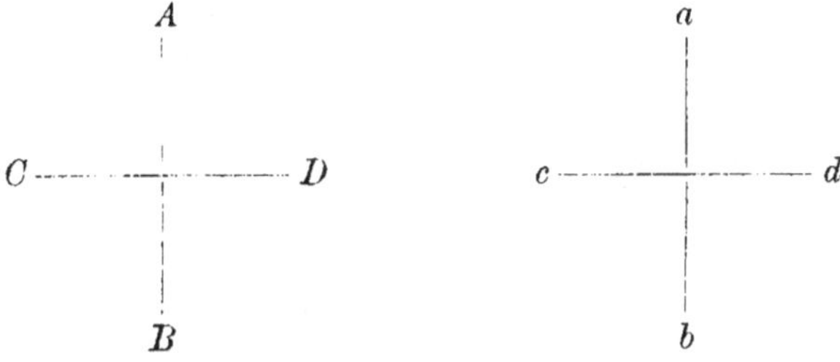

qui sont $AB-CD$ les diagonales du carré, et $ab-cd$ leurs images.

Nous croyons que cela justifie la calotte sphérique de notre instrument. Nous sommes certains que l'on nous fera ici la suivante observation:

Comment faites-vous pour disposer concentriquement les deux surfaces, celle concave de la calotte et celle convexe de la cornée?

Nous faisons observer: que nous ne pouvons rigoureusement en aucune manière rejoindre cette dernière condition de la concentricité, mais sans aucun doute l'erreur dans la formation des images des côtés du carré, sera, dans notre cas, bien inférieure à celle qui serait si au lieu d'une calotte nous avions un disque plan.

D'ailleurs l'erreur dérivant de cet inconvénient est plus grande dans les autres ophtalmomètres. Dans notre cas, et comme il résulte de ce que nous avons dit précédemment, il suffit de la notion des images des sommets pour avoir des résultats, tels que comme démontre la note 1; et elles se formeront toujours de manière à fournir les éléments voulus, tellement que si nous n'étions aussi dans la condition de devoir déterminer l'inclination des principaux méridiens de la cornée, et nous eussions la certitude que ceux-ci se maintiennent toujours et pour tous les individus dans la direction de la verticale et de l'horizontale, nous aurions pu décrire dans notre calotte une simple croix grecque, et nous serions toujours parvenus à la determination de r.

Nous avons pourtant dit, en étudiant la formation des images du 3-e cas, que nous pouvons découvrir l'inclinaison des méridiens principaux de la cornée sur les côtés de la figure image, puisque dans tous les cas, soit que les principaux axes méridiens soient oui ou non inclinés, l'image des sommets du carré se formera sur deux arcs, lesquels quoique n'étant pas ceux des rayons limites R et $R\text{-}n$, cités ci dessus formeront toujours la figure d'une croix.

Où pourrons-nous alors trouver les éléments de cette inclinaison ou pour mieux dire comment pourrons-nous déterminer la section des meridiens principaux R et $R\text{-}n$? Voila donc la nécessité d'un carré qui suivant la déformation de ses côtés nous donnera le moyen de déterminer la sus-dite inclinaison.

Quant au rayon de la calotte nous l'avons établi de m. 0.61 pour la raison suivante la formation exacte de l'image est le résultat de la complète illumination de l'objet.

Or, il est connu que, quand des rayons lumineux rencontrent sans une grande obliquité une surface concave reflétente, il se reflètent en formant un angle égal à celui de réflexion et viennent se réunir donnant une caustique, c'est à dire un point, où l'on a la plus grande intensité de clarté, et que l'on peut avec une bien petite erreur retenir placé à la moitié du rayon de courbure du miroir.

Il est à présent certain que pour que l'image de notre carré se forme et dans les meilleures conditions de clarté, il faut que la distance entre la calotte et la cornée soit majeure de la focale et que pour cela l'œil arrive au delà de la caustique, car autrement, il se trouverait dans un point moins éclairé.

Or pour que notre calotte recueille une suffisante clarté externe pour pouvoir la refléter, il est nécessaire qu'elle se trouve à une distance de m. 0,30 de la table fixe-tête B, et considérant enfin ce plan, comme le plan focal de la calotte il en dérive que le rayon doit être de m. 0,60.

Dr. **N. M. Frangulea** (Bucarest).

Etude expérimentale comparative entre la valeur nutritive du biscuit, du pain de guerre, du pain azyme noir et du pain fermenté ordinaire.

Avant de commencer l'éxposition des faits observés par nous, nous vous prions de bien vouloir nous excuser si nous sommes forcés de faire une petite digression, car nous croyons que ce n'est pas sans intérêt pour vous de vous mettre premièrement au courant du mobile qui nous a déterminé d'entreprendre les expériences dont nous aurons l'honneur de vous entretenir.

Voilà comment les choses se sont elles passées.

L'un des officiers de l'intendance militaire roumaine, c'est-à-dire un officier de ceux qui peuvent, pendant la guerre surtout, être chargés de l'approvisionnement des troupes, l'année dernière, et en s'appuyant sur les mesures prises dernièrement, surtout par l'armée française, a écrit une série d'articles, publiés dans un journal militaire local, par lesquels il cherche à démontrer que le biscuit de l'armée roumaine, qui est préparé sans ferment et sans sel et avec de la farine de première qualité, c'est-à-dire avec de la farine dont l'extraction du son a été poussé jusqu'à 25%, serait absolument sans valeur nutritive. Et la cause, la seule et vraie de cette qualité négative, consisterait, d'après lui, dans l'absence de la fermentation, qui serait seule capable de transformer l'amidon en dextrine et glycose. Par conséquent, pour faire que ce biscuit devienne nourrissant, il a recommandé la fermatation de la pâte, mesure qui a été prise déjà dans quelques armées européennes, en préparant avec la même farine un biscuit un peu fermenté et salé qu'on a nommé pain de guerre.

Certes, comme médecin militaire, convaincu de l'erreur qu'on commet en admettant de pareilles vues, et quand nous avons vu surtout que les recommandations de cet officier sont en train d'être prises en considération, nous n'avons pu nous taire et nous avons cherché de lui répondre dans le même journal, en lui disant que, quoique nous reconnaissons que ce biscuit a une valeur nutritive inférieure (nous ne soutenons pas qu'il est absolument sans valeur nutritive) et quoique la porosité d'un pain n'est pas une chose à dédaigner, toutefois nous ne pouvons admettre que la cause de l'infériorité nutritive de ce biscuit soit l'absence de la fermentation de la pâte. Toute autre chose doit être cette cause. Elle consiste non pas dans l'absence de cette fermentation, mais dans l'appauvrissement de la farine, due à l'extraction d'une trop grande quantité de son, avec lequel on extrait fatalement une bonne partie de glutin et à-peu-près tous les sels et la céréaline du froment.

De même, nous lui avons dit encore que la transformation d'amidon en déxtrine et glycose s'opère d'elle-même, simplement par la chaleur du four pendant que la cuisson de la pâte a lieu, de sorte que, pour obtenir cette transformation, il n'y a pas besoin de la fermentation. La fermentation ne donne au pain aucune autre qualité, que ne possède en même temps le pain azyme, que la porosité. Et cette porosité, par elle-même ne peut augmenter en rien la valeur nutritive intrinsèque d'un pain. Elle ne joue dans l'acte de la digestion qu'un rôle purement méchaniqne, en facilitant l'imbibition du bole alimentaire avec de la salive, ou avec les sauces des différents aliments préparés, ce que, du reste, flatte beaucoup le goût et fait qu'on en mange un de plus.

Pourtant, ce monsieur officier ne s'est pas tenu battu et, en revenant, il a soutenu de nouveau le même thème, en y ajoutant encore par dessus qu'une farine, dont on a extrait par blutage jusqu'à 25% de son, ne perdrait rien de sa valeur nutritive.

On comprend que nous ne pouvions plus suivre une telle discussion à l'infini et quoique nous étions plainement convaincu que la vérité scientifique était de notre part, pourtant, pour mettre en évidence une fois de plus cette vérité, nous avons commencé une série d'expériences, faites tant sur des animaux que sur l'homme, et surtout sur nous même. Le résultat auquel nous avons abouti par ces multiples et variées expériences, nous croyons qu'il mérite d'être exposé devant cet aréopage de la science; et cela d'autant plus qu'il intéresse de tout près les armées de tous les pays.

Voilà, messieurs, en quoi consistent ces expériences et le résultat qu'elles nous ont donné.

Premièrement, nous avons soumis à nos expériences divers animaux: chiens, lapins et cobays, qui, pendant 30 — 45 jours, ont été nourris exclusivement de pain de guerre, de biscuit, de pain préparé avec de la farine point ou peu blutée, sans ferment et sans sel, et de pain préparé avec de la même farine, mais dont la pâte a été préalablement fermentée et salée.

Ainsi, le 25 Mai dernier, et après que nous avons pris les poids de chacun, nous avons enfermé dans des chambres et cages séparées 3 chiens, ayant à peu-près la même taille, 4 lapins et 8 cobays. Le premier des chiens a été nourri, pendant 15 jours, exclusivement de pain de guerre; le deuxième de biscuit et le troisième de pain préparé avec de la farine point blutée, comme par exemple le pain de Graham.

Le premier lapin a été nourri 15 jours exclusivement du pain de guerre; le deuxième de biscuit; le troisième de pain préparé avec de la farine point blutée, sans ferment et sans sel; et le quatrième de pain préparé avec de la même farine, mais dont la pâte a été préalablement fermentée et salée.

De même, la première paire des cobayes a été nourrie pendant les premiers 15 jours exclusivement de pain de guerre; la seconde de biscuit; la troisième de pain préparé de la farine non blutée, sans sel ni ferment; et la quatrième paire nourrie de pain préparé de la même farine, mais dont la pâte a été fermenté et salée.

Dans cette première quinzaine d'expérience, excépté le quatrième lapin qui a augmenté un peu de son poids, tous les autres animaux en ont perdu. Mais ceux qui ont perdu de plus de leur poids, en première ligne sont ceux nourris de biscuit; en seconde ligne viennent ceux qui ont été nourris de pain de guerre; en troisième ligne ceux nourris de pain bis, non fermenté ni salé; et en quatrieme ligne viennent ceux nourris de pain bis, fermenté et salé. Donc, pour la première quinzaine d'expérience, la premierè place, comme pouvoir nutritif, occupe le pain noir fermenté et salé; la seconde place est occupée par le pain noir non fermenté ni salé; la troisième place est occupée par le pain de guerre et en dernier lieu vient le biscuit.

Pour la deuxième quinzaine, et après que nous avons pris de nouveau le poids de ces animaux, nous leur avons changé la nourriture de telle manière que ceux qui, dans la première quinzaine, avaient été nourris avec le pain de guerre, dans la deuxième ont récu le pain noir, sans ferment ni sel; ceux qui, pendant la première quinzaine, avaient reçu le biscuit, dans la deuxième ont été nourris de pain noir, fermenté et salé. De même, ceux qui, dans la première quinzaine, avaient été nourris de pain noir, non fermenté ni salé, dans la deuxième avaient reçu le pain de guerre; et, enfin, ceux qui, dans la première quinzaine avaient été nourris de pain noir fermenté et salé, dans la deuxième ont réçu le biscuit.

Cette deuxième quinzaine finie, nous avons repris le poids de chacun de ces animaux. Ainsi, en exceptant les cobayes qui ne nous ont donné que des résultats incertains, et cela surtout à cause que plusieurs des cobayes femelles étaient gravides, et deux grièvement blessées, les chiens et les lapins nous ont donné des résultats qui méritent d'être pris en considération. En effet, le chien et le lapin nourris de pain noir, non fermenté ni salé, et surtout le lapin nourris de pain noir, fermenté et salé, ont augmenté sensiblement leur poids pendant cette quinzaine. Par contre, le chien et le lapin nourris de bisquit, ont perdu sensiblement de leur poids. Donc, de même que dans la première quinzaine, les expériences suivies dans la deuxième avec nos animaux, nous ont conduit au même résultat, c'est à-dire que le pain le plus nourrissant est toujours le pain préparé avec de la farine point ou peu blutée, qu'il soit ou non fermenté et salé.

En commençant la troisième quinzaine, nous avons de nouveau changé le pain de chacun de ces animaux, — exceptés les cobays, qui ont été mis hors de l'expérience, — de sorte que chaque chien a passé par le pain de guerre, par le biscuit et par le pain noir, non fermenté ni salé. De même, chaque lapin a passé par le pain de guerre, par le biscuit, par le pain noir non fermenté ni salé et par le pain noir fermenté et salé. De même que dans les deux premières quinzaines, le résultat obtenu dans cette dernière a été à-peu-près le même, c'est-à-dire que le pain noir, férmenté et salé. et le pain noir non férmenté ni salé, sont plus nutritifs que le pain de guerre et le biscuit, qui sont préparés avec de la farine de la première qualité. Mais, outre la preuve donnée par l'augmentation ou par la diminution la moins prononcée du poids de ces animaux, d'où il ressort que le pain noir est le pain le plus nourrissant, nous en avons encore une autre, qui a au moins la même importance, si non même de plus. Nous voulons vous parler de l'instinct des animaux.

On sait que les animaux ont l'instinct si développé, que c'est le plus sûr guide dans maintes occasions de leur vie. Il ne fait pas d'erreur.

Donc, en tenant compte de ce don de la nature, nous avons essayé plusieurs fois de voir quel pain préfèrent ces divers animaux affamés, s'ils étaient mis en condition d'en chosir. Eh bien! Tous ont donné la préférence au pain noir. Ainsi, si nous jetions par exemple devant ces chiens affamés, et en même temps, un petit morceau de pain de guerre, un autre de biscuit, un troisième de pain noir, non fermenté ni salé et un quatrième de pain noir fermenté et salé, après avoir flairer un instant, ils commençaient à manger premièrement le pain noir fermenté et salé; en seconde ligne le pain noir non fermenté ni salé; en troisième ligne le pain de guerre et en dernier lieu venait le biscuit. Jamais nous n'avons pu observer une autre manière de procéder dans leur choix. Ce fait nous prouve une fois de plus, que c'est toujours le pain noir qui est le plus en mesure d'entretenir l'organisme en bon état, c'est à-dire qu'il est le plus nutritif. L'instinct de l'animal, de même que la balance, ne fait pas d'erreur. A propos de ce don de la nature nous pourrions fournir beaucoup d'exemples, et nous ne doutons pas que vous en connaissez aussi, mais le temps est court et ne nous permet pas de nous les citer tous.

Passons maintenant aux expériences faites sur l'homme.

Quelques jours après le commencement de ces expériences sur les animaux, nous avons soumis aux mêmes essais trois soldats et un sous-officier, qui se sont offerts d'eux mêmes à ce régime sévère.

Le sous-officier est resté libre, en continuant son service comme à l'ordinaire, tandis que les soldats, sur la parole desquels nous ne pouvions pas avoir une confiance absolue, nous avons été forcés de les enfermer chacun dans des chambres séparées, desquelles ils ne pouvaient sortir que deux fois par jours, le matin et le soir, et seulement en notre présence.

Certes, en enfermant ces hommes nous nous sommes peut être un peu éloigné de la condition normale, mais du moment que nous ne pouvions pas avoir la confiance en leur parole, il a fallu forcément prendre de telles précautions, fait pour lequel nous tiendrons volontiers compte en lieu et temps. Tous ces trois soldats ont été nourris, pendant trois jours, de la manière suivante: l'un exclusivement de pain de guerre, le deuxième de biscuit et le troisième de pain de Graham, qui, comme nous avons vu déjà, est un pain préparé avec de la farine non blutée, et dont la pâte n'est pas fermentée ni salée.

Le sous-officier a été aussi nourri de biscuit.

Après trois jours de ce régime exclusif, les soldats nous ont déclaré qu'il leur était impossible de pouvoir continuer l'expérience plus loin, car, disaient-ils, ils se sentent péniblement affaiblis et découragés. Par conséquent, d'une part nous avons été forcés de suspendre l'expérience avec eux, et d'autre part de les peser de nouveau, et voilà ce que nous avons constaté:

Tous ces trois hommes ont diminué de poids; mais celui qui a diminué le moins, a été le soldat nourri de pain noir, après lequel vient le soldat nourri de biscuit; et celui qui a perdu le plus de son poids, a été le soldat nourri de pain de guerre.

Quant au sous-officier, qui a été nourri pendant ces trois jours de même biscuit comme le deuxième soldat, c'est celui-ci qui a perdu le plus de son poids. Il a perdu quatre kilogrammes en trois jours. C'est énorme, n'est ce pas? Mais cela s'explique jusqu'à un point par le fait, qu'il a commis l'erreur d'entreprendre, dans la première journée, une marche forcée de plus que 40 kilomètres.

De même que les soldats, il s'est trouvé, surtout dans la deuxième et troisième journée, tout-à-fait découragé et affaibli. En outre, il a été constipé, la quantité d'urine a diminué, température et pouls un peu audessous de la normale. Quoiqu'il en soit, ce que ressort de toutes les expériences faites jusqu'ici, tant sur les animaux que sur l'homme, c'est que toujours le pain noir est celui qui tient la place d'honneur comme pouvoir nutritif, qu'il soit ou non fermenté et salé.

Après un délai de dix jours, pendant lequel ce sous-officier n'a pu regagné que deux des quatre kilogrammes perdus dans le premier essai, il s'est offert de nouveau pour se nourrir cette fois, pendant trois jours aussi, de pain de guerre, en nous promettant qu'après 15 jours de régime normal, il se soumettra aussi à la dernière preuve, consistant en nourriture exclusive de pain noir, non fermenté ni salé.

Ainsi, le 8 Juin dernier, et après que nous lui avons pris le poids comme d'habitude, il a commencé de se nourrir de ce pain. Et, pour que les conditions soient égales, il a du parcourir de nouveau les 40 kilomètres de distance dans le premier jour.

Après trois jours de nourriture de pain de guerre, nous lui avons repris son poids. Cette fois-ci il n'en avait perdu que deux kilogrammes, c'est à dix seulement les deux kilogrammes qui avaient été regagnés pendant les dix jours de régime normal. Mais quoique la perte avec le pain de guerre a été moindre qu'avec le biscuit, pourtant ce sous-officier nous a declaré qu'il s'est trouvé dans un état plus pitoyable en se nourrissant de pain de guerre qu'avec le biscuit. Il a senti un mal général inexprimable, qui le faisait incapable de rien, et souvent il a eu même envie de vomir à la seule pensée de manger encore de ce pain, tant l'intolérance était devenue grande.

De même que dans la première expérience, la quantité d'urine fut diminuée, la température 36,8, pouls 60. Constipation.

On nous demandera, peut-être, la quantité que les hommes et les animaux ont dû manger. Nous dirons qu'elle a été laissée à leur goût et à leur pouvoir digestif. Mais, en exceptant le deuxième soldat, qui, pendant les trois jours, a mangé plus que la ration complète d'un soldat, c'est-à-dire plus que 600 grammes de biscuit par jour, le soldat nourri de pain de guerre et le sous-officier nourri trois jours de biscuit et trois de pain de guerre, n'en ont pu manger que tout-au-plus 300—400 grammes de ces pains par jour. Après le deuxième jour ils préféraient plustôt la torture de la faim que de manger encore un peu de plus de ces pains,—tant deviennent ils dégoûtants pour quiconque est forcé de s'en nourrir plus de deux ou trois jours.

Le délai de 15 jours passé, le brave sous-officier a tenu sa promesse, en nous demandant de se soumettre à la troisième et dernière preuve, cette fois en se nourrissant exclusivement de pain noir de Graham et de pain azyme des paysans, qui est préparé avec de la farine peu blutée.

Ainsi, le 26 Juin, après que nous lui avons pris le poids, qui a été de 56 kilogrammes, il a commencé son carême. Comme dans les deux premières expériences, et pour que les conditions soient égales aussi, il a dû faire dans le premier jour les 40 kilomètres de marche.

Pendant tous ces trois jours de nourriture exclusive avec le pain noir non fermenté, il a perdu aussi de son poids, mais la perte n'a été que d'un seul kilogramme. En tout son état générale a été beaucoup meilleur que dans les premières expériences.

Pour contrôler et compléter toutes les expériences faites jusqu'ici, et pour pouvoir nous donner compte par nous mêmes sur la valeur nutritive de ces trois divers pains et sur l'effet produit sur l'organisme de l'homme, nous nous sommes décidé d'entreprendre en dernier lieu l'expérience sur nous même pendant 22 jours, réparties de la manière suivante: 6 jours nourriture composée exclusivement de pain de guerre et d'eau; 10 jours nourriture composée exclusivement de pain noir de Graham, pain azyme de paysans et d'eau; et 6 autres jours nourriture composée aussi exclusivement de biscuit et d'eau.

Avant de passer à la description des effets observés, nous devons dire que, pendant tout ce temps d'épreuve, nous n'avons pas cessé de pourvoir, comme à l'ordinaire, à nos affaires et services. En outre, il faut dire encore qu'ordinairement la quantité d'urine que nous éliminons en 24 heures varie entre 800—1000 grammes. L'évacuation alvine se fait régulièrement chaque jour; la température 37 et le pouls 64—72. Ces données acquises, passons maintenant à la description des effets observés.

Ainsi, le matin du 16 Juin dernier, et avant de commencer la nourriture avec le pain de guerre, nous nous sommes fait peser et nous avons eu 54 kilogrammes de poids. La température, prise en axille, a été 37; pouls 72.

Le premier jour nous n'avons pu manger que 5 petits pains de guerre, représentant un poids de 250 grammes, et nous avons bu trois verres d'eau.

Cette journée fut passablement bonne. Le matin du deuxième jour la même température; pouls 60. La quantité d'urine diminuée déjà et le ventre n'a pas été libre comme d'habitude. Pendant cette journée nous avons mangé 6 petits pains de guerre et nous avons bu aussi trois verres d'eau. Mais, vers le soir, le dégoût pour ce pain et une certaine faiblesse du corps, avaient commencé déjà. Pourtant, pendant la nuit nous avons bien dormi.

Le matin du troisième jours la même température et pouls, mais le corps un peu plus affaibli. Au cours de ce jours nous n'avons pu manger que quatre petits pains. Vers le soir la faiblesse corporelle et le dégoût pour ces pains se sont encore accrus. En outre, nous nous sommes senti abbatu, découragé et d'une nervosité exagérée. Pendant la nuit, sommeil un peu agité. Le matin du quatrième jour, température 36,7, pouls 56, grande faiblesse corporelle, découragement, surexcitation nerveuse. Outre cela, le dégoût pour ce pain est devenu si grand que c'est avec beaucoup de difficulté que nous avons pu manger quatre de ces petits pains pendant toute la journée. Sommeil agité.

Le cinquième matin température 36,6, pouls 56. Ce jour-ci nous nous avons trouvé dans un état pitoyable comme moral et comme physique. Quoique affamé et quoique armé d'une volonté hors de commun; pourtant il nous a été absolument impossible de pouvoir manger plus que trois de ces petits pains de guerre. Nous avons envie de vomir même à la seule pensée d'en manger quelque peu que ce soit, tant le dégoût était devenu insurmontable. Pendant la nuit nous n'avons pu dormir que trois ou quatre heures.

Le sixième jour, le même état; peut-être un peu empiré.

Comme le jour précédent, nous n'avons pu manger que trois pains et bu deux ou trois verres d'eau.

Pendant tous ces derniers jours de supplice—on ne peut le nommer que tel—nous n'avons eu le ventre libre qu'une seule fois tous les deux jours, et la quantité d'urine a été diminuée plus que de la moitié, elle est descendue à 300 grammes en 24 heurs.

Entin, le sixième jour passé, nous étions pleinement convaincu qu'il nous était absolument impossible de pouvoir continuer encore avec ce pain, tant le dégoût pour lui était devenu insurmontable.

table. C'est à cause de cela qu'au matin du 22 Juin. et après que nous nous sommes fait peser de nouveau, à quelle occasion nous avons constaté une diminution de poids de deux kilogrammes, due à la nourriture exclusive de pain de guerre, c'est à cause de cela, dirons nous, que nous avons été forcé de commencer la deuxième expérience, comme contre-preuve, consistant en nourriture exclusive de pain de Graham et de pain azyme des paysans, celui-ci préparé avec de la farine peu blutée, régime qui a été continué dix jonrs sans interruption et que, à la rigueur, nous aurons pu continuer encore. Quoique nous nous sommes nourri pendant tout ce temps exclusivement de ces pains noirs, non fermentés, et malgré que nous nous sommes mis dans des conditions mauvaises pour nous, en commençant la nourriture avec le pain bis non fermenté immédiatement après les 6 jours de torture avec le pain de guerre, pourtant, à cause qu'ils n'étaient pas appauvris, comme le pain de guerre, par un blutage démesuré, non seulement nous n'avons pas continué de perdre de notre poids, mais, au contraire, nous en avons même regagné un peu. De même, notre faiblesse générale a, à peu-près, entièrement disparue. D'autre part, l'abbattement, le découragement, qui nous avait tant tourmenté, surtout pendant les derniers jours de nourriture avec le pain de guerre, a été remplacé dès les premiers jours même de nourriture avec le pain noir, par une espèce d'allegresse. La quantité d'urine éliminée en 24 heures, a augmenté un peu: 400 grammes. De même, la quantité d'urée, d'acide phosphorique et urique a augmenté sensiblement. Température 37, pouls 60—64, ventre libre chaque jour. En un mot. pendant ces dix jours de nourriture exclusive avec du pain noir non fermenté, notre état général non seulement n'a pas continué d'empirer, mais au contraire, il est revenu à peu près à l'état normal.

Ces dix jours passés ainsi, le matin du 2 Juillet nous avons commencé la dernière preuve, qui a consisté dans la nourriture exclusive avec le biscuit.

Le pesage fait, qui nous a donné $52^1/_2$ kilogrammes, nous avons commencé, le premier jour, de manger deux biscuit. représentant un poids 400 grammes. Pouls 64, température 37.

Comme toujours, ce premier jour a été passablement bon.

Le matin du deuxième jour, même température, pouls 60, évacuation alvine insignifiante, la quantité d'urine diminuée: 300 grammes en 24 heures. De même que dans le premier jour, nous n'avons pu manger que deux biscuits et bu deux ou trois verres d'eau. Vers le soir nous avons commencé déjà de sentir nos forces faiblir; l'abbattement, le découragement et l'irritabilité nerveuse s'emparer de nous. Pendant la nuit, le sommeil un peu agité.

Le matin du troisième jour, même pouls et même quantité d'urine. Température 36,8. Pas de selles. Nos forces corporelles encore plus affaiblies et l'état psychique empiré. Ce jour-ci, malgré tous nos efforts, il nous a été impossible de pouvoir manger plus qu'un biscuit et demi. En outre, pendant la nuit, peu de sommeil et fortement agité.

Le matin du quatrième jour, température descendue de la normale: 36,5. Pouls 56. Même quantité d'urine en 24 heures. Pas de selles. Ce jour-ci, le dégoût pour ce biscuit était devenu tellement insupportable que, malgré tous nos efforts, il nous a été absolument impossible d'en manger plus qu'une seule pièce. En outre, la faiblesse corporelle était devenue si grande que c'est à peine que nous pouvions nous mouvoir pour remplir nos affaires. De même, l'abbattement, le découragement et l'irritabilité nerveuse étaient devenus insupportables. Bref, à la fin de ce dernier jour, nous nous sommes trouvé dans un état pitoyable comme physique et comme moral. Le matin du cinquième jour, notre état général empire encore de plus. Même température anormale et pouls, même constipation et anurie. De plus, ce jour-ci, le dégoût pour cet aliment de réserve était devenu si grand que non seulement nous n'avions pu manger même un petit morceau de cet affreux aliment, mais nous avions envie de vomir même à la seule pensée de le voir. C'est pour cela que, ce jour-ci, nous avons préféré la torture de la faim que d'en manger encore un petit morceau.

Vous avez vu, messieurs, qu'au commencement nous nous sommes décidé de nous nourrir aussi pendant 6 jours avec le biscuit, mais, d'après ce qu'il nous est arrivé, vous comprenez bien qu'il nous a été absolument impossible de pouvoir continuer encore le sixième jour.

Voilà, messieurs, les faits dans toute leur nudité. Ils nous prouvent surabondamment que, tant ce pain de guerre, introduit dernièrement dans l'armée française, que surtout le vieux biscuit, sont des aliments à peu près sans aucune valeur nutritive, sur lesquels on ne doit pas compter pendant la guerre.

Certes, ces expériences doivent être complétées par l'analyse chimique et microscopique de nôtre urine et par l'analyse du biscuit, du pain de guerre et du pain de Graham, fait pour lequel nous avons pris déjà toutes les mesures; mais nous n'avons pas eu le temps nécessaire pour finir avec toutes ces analyses au moment de notre départ pour Moscou. Ce travail sera donc complété après que le laboratoire de l'hôpital militaire de Bucarest aura fini l'analyse de notre urine et de ces pains.

Ainsi donc, en adoptant la fermentation de la pâte, même avec l'addition d'un peu de sel, et en continuant encore de préparer le biscuit toujours avec de la même farine appauvrie par un blutage démesuré, on n'a fait qu'un très petit et insignifiant progrès dans la voie de l'amélioration de la nourriture du soldat. Et les choses ne peuvent pas se présenter d'une autre manière, car du moment que ces pains de réserve sont préparés avec la farine de la première qualité, c'est-à-dire avec de la farine appauvrie par une extraction de son démesurée, poussée jusqu'à 25%, on ne doit s'attendre d'obtenir un autre résultat que celui-ci. Un pain, préparé avec de la farine dont on a extrait par blutage jusqu'à 25% de son, est toujours un aliment insuffisant; nous pourrions même dire un aliment barbare, car barbare est l'aliment qui nous produit de l'inanition et de la torture. Donc, il ne faut pas nous arrêter là. Il faut adopter le plus tôt possible, comme pain de réserve, le pain noir biscuité, préparé avec de la farine peu blutée, c'est-à-dire avec de la farine dont l'extraction du son ne dépasse pas 5—10% pour le blé dur, et 10—15% pour le blé tendre. Nous savons qu'on nous objectera, que le pain noir, fermenté et salé, ne pourrait se conserver aussi longtemps comme le pain blanc. Mais nous pouvons dire à ceux-ci qu'ils n'ont pas raison. Le biscuit noir, fermenté et salé, qui est un aliment complet, et quand il est mis dans de bonnes conditions, peut se conserver aussi longtemps comme le biscuit blanc et comme le pain de guerre. Comme preuve irréfutable de tout ce que nous vous disons, est l'armée russe, qui depuis longtemps se sert de ce biscuit noir, fermenté et salé, et qui est très nourrissant. Nous connaissons de tout près ce biscuit et sa valeur nutritive depuis longtemps; il y a à-peu-près vingt ans d'ici. Nous le connaissons de Plevna, où nous avons eu l'occassion d'essayer et d'observer sa valeur nutritive. Le seul défaut qu'on pourrait trouver à ce biscuit, c'est qu'il a un peu d'aigreur, due, d'une part à la fermentation trop prolongée et d'autre part, au fait qu'il est préparé avec de la farine de seigle qui, par la grande quantité de céréaline qu'elle contient, prédispose aussi à l'aigreur. Mais, pour remédier à ce défaut, on n'a d'une part, qu'à abréger la fermentation, et d'autre à préparer ce biscuit avec de la farine de blé.

Quant à ceux qui diront encore que ce biscuit fermenté occuperait trop de place, on pourrait leur répondre que, en comparaison des autres grands avantages qu'il possède, nous pouvons passer sur cet unique inconvénient.

Arrivé à ce point, il faut maintenant nous demander: quel est l'enseignement pratique que nous pouvous tirer de tous ces faits? En nous résumant, voilà ce que nous pouvons répondre:

1° Que le vieux biscuit de l'armée roumaine et française, préparé avec de la farine de la première qualité, sans ferment et sans sel, est à-peu-près sans aucune valeur nutritive. Il est un aliment barbar, qui torture l'homme.

2° Que le pain de guerre, préparé de la même farine comme le biscuit, et qui a été introduit dernièrement dans l'armée française, et qui est en train d'être introduit aussi dans l'armée roumaine, quoique préférable au biscuit, toutefois il est aussi un aliment incomplet, sur le quel une armée ne doit compter en temps de guerre.

3° Que le meilleur pain de réserve qu'on doit adopter, c'est le pain noir, fermenté et salé, préparé avec de la farine peu blutée (5—15%) surtout avec de la farine de blé.

4° Que ce pain noir peut se conserver aussi longtemps comme le pain blanc, quand il est mis dans de bonnes conditions. La preuve nous en donne l'armée russe, qui le possède depuis longtemps, et dont les soldats en cas de nécessité, se trouvent très bien nourris avec lui.

5° Que même avec le biscuit noir, il ne faut pas nourrir une armée plusieurs jours de suite. Il faut laisser un intérval d'au moins de deux jours après chaque jour de nourriture avec le biscuit.

6° Que, enfin, à la veille d'un combat surtout, l'armée doit-être surabondamment nourrie, et, par conséquent, on ne doit jamais recourir au biscuit pendant ce jour, que ce soit même le biscuit noir. Voilà, messieurs, ce que nous avons tenu de vous dire sur cette importante question de l'alimentation de réserve du soldat, qui doit intéresser de tout près tous les pays civilisés.

Dr. **Petermann** (Moscou).

Recherches expérimentales sur la propriété agglutinante du sang.

Messieurs! Nous savons encore depuis Pasteur que sous l'influence des infections il se produit dans l'organisme malade des substances immunisantes. MM. Behring, Kitasato, Roux, Jersin et d'autres nous ont fait connaître des substances purement antitoxiques (dyphtérie, tetanos etc). Mr. Pfeifer nous a démontré que les sérosités des animaux immunisés contre le bacille d'Eberth possèdent un pouvoir bactériolytique très marqué. Enfin le dernier temps Mr. Gruber et surtout Mr. Widal nous ont fait connaître une réaction spécifique — la propriété agglutinante du sérum sanguin des sujets atteints de dotienentherie.

C'est aussi Mr. Widal qui nous a donné un mode pratique très ingénieux de séro-diagnostic. Depuis cette découverte, de nombreuses expériences dans tous les pays ont aprouvé cette méthode de séro-diagnostic, comme très efficace. Tous les auteurs ont pu se convaincre que: 1° cette réaction est constante dans tous les cas de dothiénenterie; 2° que la réaction du sérum typhique se montre efficace dans des conditions bien déterminées seulement pour le bacille d'Eberth; 3° enfin d'autres auteurs ont démontré expérimentalement la même réaction se produire avec le sérum des animaux immunisés contre le choléra, vis-à-vis du vibrion de Koch; chez les diphtériques, vis-à-vis du bacille de Lœffler (Nicolas), de même pour le pneumococcus de Frænkel dans la pneumonie fibrineuse, le bacille coli communis dans la colibacillose etc.

Cette réaction dans les humeurs des typhiques est très stable, puisqu'elle existe longtemps après la maladie. Nous avons pu démontrer des cas, où la réaction très nette existait chez des personnes bienportantes 11 et 16 ans après une dothiénenterie très grave. Mr. Mamonov a fait connaître un cas de réaction 7 ans après la maladie.

Mr. Widal a vu la réaction se produire dans un cas 9 ans après. Ces faits prouvent donc que cette matière agglutinante une fois formée, ou bien ce pouvoir une fois conféré à l'organisme, persiste très longtemps aux processus physiologiques de nutrition.

Nous voilà donc en présence d'un fait intéressant au point de vue de la physiologie et de la pathologie. Il se présente immédiatement des questions très importantes:

1° Cette propriété agglutinante du sérum est-elle due à une substance développée dans les humeurs de l'organisme sous l'influence directe de l'infection, ou bien est ce une propriété conférée aux cellules?

2° Quelle est la nature de cette substance si constante et si stable? Est-elle une substance bactéricide ou antitoxique? Est-ce une propriété de défense de l'organisme contre l'infection?

Nous nous sommes préoccupé de cette question dans une étude expérimentale. — Pour ne pas entraver votre temps précieux, je ferai un aperçu du travail très court.

Voilà les résultats: la mensuration de ce pouvoir d'après le procédé de Mr. Widal nous a prouvé qu'il n'est pas en proportion avec la gravité de la maladie, comme l'ont observé aussi d'autres auteurs. Le maximum que nous avons pu obtenir était à 1 : 1000 au 18-me jour de la maladie très grave; dans ce cas le malade, pendant le deuxième mois de convalescence, donnait encore 1 : 800.

La mensuration du pouvoir agglutinant dans différentes périodes de la maladie (du début jusqu'au troisième mois de convalescence) chez 42 malades de l'hôpital militaire de Moscou nous a donné des chiffres très bizarres: il n'y a pas moyen de dresser une courbe caractéristique et typique (courbe en clocher de M. Courmont). Cette propriété du sérum, que les malades conservent après avoir subi la maladie, n'entrave pas la santé des convalescents.

Cette substance est répandue dans l'organisme d'une manière inégale; son maximum est dans le sang; moins dans les reins et le foie et en très faible proportion dans la rate et dans les glandes lymphatiques; elle est démontrée dans la sérosité péritonéale, dans les larmes et dans le lait; on en trouve moins et plus rarement dans les exudats pleuritiques et dans l'urine (MM. Courmont, Widal et Sicard). Nous avons refait les expériences de M. Widal, et voilà ce que nous avons pu obtenir.

Le pouvoir agglutinant du sérum résiste à la dissication pendant plusieurs mois. Un chauffage à 75° l'affaiblit et dans deux heures elle est détruite; à 80° elle est détruite (dans le lait) en un $^1/_4$ d'heure. La coagulation du sérum par les acides, l'alcool absolu, le sublimé à 1 : 2000 détruit instantanément son pouvoir agglutinant. Il semble que la coagulation de la matière albuminoïde entraine la substance agglutinante; elle passe en solution avec la matière albuminoïde, mais nous avons vu le pouvoir agglutinant s'atténuer de 6 à 10 fois suivant la quantité des passages de coagulation en solution et vice versa. L'exposition prolongée du sérum à la lumière solaire, même aux rayons directs n'a pas d'action atténuante sur le pouvoir agglutinant du sérum. La substance agglutinante n'est pas soluble dans l'alcool absolu, l'éther, le chloroforme, mais soluble dans l'eau et la glycérine.

Les antiseptiques, comme l'acide phénique à 3%, 5%, la formaline n'atténuent pas le pouvoir agglutinant du sérum.

Cette substance n'a pas de caractère diastatique, elle ne coagule pas le lait, ne fait pas fermenter le sucre de canne, la glycose, lactose, maltose etc., ne peptonise pas la fibrine et le blanc d'œuf coagulé.

Il est évident que cette matière est fixée à la substance albuminoïde du sérum.

Cette combinaison de la substance agglutinante avec la matière protéique est très stable; elle est formée dans l'organisme même:—nous avons ajouté la culture du bacille d'Eberth, vivante et tuée par le chauffage à 60°, au sang fraichement recueilli des veines dans des conditions absolument aseptiques, — nous avons laissé le mélange pendant un, deux, trois jours et un mois à 37°, et jamais nous n'avons vu la réaction se produire in vitro.

Contrairement à M. Courmont et d'accord avec M. Widal, nous avons vu que cette substance n'est pas détruite par le bacille d'Eberth:

nous avons ensemencé dans le sérum pur et dilué de bouillon en différentes proportions: — la culture du bacille se fait sans atténuation appréciable du pouvoir agglutinant pendant un séjour prolongé dans l'étuve (à 37°).

Les recherches expérimentales sur les animaux de laboratoire (cobayes, lapins, chiens et chèvres) nous ont fourni des données suivantes.

La réaction agglutinante peut être très facilement conférée aux animaux réfractaires à l'infection typhique, soit par inoculation sous-cutanée, soit par injection intraveineuse.

L'inoculation sous-cutanée de culture très active fait apparaître la réaction agglutinante du sérum 4—6 jours après l'inoculation; ce fait est d'accord avec la production de la substance chez les typhiques.

L'injection de la toxine ou de culture vivante dans les vaisseaux sanguins produit immédiatement la réaction spécifique du sérum. Nous avons vu la réaction apparaître 15 et 10 minutes après l'injection d'un virus très actif en proportion de 1 : 8000 du poids dans les veines de l'oreille du lapin et dans la veine saphène d'un chien.

La rapidité avec laquelle se fait la formation de la matière agglutinante, ainsi que le degré du pouvoir agglutinant du sérum, est en proportion très exacte avec le degré de toxicité et la quantité du virus. Ce fait paraît contredire les données cliniques annoncées par M. Widal; mais le mécanisme de l'infection est un phénomène beaucoup plus compliqué qu'une injection intra-veineuse: nous ne pouvons pas saisir encore toutes les causes qui entrent en jeu dans les cas de maladie grave avec une faible réaction et vice-versa, des typhoïdettes à réaction très marquée.

En admettant pourtant que dans certains cas le virus est absorbé lentement et qu'il ne passe dans la circulation qu'en quantité graduellement augmentée, il peut produire des troubles passagers très peu marqués, tandis que la réaction du sérum atteint un haut dégré d'agglutinisation; c'est un phénomène facile à démontrer expérimentalement: en immunisant les animaux on l'observe toujours.

Une culture toxique âgée et vivante, inoculée aux animaux, a la même action sur le sérum sanguin que cette même culture tuée par le chauffage à 58 — 60°. Une culture toxique filtrée sur porcelaine à l'aide d'une bougie Chamberland est moins efficace.

Nous avons pu observer que si l'on fait des ensemencements du bacille d'Eberth de bouillon en bouillon toutes les 24 heures, et que plus les passages sont augmentés pour une certaine culture, plus sa toxicité est atténuée. En même temps elle donne au sérum un pouvoir agglutinant plus faible.

Nous avons filtré cette culture sur porcelaine, et le bouillon filtré inoculé aux animaux leur a conféré le pouvoir agglutinant très faible; les bacilles même recueillies sur la bougie, étant lavées plusieurs fois d'eau stérilisée, confèrent aux animaux inoculés une réaction agglutinante peu appréciable. C'est donc la toxine qui fait apparaître le pouvoir agglutinant du sérum.

La réaction une fois produite, augmente un certain temps, de deux à quatre jours; puis, quelquefois elle reste constante de 8 à 15 jours, mais d'ordinaire elle s'atténue très lentement et disparaît de

2 mois à un terme très éloigné: nous avons des chiens dont le pouvoir agglutinant du sérum a très peu diminué pendant 7 mois. Le plus souvent on observe que plus le pouvoir agglutinant est marqué, plus longtemps il persiste.

Le sérum des animaux inoculés par un virus typhique actif reste virulent de 20 jours à un mois. Ce phénomène est donc de plus grande durée pour la dotienentherie que pour d'autres toxines, comme le choléra, la diphtérie, le tétanos, la peste, etc.

Peut-être y a-t-il rapport entre la stabilité de la matière agglutinante et celle de la toxine. Il était intéressant de savoir si la réaction spécifique pouvait être conférée aux animaux par l'injection du sérum agglutinant, mais non-toxique.

Les recherches dans cette direction nous ont fait connaître que: premièrement, plus le sérum est toxique, plus il est capable de conférer le pouvoir agglutinant; secondement, le sérum, dépourvu des matières toxiques, mais agglutinant à haut degré est très peu capable de reproduire la réaction.

Et encore cette réaction, étant moins active que la première, est très vite atténuée dans l'organisme et disparaît complètement dans 8 à 20 jours. On dirait que si la toxine confère une réaction physiologique ou chimique en produisant des combinaisons nouvelles dans l'organisme, la substance agglutinante non-toxique injectée reste dans l'organisme telle qu'elle est un certain temps jusqu'à ce qu'elle ne soit détruite ou éliminée.

Vous voyez, Messieurs, qu'il y a une ressemblance manifeste entre le mécanisme de la formation et l'élimination des corps immunisants, antitoxiques et ceux de la matière agglutinante. Il était donc intéressant de chercher à eclaircir si la matière agglutinante n'est pas l'antitoxine.

Il y a un moyen indirect qui peut nous fournir des renseignements précieux sur cette question, c'est l'analyse des données cliniques et expérimentales. Je viens de citer des cas où la réaction agglutinante était formée dans l'organisme 10—15 minutes après l'injection du virus; nous savons que le pouvoir antitoxique n'est formé que longtemps après des inoculations répétées c'est un point important pour la différencier. En mesurant le pouvoir agglutinant dans différentes périodes de la maladie, M. Widal a vu les premiers 10 jours de la maladie une réaction agglutinante très nette, tandis qu'elle faisait défaut les derniers jours de la maladie ou dans la période apyrétique; pour les corps immunisants, les antitoxines, c'est le contraire.

Le sérum agglutinant peut ne pas posséder de pouvoir antitoxique immunisant ou préventif. Pour s'assurer expérimentalement dans cette direction, nous avons inoculé aux cobayes, aux lapins et aux chiens des quantités variables de sérum agglutinant à très haut degré.

Les injections étaient répétées plusieurs fois, elles ont conféré au sérum de l'animal un pouvoir agglutinant de 1 : 200 à 1 : 1000, mais ils succombaient tous comme les témoins à une dose du virus de 1 : 4000 à 1 : 20000 du poids. Il faut remarquer que le sérum du chien, duquel nous disposions dans ce temps là au laboratoire, n'était pas toxique (il nous servait pour les injections intraveineuses d'une chèvre en quantité de 12—20 cc.); il était complètement dépourvu du pouvoir bactériolytique et ne faisait pas in vitro dégénérer le bacille d'Eberth en granules. Le sérum agglutinant n'est donc pas toujours immunisant et préventif. Dans un cas de 12, l'animal (cobaye) s'est montré réfractaire mais le sérum agglutinant pouvait être immunisant, puisqu'il était faiblement toxique, il tuait une souris à la dose de $^1/_4$ de cc. Nous avons inoculé le sérum agglutinant en diverses proportions en même temps et après le virus actif, et les résultats étaient toujours les mêmes: ces animaux succombaient comme les témoins; il n'y avait donc pas d'action antitoxique.

On ensemençait le sérum pur dilué de bouillon à partie égales à 1:10, à 1:50; on plaçait les mélanges à 37⁰ dans l'étuve: la culture se faisait parfaitement, elle était agglutinée et elle restait aussi active que la culture en bouillon du même âge. Elle ne tuait pas les animaux seulement dans les conditions où la culture du contrôle ne le faisaint pas de même. Les premières recherches faites dans notre laboratoire au mois de mars ont démontré que les microbes, sous l'influence du sérum agglutinant, sont précipités au fond du vase, où la culture se fait d'une façon imparfaite. La méthode de la numération en plaques nous a prouvé une croissance sur gélatine très retardée et un abaissement du nombre de colonies considérable 10—50 fois inférieur à celui du contrôle. Après les premières expériences on a dû renoncer à ce procédé puisqu'il n'y a pas moyen de repartir et de diviser les microbes agglutinés en amas. Il fallait donc se placer dans d'autres conditions. Le sérum fortement agglutinant pur et mélangé en diverse proportion avec du bouillon on ensemençait d'une culture virulente du bacille d'Eberth. La culture était précipitée au fond et aux parois du vase, mais elle se faisait parfaitement. En prélevant avec un fil de platine le précipité du fond et en l'ensemençant toutes les 24 heures dans du bouillon stérilisé on a pu facilement démontrer que la culture restait vivante pendant 38 heures; que le bacille pullulait parfaitement dans tous les mélanges, ainsi que dans du bouillon de contrôle; le sérum agglutinant au degré de 1:400 n'avait donc pas de pouvoir bactéricide. Mais si elle n'a pas de pouvoir bactéricide, il est loin de conclure que le sérum agglutinant n'empêche pas le développement de la culture du bacille d'Eberth. Ne peut il pas empêcher de même la formation de la toxine? Sur ce dernier point nous avons recueilli desf aits contradictoires qui doivent être encore étudiés. Il parait que dans certaines conditions le sérum agglutinant peut empêcher la formation de la typhotoxine in vitro; peut-être ne peut-il pas le faire dans l'organisme; c'est un fait très intéressant, mais que je n'ose annoncer qu'avec beaucoup de réserve.

MM! Si le sérum agglutinant n'a pas de pouvoir préventif, antitoxique et bactéricide, je crois tout de même avec Mm. Courmont et Charrin et contrairement à M. Widal, que le pouvoir agglutinant est une propriété de défense de l'organisme; s'il n'est pas bactéricide et antitoxique,—peut-être n'entrave-t il pas le développement du microbe et la production de la toxine dans l'organisme? On peut se demander s'il ne jouit pas vis-à-vis de l'infection même d'un certain pouvoir empêchant? Si nous envisageons la question de ce côté, nous voyons que le sérum des typhiques a le pouvoir, premièrement, d'immobiliser le bacille d'Eberth; secondement, il les colle en amas solide.

Nous savons MM. qu'en faisant des coupes microscopiques des organes des typhiques nous trouvons toujours le bacille d'Eberth aggloméré en amas dans tous les organes et surtout dans la rate et les glandes lymphatiques qui jouent le rôle d'un filtre; on ne le trouve que très rarement dans le sang. Le tableau pathologo-anatomique de la dothiénenterie n'est-il pas en rapport avec le pouvoir agglutinant du sérum? Il est très probable que c'est grâce à cette propriété agglutinante que le sang dans une grande partie des maladies infectieuses est dépourvu de microbes; c'est peu-être grâce à ce pouvoir qu'elles n'ont pas le caractère de maladies septiques, qu'elles sont des intoxications comme la dothiénenterie même?

Tous ces arguments nous font croire que l'agglutinisation des microbes pathogènes dans l'organisme est un pouvoir de défense. Cette matière agglutinante est-elle élaborée par les cellules sous l'influence excitante de la toxine, ou bien est-elle formée dans les sérosités de l'organisme comme une combinaison chimique directe de la toxine avec la matière albuminoïde du sérum?

Jusqu'à présent nous n'avons pas de preuves concordantes, de données sûres et directes.

Les expériences, dont je vous ai entretenu, MM., étaient faites au laboratoire bactériologique de l'Hôpital Militaire de Moscou pendant les six premiers mois de cette année en collaboration des mm. Klikowitch, Goloubev, Woïtkevitch, Lebedev et Korotkevitch; elles étaient achevées au mois de Juin et annoncées au secrétaire de notre section du XII Congrès International de Médecine.

Nous venons de recevoir le № 36 du 4 Août de la „Semaine Médicale", où j'ai eu le plaisir de trouver dans un travail très approfondi de MM. Widal & Nobécourt des résultats concordants avec les nôtres. Nous sommes extrêmement flatté en y trouvant une preuve que nos résultats sont bien exacts puisqu'ils sont d'accord avec ceux de notre éminent confrère.

Dr. **Dubelir** (Moskau).

Zur Diagnose einiger Herzkrankheiten beim Militär.

Ew. Excellenzen, hochgeehrte Herrn Collegen! Wir haben uns zum gegenseitigen Austausche unserer Gedanken versammelt. Darum erlaube ich mir zum Gegenstande meiner Mitteilung ein solches Thema zu wählen, dessen Bearbeitung einem Einzelnen zu schwer fällt und daher die Mitwirkung mehrerer Specialisten erfordert. Da ich darauf rechne, dass die medicinischen Vertreter der verschiedenen Armeen ihre Erfahrungen uns mitteilen werden, so dürften die Debatten zur Beseitigung der Mängel meiner Mitteilung beitragen.

Wenn der behandelnde Arzt bei seinem Patienten Symptome beobachtet, die auf ein Herzleiden hinweisen, so kann er sich darauf beschränken, dem Patienten von Zeit zu Zeit eine entsprechende Behandlung zu verordnen, ohne demselben oder seinen Angehörigen seinen Verdacht mitzuteilen.

In ganz anderer Lage befindet sich der Militärarzt, der gezwungen ist in kürzester Zeit folgende Fragen zu beantworten: besteht beim Patienten ein Herzfehler, welcher Art derselbe ist und in wie fern beeinträchtigt er die Militär-Dienstfähigkeit. Indessen ist es zuweilen sehr schwierig eine solche Frage genau zu beantworten: erstens in Folge einer gewissen Unklarheit des Wortlautes der betreffenden Bestimmungen, zweitens in Folge mancher Unzulänglichkeiten der physikalischen Diagnose, drittens in Folge mangelhafter Hilfsmittel und der Hast, mit der der Militärarzt wärend der Rekrutenaushebung zu arbeiten gezwungen ist. Vergleichen wir die bezüglichen Gesetzesparagraphen in Deutschland, England, Frankreich und Russland, so sehen wir, dass die Bestimmungen den Militärärzten nicht überall dieselben Rechte zur Beurteilung der Function des Herzens des zu Untersuchenden einräumen. Wärend in Oesterreich und Russland das Gesetz nur diejenigen Militärpflichtigen für untauglich erklärt, welche mit einem organischen Herzfehler behaftet sind, erklärt das Gesetz in Deutschland schon diejenigen für untauglich, die überhaupt an chronischen Herzkrankheiten leiden. Den weitesten Spielraum gewährt dem Militärarzte das englische Gesetz, welches verlangt, dass das Herz überhaupt gesund sei und als dienstuntauglich sogar diejenigen anerkannt, die an Herzpalpitation leiden (S. Seite 127).

In Anbetracht des allgemeinen Bestrebens nach Gleichgestaltung der Militärsanitätsstatistik in den Armeen, wäre es vielleicht zweckmässig neue Entwürfe auszuarbeiten über einige Gesetzsparagraphen des Aushebungsstatuts unter anderem auch die Redaction des Gesetzes über Herzkrankheiten umzugestalten. Wie aus der erwähnten Uebersicht ersichtlich, befreien in einigen Ländern nur organische Herzkrankheiten von der Militärpflicht. Jedoch ist schon seit langer Zeit von hervorragenden Klinikern hervorgehoben worden, dass die Diagnose eines chronischen Herzfehlers bisweilen, grosse Schwierigkeiten macht, besonders im Anfangsstadium. Als bestes Beispiel kann die Schwierigkeit dienen, ein systolisches Geräusch bei der am häufigsten vorkommenden Mitralinsufficienz zu unterscheiden von den zufälligen Geräuschen, die zuweilen an der Herzspitze wahrnehmbar sind. Hochansehnliche Versammlung! Bekanntlich hat Laënnec, der Begründer der Auscultation, zuerst darauf hingewiesen, dass in der Herzgegend zuweilen Geräusche hörbar sind, wobei nachher, bei der Section, der Klappenapparat des Herzens keinerlei Veränderungen aufweist, und dass ähnliche Geräuche nicht im Herzen selbst, sondern in den Lungen entstehen können. Seitdem sind 70 Jahre verflossen und trotzdem sind die hervorragendsten Kliniker bei der Ansicht geblieben, dass es häufig sehr schwer fällt, ja bisweilen unmöglich ist, diese extracordialen Geräusche von den organischen zu unterscheiden.

Bei uns in Russland ist vom verstorbenen Prof. Botkin darauf hingewiesen worden, dass systolische Geräusche, sogar mit accentuirtem zweiten Pulmonalton und Vergrösserung des Herzvolumens viel häufiger, als gewöhnlich angenommen wird, ohne anatomische Veränderungen der Herzklappen vorkommen, und höchst wahrscheinlich, häufig zur Verwechselung mit Endocarditis Veranlassung geben.

So hat also für einige Fälle die Ansicht Portal's: „Il est à craindre que les médecins praticiens ne parviennent pas à distinguer les différentes maladies les unes des autres, c'est beaucoup s'ils arrivent à reconnaître que le cœur est malade", die im Jahre 1803 geäussert wurde, bis auf unsere Zeit ihre Bedeutung nicht eingebüsst.

Nur in der letzen Zeit sind wir, dank den Arbeiten Potain's, der Lösung dieser schwierigen diagnostischen Aufgabe bedeutend näher gerückt. Leider haben die Ansichten Potain's, die aus 30-jähriger rastloser Arbeit hervorgegangen und auf klinischer, pathologisch-anatomischer und experimenteller Basis begründet sind, soweit mir bekannt, nicht diejenige Anerkennung gefunden, die sie mit Recht verdienen.

Habent sua fata libelli! „Il s'en faut de beaucoup pourtant, sagt Potain selbst, que cette conviction soit encore entrée dans l'esprit du plus grand nombre des médecins. La plupart ignorent l'existence des bruits cardiopulmonaires ou les considèrent comme des faits exceptionnels, comme des curiosités sans intérêt pratique".

Da jedoch diese Geräusche in Wirklichkeit recht häufig angetroffen werden, besonders bei jungen Leuten während der Rekrutenaushebungen und Veranlassung zu diagnostischen Irrthümern geben können; so erlaube ich mir hier einige Auszüge aus Potain's Monographie wieder zugeben. Nach strenger kritischer Durchsicht der vorhandenen Theorien über die Entstehung der anorganischen Geräusche, kommt Potain, ähnlich seinem grossen Vorgänger Laënnec zu der Ansicht, dass in der überwiegenden Mehrzahl der Fälle diese Geraüsche in denjenigen Partieen der Lungen entstehen, die das Herz umgeben.

Den Mechanismus der Entstehung der anorganischen Geräusche erklärt er auf dieselbe Weise, wie der berühmte Wiener Kliniker Bamberger, der diesen Mechanismus zuerst beschrieben hat, d. h. dass die Herzbewegungen in den Lungen Respirationsgeräusche veranlassen, die den Charakter des Blasens und den Herzrhythmus besitzen. Daher ist es auch richtiger solche Geräusche cardio-pulmonale (souffles cardiopulmonaires) zu nennen. Am häufigsten, wenn nicht immer, entstehen die Herzlungengeräusche in Folge einer gewissen Aspiration, die die durch die Herzbewegungen veranlasst wird. Unter den Bedingungen, die Entstehung solcher Geräusche begünstigen, ist besonders verstärkte Herzaction zu nennen, wie solche z. B. bei psychischer Aufregung, beim Morbus Basedovii, Chlorose, Scharlach, Rheumatismus und Typhus beobachtet wird.

Besonders häufig hat man Gelegenheit Herzlungengeräusche wahrzunehmen bei Rekrutenaushebungen, in Lebensversicherungsgesellschaften u. s. w. Sehr bezeichnend nennt sie Potain: „Souffles des consultations".

Herzlungen- und organische Herzgeräusche sind einander sehr ähnlich. Es existirt kein solches pathogonomonisches Merkmal, das zur differenziellen Unterscheidung beider Geräusche dienen könnte. Daher ist es unmöglich ihre Differentialdiagnose in 2 Worte zu fassen. Unter den characteristischen Merkmalen der Herzlungengeräusche (Sitz, Fortleitungsverhältnisse, Rhythmus, Toncharakter, Discontinuität) ist es für die Diagnose am wichtigsten den Sitz der maximalen Intensität des Geräusches und dessen Rhythmus genau zu bestimmen. Für die specielle Differentialdiagnose der an der Herzspitze wahrnehmbaren accidentellen Geräusche, die den für uns wichtigsten Herzfehler-eine Mitralinsufficienz vertäuschen können, giebt Potain folgende Merkmale: Ein systolisches Geräusch organischer Herkunft ist am deutlichsten genau über der Herzspitze, ist constant und dauert wärend der ganzen Systole an. Dagegen werden Herzlungengeräusche selten genau über der Herzspitze vernommen, gewöhnlich entstehen letztere links, rechts oder oberhalb der Herzspitze d. h. in den von Potain bezeichneten Régions parapexienne, endapexienne, oder susapexienne. Das erstere derselben ist dem Timbre und Rhythmus nach und sogar wegen seiner Beständigkeit einer Mitralinsufficienz sehr ähnlich, unterscheidet sich jedoch von letzterer durch seine Localisation, d. h. sein Intensitätsmaximum, ist nach aussen von der Herzspitze (1, 2, 3 Centimeter) gelegen. Dieses Merkmal ist für die Differentialdiagnose ausreichend.

Die beiden anderen Geräusche nehmen nicht die ganze Systole, sondern nur einen Teil, nämlich, die Mitte ein. Die anorganischen Geräusche, die über der Herzspitze gehört werden, sind kurz und grössten Teils am Ende der Systole hörbar; zugleich mit dem Geräusch hört man auch beide normalen Töne. Ausserdem werden die Herzlungengeräusche grössten Teils nicht fortgeleitet und ändern sich sehr leicht beim Lagewechsel des Patienten.

In den letzten 4 Jahren (1893—1896) hatten wir Gelegenheit im Moskauer Militärhospital das Herz von 715 Leuten zu untersuchen, bei denen ein Herzfehler vermutet wurde. Die einzelnen Jahre wiesen grosse Zahlendifferenzen auf. Wärend in den ersten 2 Jahren die Zahl der herzkrank Befundenen gegen 66% betrug, sank diese Zahl in den letzten 2 Jahren auf 26% herab. Eine solche eclatante Verminderung der wegen Herzfehler zum Waffendienst untauglich Befundenen ist kein zufälliges Ereigniss, sondern dem Umstande zuzuschreiben, dass wir in Gemeinschaft mit Dr. Hohlein uns streng nach den von Potain ausgearbeiteten differentialdiagnostischen Merkmalen richteten, die in seiner classischen kürzlich erschienenen Arbeit „Clinique médicale de la Charité“ ausführlich besprochen sind. Nach Verlauf eines Jahres wurden, nach Möglichkeit, behufs Prüfung unserer Diagnosen, die betreffenden Sanitätsoffiziere nach dem Befinden der jungen Soldaten, die von unserem Hospital für tauglich erklärt waren, befragt. Dabei erwies sich, dass bloss bei 5 Soldaten zeitweilig Anfälle von Herzklopfen auftraten, wobei sie jedoch den Anforderungen des Militärdienstes in jeder Hinsicht gerecht wurden. Sie ersehen also daraus, dass die Resultate unseres Verfahrens durchaus befriedigende waren.

Wir sind uns dabei vollständig bewusst, dass organische Erkrankungen der Herzklappen ohne Functionsstörungen verlaufen können.

Wir hatten zuweilen Gelegenheit organische Herzkrankheiten bei Soldaten zu constatiren, die nicht nur den Anforderungen des Militärdienstes vollständig gerecht wurden, sondern sogar nach ihrer absolvirten Dienstpflicht noch im Dienste verblieben. In diesen Fällen hätten weder die Militärärzte, noch die Soldaten es unterlassen, den weiter entwickelten Herzfehler bekannt zu machen.

Den genauesten Aufschluss über die gestellte Diagnose gäbe uns natürlich die Section, jedoch kommen bekanntlich solche Fälle nicht häufig zur Section, besonders selten sehen sie die Militärärzte. Uns gelang es in letzter Zeit in 2 Fällen, die von den Aerzten irrtümlicher Weise für Mitralinsufficienz gehalten wurden, unsere Diagnose, die einen organischen Herzfehler ausschloss, durch die Section zu bestätigen.

Wenn ein so wichtiges objectives Symptom, wie ein Herzgeräusch, nicht immer einen genauen Schluss auf die Beschaffenheit des Herzens erlaubt, in desto schwierigerer Lage befindet sich der Arzt, der aus subjectiven Klagen über Herzklopfen, Athemnoth, Brustbeklemmung, Schmerzen in der Herzgegend u. s. w. eine Diagnose stellen muss, wie solches bei dem sogenannten „nervösen Herzklopfen" vorkommt.

„Parler des palpitations, sagt Potain, c'est parler, semble-t-il d'un sujet connu de tous et qu'il est inutile de définir plus exactement. C'est une erreur".

Abgesehen von einer bis jetzt herrschenden Unbestimmtheit des Begriffes „Herzklopfen" verdient das letztere noch darum unsere besondere Aufmerksamkeit, weil die Zahl der an Herzklopfen Leidenden eine sehr bedeutende ist, ja in einigen Armeen sogar der Summe aller übrigen Herzkrankheiten gleichkommt. So finden wir z. B. in einem der Militärsanitätsberichte folgendes: Nicht unerheblich ist die Zahl der nervösen Herzstörungen gewesen, welche sich durch unregelmässigen, leicht erregbaren Puls mit Athemnoth und Brustbeklemmung zu erkennen gaben, ohne dass am Herzen selbst krankhafte Veränderungen nachweisbar waren, und welche häufig zu Dienstunbrauchbarkeit oder Invalidität führten. Ausser körperlichen Anstrengungen werden als Ursache von Herzneurose von den Berichterstattern noch erwähnt akute Infectionskrankheiten (Typhus, Diphtherie, Influenza, Lungenentzündung), übermässiger Tabakgenuss und heftige Erschütterungen der Herzgegend. In mehreren Fällen war das nervöse Herzklopfen Teilerscheinung des morbus Basedowii.

Aus dem citirten Bericht ersehen wir, dass in die Rubrik der Herzneurosen ganz differente Herzerkrankungen eingetragen werden. Aller Wahrscheinlichkeit nach lässt sich diese Erscheinung dadurch erklären, dass

1) wärend der Rekrutenaushebung, wenn eine bedeutende Anzahl Rekruten behufs Untersuchung die Hospitäler überfüllt, es sehr schwer fällt die Frage zu entscheiden, ob das bei ihnen beobachtete Herzklopfen nur vorübergehend ist, oder bereits einen chronischen Zustand darstellt. Zu den gewöhnlichen Ursachen der Sensibilitäts- oder Mobilitäts-Neurosen des Herzens, wie übermässiger Gebrauch von Alkohol, Tabak, bei uns in Russland Thee u. s. w. gesellt sich wärend dieser Zeit noch ein wichtiges aetiologisches Moment die psychische Aufregung, die das Herzklopfen wärend der Untersuchungszeit constant erhalten kann, besonders bei nervös veranlagten Leuten.

2) Dadurch, dass die für die Diagnose solcher Herzkrankheiten so wichtigen Momente, wie Anamnese und subjective Beschwerden von den Militärärzten nur mit der grössten Vorsicht verwertet werden können. Und endlich

3) Dadurch, dass unter dem Bilde des Herzklopfens zuweilen sehr ernste organische Herzkrankheiten, wie z. B. eine chronische Myokar-

ditis, die im Anfangsstadium grosse diagnostische Schwierigkeiten bereitet, verborgen sein können.

Da wärend der Rekrutenaushebung unsere Aufgabe nicht allein darin besteht, den Armeen gesunde Leute zuzuführen, sondern auch dafür Sorge zu tragen, dass der Militärdienst die Gesundheit der Bevölkerung so wenig als möglich schädige, so muss die Differentialdiagnose zwischen Herzneurosen und organischen Herzerkrankungen, da letztere durch den Militärdienst eine Verschlimmerung erfahren können, die Aufmerksamkeit der Aerzte ganz besonders in Anspruch nehmen.

Indem wir von diesem Standpunkt aus die 175 Fälle von Herzklopfen betrachten, die in den Jahren 1893—96 in unserer Beobachtung standen, lassen sich dieselben in folgende Kategorieen einteilen:

1) Nervöse Herzschwäche (Neurasthenia cordis).
2) Herzschwäche nach überstandenen acuten Infectionskrankheiten.
3) Ueberanstrengung des Herzens.
4) Die Anfangsstadien der Basedow'schen Krankheit.

Bekanntlich ist die Prognose dieser Formen eine verschiedene und daher sollte auch unser Urteil darüber, in wie weit die Funktion des Herzens in jedem einzelnen Falle den Anforderungen des Militärdienstes entsprechen kann, ein verschiedenes sein.

In Ermangelung einer solchen genauen Bestimmung, wie sie im englischen Gesetz vorkommt, waren wir genötigt ähnliche Herzkranke auf ein Jahr aus dem Dienst zu entlassen, damit, um so zu sagen, der Zeit die Bestimmung der genaueren Prognose überlassen bliebe.

Das, hochgeehrte Herrn, sind in Kürze die Grundsätze, nach denen wir uns im Moskauer Militärhospital bei der Diagnose der Herzkrankheiten beim Militär richten.

Allemagne. (1894).

36. Fehler und chronische Krankheiten des Herzens, des Herzbutels und der grossen Gefässe.

Angleterre (1896).

517. Men presenting any of the following conditions will be rejected: palpitation or other diseases of the heart.

Autriche (1889).

42. Organische Fehler des Herzens, oder der grossen Gefässstamme.

France (1894).

167. Péricardite et endocardite. La péricardite et l'endocardite aiguës laissent souvent après elles des altérations graves qui doivent faire prononcer l'exemption; il en est de même pour la péricardite chronique et l'hydropéricardite. Ces affections peuvent aussi nécessiter la réforme, si elles sont rebelles.

168. Hypertrophie du cœur. L'hypertrophie du cœur s'oppose formellement à l'admission dans l'armée; elle entraîne la réforme.

169. Dilatation du cœur. La dilatation du cœur avec amincissement des parois détermine, comme l'hypertrophie, une augmentation de la matité précordiale; mais elle s'en distingue par l'affaiblissement des contractions du cœur, la diminution de son impulsion, l'absence de voussure de la région précordiale. Elle motive l'exclusion de l'armée lorsqu'elle présente tous les signes qui affirment sa permanence et son incurabilité.

170. Insuffisance et rétrécissement des orifices cardiaques. L'insuffisance ou le rétrécissement des orifices cardiaques sont des affections qui rendent le sujet impropre au service militaire: le médecin ne doit pas se méprendre sur la valeur du bruit de souffle, qui n'est quelquefois qu'un signe d'anémie.

Russie (1883).

54. Maladies organiques du cœur et de l'aorte.

Dr. **Schjerning** (Berlin).

Ueber Schädelschüsse.

Ref. verteilt im Auftrage Seiner Excellenz des preussischen Kriegsministers und Seiner Excellenz des Herrn von Coler einige wissenschaftliche Werke z. B. den neuen Sanitätsbericht der preussischen Armee, der sächsischen und württembergischen Armee für $18^{92}/_{94}$, eine Arbeit von Plagge über das Soldatenbrod, sodann Berichte über die Sterilisationsapparate für Verbandmittel und Instrumente im Felde und endlich Berichte über Erfahrungen mit comprimirten Arzneitabletten.

Unter Vorzeigung zahlreicher Photographieen demonstrirt Redner die Theorieen der Schädelschüsse. Er legt Wert auf die Elasticität des Schädels; jedesmal wenn dieselbe so aufgehoben ist, dass sie bei Schussverletzungen des Schädels nicht zur Geltung kommen kann, haben wir radiäre und circuläre Sprünge beim Schädel; da, wo die Elasticität wirkt, giebt es Hochschüsse, z. b. beim leeren Schädel, bei Schädeln die mit elastischen Sägespähnen gefüllt sind.

Die Wirkung des Schusses auf Gehirne kann man an trepanirten Schädeln studiren, von denen eine grosse Menge vorgezeigt werden und welche die deutliche hydrodynamische Druckwirkung des Gehirns demonstriren.

Dr. **Stechow** (Berlin).

Ueber die Verwendung der Röntgenstrahlen bei der Armee im Frieden und im Kriege.

M. H. Nachdem Professor Röntgen in Würzburg am Schlusse des Jahres 1895 seine epochemachende Entdeckung einer neuen Strahlenart mit ganz wunderbaren Eigenschaften bekannt gegeben hatte, ging die Medicinal-Abteilung des Preussischen Kriegsministeriums ungesäumt daran, den Wert und die Verwendbarkeit des neuen Untersuchungsmittels für die praktische Medicin und die Kriegschirurgie im besonderen festzustellen. Die in Gemeinschaft mit der Physikalisch-technischen Reichsanstalt bereits im Januar 1896 angestellten Versuche ergaben so günstige Resultate, über welche in den „Veröffentlichungen aus dem Gebiete des Militär-Sanitätswesens", Heft 10, berichtet ist, dass schon im Februar die Einrichtung von zwei Laboratorien für Untersuchungen mit Röntgenstrahlen befohlen wurde. Das eine in der Kaiser Wilhelms-Akademie ist für den Unterricht, Demonstrationen und Untersuchungen wissenschaftlich-klinischer Art bestimmt, das zweite im Garnisonlazareth I dient den unmittelbaren Bedürfnissen des Heeres, indem hierher wichtige Knochenbrüche, Verrenkungen und andere Verletzungen bei activen Mannschaften, Invaliden und Arbeitern der Heeresverwaltung zur Aufklärung und gegebenenfalls zur Behandlung überwiesen werden.

Die Einrichtung dieser Dienststellen erfolgte gleich in einem Massstabe, welcher allen Bedürfnissen zu entsprechen gestattet. Es ist auch selbstverständlich, dass alle im Laufe der Zeit auftauchenden Neuerungen aufmerksam verfolgt, sorgfältig geprüft und bei den eigenen Arbeiten verwertet wurden, sobald sich ein deutlicher Vorteil dabei ergab. Auf diese Weise ist es gelungen, eine grosse Fülle von genau durchgearbeitetem Material zu sammeln, welches nicht nur in allgemein wissenschaftlicher Hinsicht von hervorragender Bedeutung ist, sondern auch in besonderem Masse dem praktischen Sanitätsdienst bei der Armee zu gute kommt. Bei den nunmehr etwa ein und einhalb Jahr dauernden Arbeiten sind allein im Garnisonlazareth I. Berlin gegen tausend Photographieen in allen Grössen von 18×24 cm bis 40×50 cm. aufgenommen worden, welche die verschiedensten Verletzungen sowol aus der Gegenwart, wie zurückreichend bis zum Kriege 1864 umfassen. Aus der grossen Zahl der genau beobachteten Fälle, welche vielfach auch in rein wissenschaftlicher Hinsicht von hohem Interesse sind, hat sich nun ein allgemeiner Ueberblick ergeben sowol über die Bedürfnisse der Armee, welche die Anwendung der neuen Untersuchungsmethode erheischen, als auch über den Umfang und die Grenzen der Anwendbarkeit derselben für die erstere. Es erscheint angezeigt, die gewonnenen Ergebnisse hier kurz darzulegen und die Aufmerksamkeit der Sanitätsoffiziere der verschiedenen Staaten schon jetzt auf diesen Gegenstand zu lenken, da die Untersuchung mit Röntgenstrahlen, je mehr die rastlos fortschreitende Technik ihre Anwendung erleichtert, zweifellos in Zukunft auch für die Armee eine noch erhöhtere Bedeutung gewinnen wird.

Ausdrücklich sei bemerkt, dass von der vielseitigen Verwendbarkeit der X-Strahlen auf den verschiedensten Gebieten menschlichen Wissens hier abgesehen und nur dasjenige zusammenfassend erörtert werden soll, was für die Armee von Belang ist. Dabei ist es natürlich selbstverständlich, dass alle irgend erprobten Methoden herangezogen und verwertet werden.

Man kann behaupten und beweisen, dass die neue Untersuchungsart in allen Phasen des militärischen Lebens von hervorragender Wichtigkeit ist.

1. *Untersuchung der Wehrpflichtigen.*

Bei der Untersuchung der Wehrpflichtigen, wird man allerdings zunächst noch auf ihre Anwendung im Allgemeinen verzichten müssen, da es einmal unmöglich ist, die komplizierten Apparate mitzuführen, andererseits die grosse Zahl der an einem Tage zu Musternden keine Zeit zu eingehenden Untersuchungen lässt. Ist jedoch ein Röntgen-Kabinet in erreichbarer Nähe, so steht nichts im Wege einen zweifelhaften Fall dort gleich durchleuchten oder photographiren zu lassen. Mit Hilfe der neueren Entwickelungspapiere kann man bereits in $1\frac{1}{2}$—2 Stunden ein Bild erhalten. Da solche Verhältnisse aber gewiss zu den Ausnahmen gehören wird man sich bei der Aushebung in der Regel mit den bisherigen Methoden der Untersuchung begnügen müssen und einen zweifelhaften Fall lieber späterer Aufklärung nach der Einstellung vorbehalten.

2. *Einstellung der Rekruten.*

Von viel grösserer Bedeutung ist die Untersuchung mit X-Strahlen nach der Einstellung der Rekruten. Es finden sich immer eine ganze Anzahl von Leuten, welche früher einmal Knochenbrüche oder ähnliche Verletzungen erlitten haben und nun unter den gesteigerten Anforderungen an das Knochen- und Muskelsystem allerhand Beschwerden angeben, für welche ein hinreichender Grund objectiv zunächst nicht nachweisbar ist. Die weitaus meisten von diesen gelingt es durch eine wolgelungene Photographie von der guten Heilung ihrer früheren Verletzung und der Geringfügigkeit oder Grundlosigkeit ihrer angeblichen Beschwerden zu überzeugen. In den anderen Fällen, in welchen durch die Photographie Abweichungen von der Norm nachgewiesen werden, wird der Truppenarzt in den Stand gesetzt, auf Grund dieses objektiven Befundes sich rascher ein Urteil über die Dienstfähigkeit des Mannes zu bilden. Die hierdurch ermöglichte schnellere Entscheidung über das Verbleiben des Mannes im Dienste oder seine Entlassung ist von nicht zu unterschätzender Bedeutung und liegt sowol im Interesse des Heeres wie des Mannes selbst.

3. *Anwendung wärend der Dienstzeit.*

Die häufigste Gelegenheit zur Verwendung der X-Strahlen findet sich natürlich während der Dienstzeit. Bei den mannigfachsten Vorkommnissen dienen sie einmal als Unterstützung anderer Untersuchungsmethoden so z. B. bei Knochenbrüchen, sodann aber als alleiniges Untersuchungsmittel wenn die andern im Stich lassen. Im letzteren Fall ist ihre Leistung gleich wertvoll, sei es, dass krankhafte Veränderungen aufgedeckt oder ausgeschlossen werden.

Es erscheint angebracht an dieser Stelle einige Erfahrungen mitzuteilen, welche bei dem praktischen Arbeiten mit Röntgenstrahlen gewonnen sind und deren Beachtung die Erlangung befriedigender Ergebnisse in hohem Grade sichert.

Man kann um die Uebersicht zu erleichtern, das Anwendungsgebiet der X-Strahlen in drei grosse Gruppen einteilen, nämlich bei Knochenbrüchen oder Verrenkungen, bei Fremdkörpern und bei inneren Erkrankungen.

a) Knochenbrüche und Verrenkungen.

Die grossen gut ausgeprägten Verletzungen dieser Art werden im Grossen und Ganzen auch nach den bisherigen Methoden richtig erkannt und behandelt. Die X-Strahlen dienen hier nur zur Bestätigung, oft genug aber auch als feinere Ergänzung der chirurgischen Diagnose. In welcher Richtung die Bruchlinie verläuft, ob und wie viele Knochensplitter vorhanden sind, ob neben der Verrenkung noch eine Verletzung des Knochens besteht — das alles vermag der zufühlende Finger nur ungenau oder garnicht wahrzunehmen. Freilich mag auch ohne die genauere Kenntniss dieser Einzelheiten der geübte Chirurg vielleicht in vielen Fällen die Knochen in ihre normale Lage bringen, die Extension richtig bewerkstelligen, den Gipsverband zweckentsprechend anlegen. Therapie und Prognose werden aber unter allen Umständen günstig beeinflusst werden, wenn der behandelnde Arzt vom ersten Augenblick an genau weiss, mit welchen Verletzungen er zu thun und zu rechnen hat. Ganz besonders ist es aber für den Dienst beim Heere von der höchsten Bedeutung, über alle Einzelheiten einer Verletzung so früh und so genau als nur irgend möglich unterrichtet zu sein, denn an wenig anderen Stellen muss über die Leistungsfähigkeit des Mannes so genau, an keiner so rasch geurteilt und entschieden werden als hier.

Um nun genaue und, was sehr wichtig ist, vergleichbare Resultate zu erhalten, ist die Beobachtung gewisser Grundsätze und Arbeitsweisen notwendig.

Hierzu gehört einmal die sorgfältige Einstellung der Röhre, stets in derselben Entfernung 40—50 cm von der Platte und mit dem Platinspiegel senkrecht über dem wichtigsten Körperteil. Die zu durchlichtenden Teile werden am besten auf die Platte gelagert und von oben nach unten durchstrahlt. Es gelingt so am leichtesten, sie in wirkliche Ruhe und frei von Befestigungsmitteln zur Darstellung zu bringen. Die verletzte Seite muss in unmittelbare Berührung mit der Platte gebracht werden, um möglichst scharfe Schattenbilder zu ergeben. Am Rumpf steht hierzu je nach dem Sitz der Verletzung nur die Rücken- oder Bauchlage zur Verfügung. An den anderen Körperteilen muss man stets zwei Aufnahmen in zu einander senkrechten Richtungen machen um eine genaue körperliche Anschauung zu erhalten. Der Schädel lässt sich in Rücken- und Seitenlage durchlichten. Die Beine können von vorn nach hinten und von innen oder von aussen her durchstrahlt werden. Für die Beurteilung nur geringfügiger Verletzungen ist es immer wünschenswert, den entsprechenden Körperteil der gesunden Seite als Massstab und zum Vergleich entweder mit auf dieselbe Platte zu bringen oder getrennt aufgenommene Bilder nachher so zu vereinigen, dass beide Seiten mit einem Blick überschaut und beurteilt werden können. Dabei ist es aber durchaus nötig, dass beide in genau derselben Lage von den X-Strahlen getroffen werden, da schon durch leichte Drehungen Aenderungen des Schattenbildes entstehen, welche einen Vergleich unmöglich machen. Dieser Forderung kann an den Beinen, an den Unterarmen und Händen leicht genügt werden. Besondere Schwierigkeiten enstehen jedoch an den Armen vom Ellenbogengelenk an aufwärts, weil es unmöglich ist, beide Seiten auf einmal neben einander zu durchstrahlen und für nach einander erfolgende Aufnahmen das so sehr bewegliche Schultergelenk die Innehaltung genau der gleichen Stellung fast unmöglich macht. Unter Zuhülfenahme gewisser Lagerungsvorrichtungen lässt es sich indessen erreichen, dass man die Ellenbogengelenke beider Seiten einmal scharf in Aufsicht, das andere Mal scharf im Profil fasst. Zweckmässige Zusammenstellung der vier Bilder führt dann zur Aufklärung auch unbedeutender Verletzungen und zu der Erkenntniss, wie wenig man doch eigentlich hier mit dem Gefühl feststellen kann. Gerade für das Heer ist diese Methode sehr wichtig, denn wie jedem Sanitätsoffizier bekannt ist, ziehen sich Mannschaften häufig durch einen unbedeutenden Fall auf die Hand eine Verletzung des Ellenbogengelenkes zu, welche nur geringfügige Erscheinungen macht und gewöhnlich als Contusion aufgefasst wird. Nach der 3—4 Wochen erfordernden Heilung findet sich eine deutliche Beschränkung der Streckung oder Beugung, deren Ursache nicht mit Sicherheit aufgefunden werden kann. Hier hat nun die Untersuchung mit Röntgenstrahlen in zahlreichen Fällen gezeigt, dass es sich um eine Knochenverletzung am unteren Ende des Oberarmbeines handelt. Einen unmittelbaren Einfluss dürfte diese Erkenntniss vielleicht auf die Art des Verbandes, jedenfalls aber auf den Fortfall nutzloser Massagekuren und eine rasche Entlassung dieser Leute haben.

Das Schultergelenk setzt einer vollkommenen Durchstrahlung erheblichen Widerstand entgegen. Es gelingt namentlich nicht, beide Gelenke zugleich mit derselben Deutlichkeit auf eine Platte zu bringen. Handelt es sich daher um die Aufdeckung kleinerer Verletzungen, so ist es rathsamer, jedes Gelenk getrennt aufzunehmen.

Die Verrenkungen des Hüftgelenkes sind wohl stets deutlich erkennbar, für die Feststellung eines Schenkelhalsbruches dagegen ist die Hülfe der X-Strahlen in vielen Fällen unersetzlich.

Hier muss noch ein Leiden erwähnt werden, dass jedem Sanitätsoffizier geläufig ist, die Fussgeschwulst Schwellfuss, accroissement genannt. Gewöhnlich wird es als eine Entzündung der Bänder des Mittelfusses betrachtet, zu dem höchstens noch eine Knochenhautentzündung an einem Mittelfussknochen hinzutritt. Bei einzelnen dieser Fälle ist eine leichte Auftreibung des Knochens, bei anderen Nichts dergleichen zu fühlen.

Hier hat sich nun in jüngster Zeit eine überraschende Thatsache herausgestellt. In einer Anzahl von Fällen hatte nachweislich keine besondere Verletzung stattgefunden. Der eine Mann hatte beim Laufschritt auf glattem Hofe Schmerzen im Fuss bekommen. Der andere war beim Marsch auf unebener Strasse etwas umgeknickt, aber nicht gefallen, nicht ausgetreten und noch über zwei Stunden weit marschiert. Der dritte hatte ebenfalls auf unebener Strasse geringe Schmerzen verspürt, war aber erst drei Tage später beim „langsamen Schritt“

auf eine Anschwellung seines Fusses aufmerksam geworden. In diesen und noch einigen ähnlichen Fällen war eine häufig wiederkehrende Anschwellung des Fusses aufgetreten. Die Röntgen-Photographie ergab jedes Mal einen wohl charakterisirten Bruch des zweiten, dritten oder vierten Mittelfussknochens.

Diese unerwartete Thatsache, dass nach einem unbedeutenden, von den Leuten selbst nicht beachteten Trauma, eine Krankheit entsteht, welche längere Zeit als Schwellfuss aufgefasst und behandelt wird, zwingt zu der Forderung, jeden an Fussgeschwulst erkrankenden Mann ohne Rücksicht auf die durch mehr oder weniger grobe Gewalt veranlasste Entstehung des Leidens zunächst mit X-Strahlen zu untersuchen. Denn es ist einleuchtend, dass sowohl die Behandlung wie ihre Erfolge anders ausfallen werden, wenn man weiss, dass ein Knochenbruch vorliegt, als wenn man glaubt, nur eine Entzündung von Weichteilen bekämpfen zu müssen.

b) Fremdkörper

müssen, um mittelst X-Strahlen nachweisbar zu sein, wie bekannt, eine Dichtigkeit etwa wie die der Knochen besitzen. Meist handelt es sich um Blei, Eisen, Messing und Kupfer von Patronenhülsen oder Glas. Holzsplitter sind weder auf dem Schirm noch auf der Platte sichtbar. Bei den erstgenannten Arten von Fremdkörpern ist der Nachweis leicht, wenn sie genügende Grösse besitzen und der empfindlichen Platte nahe zu bringen sind.

Hier noch mehr als bei den Verletzungen der Knochen ist es notwendig, zwei Bilder genau im rechten Winkel zu einander aufzunehmen, auch ist streng darauf zu achten, dass bei dem Lagewechsel die Röhre über genau demselben Körperteil aufgestellt wird, weil schon geringe Aenderungen einen andern Schattenwurf hervorrufen und, falls beide Bilder zufällig nicht unmittelbar hinter einander gemacht werden, ein Wandern des Fremdkörpers vertäuschen können. Für eine etwaige Operation ist aber die genaueste Bestimmung der Lage erstes Erforderniss. Dieser Bedingung ist am Kopf und den Gliedsmassen meist leicht zu genügen. An den letzteren erhält man unochwer, wie die ausgestellte Sammlung zeigt, scharfe und hinreichend grientirende Bilder. Auch der Schädel ist mit der Zeit immer durchhängiger geworden, sodass selbst die Durchlichtung von vorn nach inten keine besonderen Schwierigkeiten mehr bietet. Bei den verhältnismässig grossen Abmessungen jedoch, welche am Schädel sich vorfinden, kann es kommen, dass eine Kugel von kleinem Kaliber, die etwa im Felsenbein steckt, zwar in Seitenansicht vollkommen deutlich wird, in Rückenlage jedoch, da sie nunmehr etwa 8 cm von der Unterlage entfernt ist, keinen genügend kräftigen Schatten auf die Platte bringt.

Der Hals lässt sich in Rückenlage ungehindert in ganzer Länge, in Seitenlage bis zum 6. Halswirbel herab zur Darstellung bringen.

Der Rumpf und der oberste Teil der Oberschenkel sind nur in Rücken- und Bauchlage zugänglich. Die Auffindung eines Fremdkörpers ist namentlich erschwert in der Beckengegend und dann, wenn er von massigen Eingeweiden überlagert ist, gelingt aber auch noch durch die ganze Leber hindurch. Kennt man die Grösse des Fremdkörpers, so kann man aus der bekannten Entfernung die Röhre von der Platte die Tiefe seines Sitzes im Körper ungefähr berechnen und diese Rechnung durch ein in entgegengesetzter Lage aufgenommenes Bild ergänzen. Für die Gegend über dem Schlüsselbein hat sich aber die Querdurchstrahlung des Körpers doch ermöglichen lassen. Zu dem Zweck lagert man den Verletzten wagerecht auf den Rücken, drückt eine etwa auf Handbreite zurechtgeschnittene Platte in senkrechter Stellung in den Winkel zwischen Schlüsselbein und Hals und belichtet nun von der entgegengesetzten Achselhöhle aus. Die lufthaltigen Organe des Brustkorbes gestatten den X-Strahlen genügenden Durchgang, um ein befriedigendes Schattenbild zu erzielen. Man muss aber, um sich in dem erhaltenen Bilde zu orientiren, die Mühe nicht scheuen, einmal ein Skelett in genau der gleichen Lage zu betrachten. In zwei Fällen ist es mir auf diese Weise gelungen, eine genügende Vorstellung von der Tiefenlage des dicht über dem Schlüsselbein sitzenden Fremdkörpers zu erhalten.

Diese mittelst der photographischen Platte gewonnene Erkenntnis über die Lage eines Knochenbruches oder eines Fremdkörpers ist nun in sehr vielen Fällen noch einer erheblichen Vertiefung fähig durch Anwendung des fluorescirenden Schirmes. Sieht der Operateur deutlich das Schattenbild bei Drehungen und Wendungen des Körperteils unter seinen Augen in bestimmtem Sinne wandern, so vermag er sich noch viel unmittelbarer über den Sitz des Fremdkörpers eine genaue Vorstellung zu bilden und demnach sein Vorgehen abzuwägen. Die aufgenommenen Bilder haben dann nur die Bedeutung wichtiger Aktenstücke. Allein dies wertvolle Verfahren hat seine Grenzen. Die durch den Schädel von vorn nach hinten, durch die Leber und die Beckengegend hindurch entworfenen Schatten sind zu schwach, um vom Auge wahrgenommen zu werden. Sind ferner die Verletzungen oder Fremdkörper sehr klein, so entwerfen sie auch bei raschestem Gange des Unterbrechers und gleichmässigstem Leuchten der Röhre keine für die Netzhaut des Auges wahrnehmbaren Schattenbilder, während in beiden Fällen die empfindliche Platte die empfangenen Lichtmengen getreulich addiert und nach der Entwickelung unserm Auge in lesbarer Schrift vorführt. So ist also auch hier keines von beiden Verfahren für die Diagnose entbehrlich, vielmehr eines die wertvolle Ergänzung des andern.

Besonders bei einer im militärischen Leben so häufigen Klasse von Verletzungen hat sich dies bewährt. Bei der auf das eigene Ausbessern ihrer Sachen wenigstens teilweise angewiesenen Mannschaften kommen immer Fälle vor, in denen Nadeln in den Körper geraten, und abbrechen. Bei der Unmöglichkeit, ihren Sitz durch das Gefühl zu bestimmen, stand der Sanitätsoffizier jedesmal vor einer sehr schwierigen Entscheidung, da er vielleicht einen Mann auf längere Zeit dem Dienst entzog, der gar keine Nadel im Körper hatte, oder einen andern zum Dienst schickte, bei dem eine vorhandene Nadel durch die unvermeidlichen energischen Körperbewegungen zu schweren Verletzungen führen konnte. Diese Schwierigkeit ist vollkommen gehoben. Dem Lazareth sind eine ganze Anzahl solcher Verletzter überwiesen, bei welchen Photographieen aufgenommen, die Verletzung auf dem leuchtenden Schirm studirt und der Einschnittspunkt auf der Haut marquirt wurde. Derselbe wird leicht durch Hin- und Herbewegen des Schirmes gefunden. Wenn die Nadel wie ein Punkt erscheint liegt ihr eines Ende der Oberfläche am nächsten. Bezeichnet man diese Stelle auf der Haut, so muss ein Einschnitt unmittelbar auf die Nadel fallen. An der Hand hat mehrfach ein Schnitt von 1 cm. Länge genügt, um sofort die tief eingedrungene Nadel aufzufinden und zu entfernen. Also auch in diesen Fällen wieder ein unmittelbarer für die Armee sehr wertvoller Nutzen der neuen Untersuchungsmethode.

c) Innere Erkrankungen.

Die Verwendung der Röntgenstrahlen zur Aufklärung innerer Erkrankungen kommt bisher nur für die Brusthöhle in Betracht, steckt aber im Ganzen noch völlig in den Kinderschuhen. Sie hat namentlich für die Armee vorläufig noch geringe Bedeutung, da sie bis jetzt eigentlch nur bei weit vorgeschrittenen Krankheiten innerer Organe erprobt ist, die Mannschaften aber fast stets bereits in viel früheren Stadien zur Entlassung gelangen. Die Diagnose einer frischen Lungen- oder Rippenfellentzündung, einer Herzvergrösserung oder Umlagerung innerer Organe (Situs transversus) ist bis jetzt mit den bisher gebräuchlichen Methoden einfacher und für den Kranken bequemer zu stellen als mit Röntgenstrahlen. Sind die Processe aber abgelaufen, so stellt der leuchtende Schirm ein sehr wichtiges Hilfsmittel dar, um festzustellen, inwieweit die Genesung eine vollständige oder nur teilweise ist. Man wird z. B. sehr erstaunt sein zu finden, dass nach einer Rippenfellentzündung die erkrankt gewesene Seite auch da noch einen tiefen Schatten wirft, wo weder der Perkussionsschall noch das Atemgeräusch mehr abgeschwächt ist. Ferner kann man durch den bei tiefer Einatmung stehen bleibenden Schatten des Zwerchfells sich leichter von dem Vorhandensein von Verwachsungen überzeugen als auf andere Weise.

Recht gering sind bisher die Erfahrungen über Herzkrankheiten und die hierdurch von den normalen Schattenbildern veranlassten Abweichungen. Es wird noch zahlreicher Untersuchungen und mancher Verbesserungen in Bezug auf Leuchtkraft und Dauerhaftigkeit der Röhren bedürfen, ehe die Alles durchdringenden Strahlen auch bei inneren Erkrankungen in demselben Masse sich nutzbringend und unentbehrlich erweisen wie bei äusseren Leiden.

Sehr zu hüten hat man sich unter allen Umständen vor der einseitigen Beurteilung bezüglich der functionellen Störungen allein aus den durch die Photographie nachgewiesenen Abweichungen von der Norm. Dies beweisen mehrere Fälle von recht erheblichen Verletzungen am Fuss und Ellenbogengelenk, welche nicht nur allen Obliegenheiten des Frontdienstes, sondern auch den gewiss nicht geringen Anforderungen der Centralturnanstalt vollkommen gewachsen waren.

Es darf schliesslich darauf hingewiesen werden, dass manche nicht grade der Pathologie angehörige aber doch für die Handhabung des

Sanitätsdienstes sehr wichtige Fragen nur mit Hülfe der X-Strahlen einer Lösung zugeführt werden können. Dahin gehört u. A. die Frage nach dem Verhalten der Knochen bei den verschiedenen Fussformen, nach der Beeinflussung des Fusskeletts durch die verschiedenen Fussbekleidungen u. a. m.

4. Unfälle bei den Betrieben der Heeresverwaltung u. s. w.

Neben der eigentlichen Armee besteht ein ganzes Heer von Arbeitern, welches in den verschiedenen Betrieben der Heeresverwaltung beschäftigt, durch die hierbei benutzten Machinen mannigfachen Gefahren ausgesetzt ist, bei vorkommenden Verletzungen aber auch weitgehender staatlicher Fürsorge sich erfreut. Bei dem heutigen Stande der Unfallgesetzgebung kommt es auch hier sowohl im Anfang behufs zweckmässiger Behandlung wie später behufs genauer Feststellung der Erwerbsfähigkeit auf eine möglichst eingehende Erkennung der vorliegenden Verhältnisse an.

Ferner kommen in der Nähe von Uebungsplätzen und Schiessständen durch abirrende Kugeln Verletzungen vor, bei deren Beurteilung die bisherigen Methoden völlig versagen. Auch hier haben sich in vielen Fällen die Röntgenstrahlen, nach den oben erörterten Grundsätzen angewendet, als unersetzliches Hilfsmittel der Diagnose bewährt.

5. Invalide Mannschaften.

Die Entdeckung der neuen Strahlen hat Veranlassung gegeben, eine ganze Reihe von Verwundeten aus den letzten Kriegen damit su untersuchen. Dabei sind vielfach unerwartete und hochinteressante Ergebnisse gewonnen worden. Auch hier hat sich die Ueberlegenheit der neuen Methode wiederholt erwiesen, indem teils Geschosse bei Leuten gefunden wurden, welche vorher wiederholt vergeblich daraufhin untersucht waren, teils aber auch die erhebende Einbildung, ein Geschoss im Körper zu tragen, zerstört wurde.

Nun ist allerdings nicht gesagt, dass ein nachgewiesenes Geschoss auch sofort entfernt werden müsse. Hat dasselbe viele Jahre lang im Körper gesteckt, so bedarf es ernster Erwägung, ob es überhaupt für den Verletzten von Vorteil ist, daran zu rühren. Ernst von Bergmann hatte gewiss Recht, als er im Anfang der Röntgen-Aera davor warnte, allein wegen der Photographie ein Geschoss aus dem Körper zu entfernen. Dazu bedarf es noch anderer, auch sonst in der Chirurgie anerkannter Gründe. Bestimmen aber solche zur Operation, dann ist es sicher von ungeheurem Wert, mit eigenen Augen vorher sehen zu können, ob überhaupt ein Geschoss vorhanden ist, ob es in den Knochen oder Weichteilen liegt, wie die umgebenden Knochen beschaffen sind u. dergl. m. In Fällen langdauernder oder wieder aufbrechender Fisteln ist es nützlich, zur Untersuchung auf dem Schirm und zur Photographie Metallsonden einzuführen und mit auf die Platte zu bringen, da man hierdurch wichtige Fingerzeige über die Beschaffenheit auch der Weichteile gewinnen kann.

Es hat sich nun herausgestellt, dass bei allen Invaliden aus den letzten grossen Kriegen mit Schussverletzungen durch Bleikugeln kleinste Teilchen von verspritztem Metall in einer Zahl in den Weichteilen stecken, wovon man bisher gar keine Vorstellung gehabt hat. Obgleich die Schusskanäle manchmal damit garadezu austapeziert erscheinen, sind diese Massen doch in den meisten Fällen völlig harmlos, aseptisch eingeheilt und der Entfernung weder bedürftig noch zugänglich. In vielen Fällen findet man Kugeln, die seit der Verletzung ruhig im Knochen liegen und wenig oder gar keine Beschwerden machen. Hier ist eine Operation offenbar nicht angezeigt. Wenn aber z. B. nach einem Schuss in die Schultergegend mit langjährigen Schmerzen an bestimmten Stellen, an denen objektiv nie etwas gefunden werden konnte, die Platte nunmehr das Vorhandensein einer in zwei grosse Stücke gespaltenen Kugel zeigt; wenn nach einem Schuss in die rechte Weichengegend, wo oft wiederholte Untersuchungen keine Spur eines Fremdkörpers ergaben, durch die Photographie die Kugel in der Tiefe von 5 cm neben dem Trochanter minor liegend aufgefunden wird — dann sind diese Thatsachen auch ohne sofortige Operation für den Mann äusserst wertvoll, da ihm nunmehr viel bedeutendere Invalidenwolthaten zugebilligt werden können als vorher möglich war.

Also auch für die Beurteilung der Invaliden sind die X-Strahlen unentbehrlich.

6. Röntgenstrahlen im Felde.

Es fragt sich nun, ob es möglich ist, diese im Frieden so mannigfach bewährte Kraft der X-Strahlen auch unter Feldverhältnissen zur Anwendung zu bringen. Erscheint ihr Nutzen schon nach den Erfahrungen der letzten Kriege unbestreitbar, um wieviel mehr wird das der Fall sein, wenn einmal die neueren noch nicht im grossen erprobten Gewehre, wie zu vermuten, ungeahnt zahlreiche schwere Verwundungen liefern und damit der ersten Hülfe Aufgaben stellen, zu deren Lösung eine rasche erschöpfende Diagnose ein wichtiges Hülfsmittel sein würde. Die Möglichkeit durch die gewöhnliche Bekleidung auf dem leuchtenden Schirm den inneren Zustand vieler Körperteile kontrolieren zu können, hat sich auch bei verbundenen Gliedern als vorhanden erwiesen. Welch verlockende Aussicht wäre es also, ohne Lösung der schützenden Hüllen gleich auf dem Verbandplatz den verwundeten Körperteil durchleuchten und die Verletzung genau feststellen zu können. Allein hierzu ist zunächst keine Möglichkeit vorhanden. Weder dem Sanitätsdetachement (ambulance) noch dem Feldlazareth (hôpital de campagne) kann man die umfangreichen und leicht zerbrechlichen Apparate mitgeben. Diese mehr beweglichen Feldsanitätsformationen werden sich daher auch ferner auf die bisherigen Untersuchungsmethoden angewiesen sehen. Es unterliegt dagegen keinem Zweifel, dass die Lazarethe im Inlande, ferner die grösseren feststehenden auf dem Kriegsschauplatz in Zukunft mit einem Röntgen-Kabinet auszustatten sind, das in möglichst unmittelbarer Nähe des Operationssaales einzurichten ist. Auch bei den etablierten Feldlazarethen wird es sich ermöglichen lassen, hier und da X-Strahlen zu beschaffen. Die immer grössere Verbreitung electrischer Apparate namentlich in den Städten die Einrichtung solcher Cabinette erleichtern. Die Hauptschwierigkeit liegt zunächst noch in der Beschaffung hinreichend zahlreicher und genügend kräftiger Röhren. Da ihre Leistungen und Lebensdauer von sehr sorgfältiger Ausführung abhängen, so darf man die Mühe nicht scheuen, nötigenfalls geübte Glasbläser aufzusuchen und den grösseren Lazarethen zu überweisen.

Dass diese Anschauungen über die Anwendung der X-Strahlen im Kriege nicht der Berechtigung entbehren, wird durch Erfahrungen aus dem letzten türkisch-griechischen Feldzug bewiesen, wo dem Vernehmen nach in Constantinopel neben dem Operationssaal eines grossen Lazarethes ein Dunkelraum mit Röntgen-Apparaten ausgerüstet war und gute Dienste geleistet hat.

M. H., in den letzten Jahren ist, wie bekannt, auch auf den internationalen Congressen von den neueren Schusswaffen und von ihren Alles vorher Dagewesene in den Schatten stellenden, zerstörenden Eigenschaften din Rede gewesen. Dabei ist wohl manchmal die Frage aufgetaucht, ob der Sanitätsdienst diesen neuen ihm gegenübertretenden, so enorm gesteigerten Aufgaben gewachsen sein und wie er sie lösen wird. Nun, der alte Kampf zwischen Angriffswaffe und Panzerung, welcher immer abwechselnd die Leistungen der einen und andern gesteigert hat, wiederholt sich gewissermassen auch hier.

Durch die rasche Einführung der neuen Untersuchungsart bei der Armee ist dem Sanitätsdienst eine Waffe gegeben, mit der ausgerüstet er hoffen darf, auch den schweren Aufgaben der Zukunft wieder besser gewachsen zu sein.

Discussion.

Dr. **Beresowsky** (Moskau): Grade wärend des Griechisch-Türkischen Krieges war die Radiographie angewendet. In Konstantinopel Dr. Kuther (Deutsch. Roter Kreuz) hat ein Laboratorium organisirt und wir alle, die Abteilung des Russichen Roten Kreuzes und die türkischen Aerzte von Ildiz-Spital consultirten mehrmals mit Dr. Kuther. Ich stelle vor 10 photographische Abnahmen von Dr. Kuther, welche in dunkelsten Fällen von „balles perdues“ die Aerzte sich orientiren lernten. Meine Meinung: Ich werde niemals mit Kriegsmaterial ohne Radiographie arbeiten.

Dr. **W. Tilé** & Dr. **J. Hagen-Torn** (St.-Pétersbourg).

Du secours porté aux blessés en Grèce et du rôle de la colonne sanitaire russe de la Croix Rouge pendant la dernière guerre Gréco-Turque.

Le 6 Avril la guerre entre la Turquie et la Grèce fut declarée; le 12 Avril, d'après l'ordre de Sa Majesté l'Impératrice-Mère fut formée la colonne sanitaire de la Croix Rouge. La colonne consistait du délégué-chef, docteur en médecine W. Tilé, de l'adjoint du délégué-chef docteur en médecine J. Hagen-Torn, de 20 sœurs de charité et d'un infirmier. La colonne était pourvue de tout le nécessaire pour installer un hôpital temporaire de cinquante lits, leur bagages pesant environ 3000 kilos.

Le 21 Avril, la colonne arriva sur le territoire grec à Korfou sur le bâteau Corridi, qui va de Brindisi à Patras. Par hazard, sur ce même bateau se trouvaient: 1 médecin et 3 sœurs de charité de la Croix Rouge Suédoise, 1 médecin et 5 sœurs de charité de la Croix Rouge Danoise; il y avait encore 2 médecins anglais ayant créé une colonne aux dépens de la souscription faite par le journal „Daily Chronicle", 1 médecin Hollandais volontaire qui conduisait une colonne de volontaires-anglais partie dans l'intention de se battre à coté des Garibaldiens et enfin un médecin grec d'Alexandrie. A Korfou se trouvait en attendant des instructions une colonne sanitaire de la Croix Rouge allemande, composée de 2 médecins, 5 sœurs de charité et 2 infirmiers. Pendant ce temps-ci on attendait de jour en jour que la forteresse turque Prevesa, fermant le golfe d'Arta et assiégée par les grecs, se rendit et on espérait d'un coté qu'on pourrait alors faire venir des blessés par le golfe d'Arta à Korfou, et de l'autre faire passer les colonnes sanitaires en Epyre. Vu ceci, la Croix Rouge grecque nous pria de faire halte à Korfou, ce que nous avons fait, y ayant laissé une partie de la colonne tandis que les médecins, ayant des instructions de se rendre aux ordres de Sa Majesté la Reine, continuèrent leur route sur le même bateau et arrivèrent par Patras à Athènes le 22 Avril. Il fut décidé à Athènes de garder la colonne sanitaire russe dans la ville même d'Athènes, la colonne allemande devant être transférée par un vaisseau grec à Volo. Sa Majesté la Reine nous chargea d'installer un hôpital dans un bâtiment tout neuf, destiné à la future clinique chirurgicale. Le bâtiment est construit sur le système des pavillons et se montra tout-à-fait satisfaisant. Le 24 Avril nous commençâmes à nous installer; des vastes salles largement aérées étaient arrangées pour 75 lits, 4 chambres les plus isolées étaient destinées, une pour les opérations, l'autre pour des pansements, la troisième pour la préparation du matériel aseptique et antiseptique, la dernière enfin pour la pharmacie. Pour la salle d'opérations et celle de pansements, nous avons ordonné des tables de Reyher qui ont été construites en 2 jours, des instruments ont été stérilisés dans des appareils de Schimmelbusch et les objets de pansement dans l'appareil de Turner-Kroupin (à vapeur courante). Deux sœurs de charité furent chargées de préparer des objets de pansement, de s'occuper des instruments et de la salle opératoire.

Le 28 Avril arriva le premier transport de blessés; il y en avait 18 tous, excepté 3, ont été blessés six jours avant dans la bataille de Pharsal. Tous étaient horriblement sales, quelques uns seulement avaient des pansements relativement propres, la plupart avait été pansés le lendemain de la bataille restant sous ce pansement jusqu'au moment où on nous les présenta. Grâce aux 4 baignoires, pouvant être rechauffées en 10 minutes, on put baigner presque tous les blessés, tous les pansements furent renouvelés; on s'occupa surtout à groupper les blessés et à nettoyer leurs blessures; toutes les opérations, excepté celles d'urgence, furent remises aux jours suivants. Le nettoyage consistait en ce que le pourtour des blessures fut lavé, les poils furent rasés, les plaies mêmes lavées, tamponnées par la gaze iodoformée ou bien drainées, suivant les indications, les membres blessés furent immobilisés. Arrivèrent 50 nouveaux blessés, dont la plupart venait de la bataille de Domoko, du 8 Mai. Les jours suivants, arrivèrent quelques autres; en tout il y en avait 80 séjournant à l'hôpital et 225 passés par la consultation ambulatoire. Le maximum quotidien était de 72. Une grande partie de blessés arrivés le 8 Mai étaient moins sales et il paraît qu'ils avaient été mieux soignés que les blessés du premier transport. Ceux là nous racontèrent que ce sont les médecins anglais à Stylida et les médecins allemands à Agia Marina qui leur ont donné les premiers secours; quelques blessés portaient des gouttières en fil de fer, d'autres des bandes plâtrées recommandées encore en 1854 par Pirogov, quelques uns enfin étaient pansés par des écharpes d'Esmarch.

Parmi les 80 malades mis à l'hôpital, il y avait 36 avec une température elevée le jour de leur entrée, la plupart des blessures étant infectées, mais les jours suivants la t⁰ s'abaissait chez un grand nombre jusqu'à la normale.

Dans le traitement des blessures nous avons suivi strictement la méthode conservatrice; il va sans dire que les principes de l'asepsie et de l'antisepsie furent rigoureusement observés. Notre plus grand soin était de tenir la blessure en propreté absolue, de faire le drainage aussi soigneusement que possible, et de donner à la plaie le temps de se cicatriser sous l'écharpe. Or, nous avons employé, à quelques exceptions près, le pansement sec. Ce n'est que dans les cas exceptionnels qu'on faisait l'irrigation avec la solution de sublimé à 1 pour 1000. On recouvrait la blessure par la gaze iodoformée ou sublimatée, on mettait dessus la lignine et l'on couvrait le tout par de la ouate, qui grâce à ses proprietés physiques rend le pansement mieux ajusté et plus hermétique, on ne renouvelle les pansements que dans 6, 8, 10 jours, sauf les cas où la t⁰ s'élevait ou les malades se plaignaient.

Souvent les blessures se fermaient sous l'escarre, quelques unes sous un seul pansement. Quant aux complications telles que le tétanos, l'érysipèle, les phlegmons consécutifs nous pouvons dire que nous n'en avons point observé.

L'élévation de la température pendant la durée du traitement des plaies était rare, si ce n'est à cause d'une maladie intercurrente, telle que malaria, gastroenterite, angine, etc.

Le petit nombre de malades que nous avons eu à soigner ne nous permet pas de déduire le pourcent de la mortalité. Il y a eu 3 décédés en tout. Deux d'entre eux nous étaient arrivés dans un état désespéré et moururent quelques jours après. Chez l'un, le côté droit du thorax était traversé par une balle, il a eu une hémoptysie, des symptomes de la pneumonie, l'œdème de poumons; chez l'autre il y a eu une fracture compliquée du fémur avec une destruction étendue de la peau et des muscles, c'était une blessure par des éclats d'obus. Il entra à l'hôpital avec les symptomes d'une pyémie, les lambeaux musculaires et cutanés furent sphacelés. Le 3-ème blessé, mort à l'hôpital, avait une fracture compliquée du crâne avec une dépression des os et une hémorrhagie considérable dans la substance même du cerveau. On fit la trépanation, un mois après le malade mourut d'encéphalite. Les autres ont guéri et, comme nous allons le voir, ont présenté une marche assez favorable. Nous divisons nos malades en 3 catégories concernant, la 1-ère, des blessés par armes à feu, la 2 ème ceux avec des lésions traumatiques et la 3-e ayant eu une maladie interne.

I. Lésions par arme à feu

de la tête	7
du cou	1
du tronc	10
des extrémités supérieures	8 (+2=10)
des extrémités inférieures	36
total	62 (+2=64)

II. Lésions traumatiques

de la tête	1
du tronc	1
des extrém. supér	2
des extrém. infér	5
en tout	9

III. Maladie .... 9 cas.

Faute de temps, nous allons étudier seulement les cas du premier groupe. Le caractère des lésions par armes à feu est mis en relief par le tableau suivant:

Les blessures des parties molles sans lésions des os:		Fractures compliquées:	Lésions des cavités:	Total:
tête	2	5	—	7
cou	1	—	—	1
tronc	3	2	5 { de la poitrine. 3; de l'abdomen. 2 }	10
extrémités supérieures	4	3	3 { du coude .... 2; des art. de la main...... 1 }	10
extrémités inférieures	18	13	5 { du genou .... 3; des art. du pied 2 }	36
	28	23	13	64

Cette table démontre, que la localisation des blessures a été très variée, celles des extrémités inférieures prévalaient. Il est à remarquer, que la moitié des cas sont des blessures des parties molles comme si les balles aient voulu éviter les os, on observait la même chose relativement aux grands vaisseaux qui étaient épargnés. Cela peut être illustré par les observations № 14, 38 et 8.

№ 14. L'orifice d'entrée de la balle de 2 centimètres de diamètre est sur la face postérieure de la hanche au dessous du pli fessier, pas de plaie de sortie. Dans le triangle de Scarpa au niveau de l'embouchure de la veine saphène interne on constatait un gonflement dur du volume d'un oeuf de poule, cinq jours après l'entrée du malade, on a fait l'incision sous la cocaïne et on a extrait une balle Martini qui logeait sur le processus falciforme de la fascia lata tout près de la veine saphène int., la blessure a gueri par bourgeonnement.

№ 38. Entré le 28 Avril. L'orifice d'entrée se trouve au dessous de l'omoplate gauche, pas de plaie de sortie; au dessous du cartilage thyroide et à gauche de la ligne médiane on constatait une tuméfac tion de volume d'un œuf de pigeon, la déglutition était libre. 6 jours après on a constaté la fluctuation. L'incision fut faite dans la direction de l'artère carotide primitive et en dedans d'elle, après avoir coupé l'aponevrose moyenne, on est tombé dans une cavité où immédiatement sur le vaisseau se trouvait une balle ronde de chrapnel. Tamponnade de la cavité, suture de la plaie, t^0 normale. guérison.

№ 8. L'orifice d'entrée de 2 cent. de diamètre au niveau de la fesse gauche, pas de plaie de sortie. En examinant le bassin nous avons trouvé l'os iliaque douloureux, par le rectum l'os sacré intact, le malade se plaint des douleurs dans le fémur droit. Pendant le pansement, cinq jours après, on remarque une petite collection de pus: l'incision faite, on constate, que la balle a passé par la grande échancrure sciatique; le fémur droit ne présente rien de patriculier à l'exploration, quoique le malade s'en plaint beaucoup. Le $^4/$v on remarque une tuméfaction peu étendue dans le tiers moyen du fémur sur la face antérieure et interne et on constate la présence d'une fluctuation profonde. Le $^5/$v la fluctuation profonde devient plus manifeste, une crépitation gazeuse apparait, l'opération sous le chloroforme fut decidée, on trouve tout près de l'os et un peu en dedans de lui une cavité remplie de pus et de gaz, ladedans un morceau de chemise et une balle Martini un peu déformée. Pendant la durée de la maladie encore une incision et extraction d'un morceau de drap; guérison. Les blessures des parties molles allaient en général bien, sans complications elles se couvraient d'escorses, le canal formé par la balle se remplissait de granulations. Tantôt c'était la plaie à l'orifice d'entrée de la balle qui guérissait la première, tantôt c'était la plaie à l'orifice de sortie. Ordinairement l'écorce tombait en laissant une surface de 2—3 cent. de diamètre couverte de granulations, qui se cicatrisaient en 20—25 jours.

La marche des fractures compliquées était aussi satisfaisante. Nous en avons eu 23 cas, sans compter les 13 cas où il y avait en même temps des blessures des cavités que nous allons étudier plus loin. Dans tous ces cas on est parvenu non seulement à conserver les membres blessés. mais aussi à conserver leur fonction. Les observations № 6, 18, 28, 32 méritent surtout notre attention.

№ 6 présentait une fracture multiple compliquée de la jambe droite avec des lésion étendues des parties molles (4 blessures dechirées correspondantes aux fractures) et 3 blessures dechirées sur le dos. Il était blessé par un éclat d'obus et un de ces morceaux, que nous avons enlevé 8 jours après son entrée, se trouvait dans une cavité profonde ramollie de pus au niveau de l'articulation de la sixième côte avec l'apophyse transverse de la 6-ème vertèbre dorsale.

Les blessures de la jambe ont été débridées, drainées, tamponnées, mises dans un pansement antiseptique et le membre fixé par une bande plâtrée enroulée, que l'on changeait tous les 7—10 jours. $^2/$VII le malade put être transporté dans un autre hôpital, ayant encore seulement une petite plaie recouverte de bourgeons charnus sur la face postérieure de la jambe. Les os fracturés se sont consolidés tout à fait et le malade pouvait déjà s'appuyer sur son pied et marcher.

№ 18. L'orifice d'entrée sur le dos à droite de la colonne vertébrale, l'apophyse épineuse de la seconde vertèbre dorsale était fracturée, la plaie de sortie au niveau de la clavicule gauche avec une fracture compliquée de celle-ci. A ce qu'il parait, la balle dut avoir passer sous l'omoplate et fracturer la clavicule après avoir glissé le long de la première côte. Plusieurs morceaux de la clavicule ont été enlevés. la t⁰ restait tout le temps normale, il se forma un cal osseux, la plaie se ferma par bourgeonnement, le malade guérit, pouvant bien se servir de son bras.

№№ 28 et 32 présentent des cas de fractures compliquées des mâchoires: inférieure chez le premier (dans ce cas on a enlevé la capsule de la balle Mauser), inférieure droite et supérieure gauche chez le second. Tous les deux arrivèrent dans un état très grave, il fallait changer les pansements tous les jours et faire des irrigations dans le trajet de la balle, se communiquant avec la cavité de la bouche. Guérison complète dans les 2 cas.

Blessures des cavités.— Parmi les 3 malades avec des plaies pénétrantes de la plèvre et des poumons, un mourut (nous l'avons décrit plus haut), les deux autres avaient une pleurésie avec épanchement qui s'est résorbé et les malades guérirent. Deux cas de plaies pénétrantes de la cavité abdominale ont aussi guéri. Chez l'un d'eux (№ 4), la balle entra à gauche de la colonne vertébrale tout près et au-dessus de la symphyse sacro-iliaque, glissa sur la crête iliaque, sortit en avant, du côté gauche du ventre, au niveau de l'ombilic; la plaie de l'abdomen couverte d'une escarre, une péritonite circonscrite tout autour de l'orifice de sortie de la balle, ictère, constipation, rétention d'urine (celle-ci ne contenait pas de sang). Ces symptomes disparurent petit à petit, la plaie du ventre se cicatrisa au 19-ème jour, la plaie du dos se transforma en fistule par lequel on put sentir la crête iliaque dénudée, mais la fistule elle même se ferma petit-à-petit et le malade guérit.

Dans l'autre observation, l'orifice d'entrée se trouvait au dessus et en dedans de l'épine iliaque antérieure et supérieure; celui de sortie à deux travers de doigts au dessous de la crête iliaque, séparée complètement du corps de l'os.

La plaie du ventre guérit rapidement sous l'escarre, tandis que la plaie du dos ne se fermait pas pendant longtemps; ce n'est que plus tard que la fracture de la crête se consolida, la fistule se ferma et le malade quitta l'hôpital le ²/VII guéri.

La marche des blessures pénétrantes des articulations du pied n'était pas aussi favorable (№ 21). Blessure de l'articulation astragalo-calcanéenne avec infection, se compliqua encore d'une tendo-vaginite purulente du m. long. péronier latéral et de la suppuration des petites articulations du pied; malgré plusieurs tentatives de conserver le membre en faisant des incisions profondes on a finit par faire une amputation du pied, au tiers inférieur de la jambe, le malade guérit.

Dans l'autre observation (№ 29), blessure de l'articulation cuboïdo-métatarsienne avec infection de la plaie; on réussit à conserver le pied par une résection de la base du 5-ème metatarsien et de l'os cuboïde, la contre-ouverture et le drainage. Les blessures par armes à feu du coude finirent toutes les deux par la guérison avec conservation complète de la fonction. Aussi bien que les précédents et de même sans complications allaient les cas de blessure du genou. L'observation suivante offre quelque intérêt.

№ 38. La balle entra dans l'articulation du genou par le milieu de la rotule en la fracturant en plusieurs pièces et arrêta. L'abolition complète de la fonction, douleurs, gonflement inflammatoire du genou. Ce n'est que le 10-e jour, que la temp. devint normale, la bande immobilisante fut enlevée, le 13-e jour, en examinant l'articulation malade, on a pu deviner la balle dans la partie inférieure et externe de l'articulation, l'orifice d'entrée s'étant déjà fermée, l'arthrotomie suivie de l'extraction d'une balle ronde de chrapnel. La capsule articulaire fut fermée par 5, la peau par 8 sutures au fil de soie. La blessure guerit par première intention, la rotule se consolida, le malade sortit avec la restitution complète des mouvements du genou.

En somme 34 opérations étaient faites.

Le $^{3}/_{VII}$ l'hôpital temporaire de la colonne sanitaire de la croix Rouge russe à Athènes fut fermé, 11 blessés restant encore, étaient presque rétablis, ou n'avaient plus besoin que du traitement consécutif. On les transporta aux hôpitaux grecs.

Le rapport ci-présent montre que notre intervention active n'a pas été considérable, pourtant certaines blessures présentaient quelques particularités intéressantes et on ne peut pas dire que les resultats soient peu favorables.

Nos observations étant peu nombreuses, nous ne nous permettons pas de faire de larges conclusions, ni de déduire de statistique non plus. Le pourcentage banal dans ce cas ne donne qu'une idée fausse. Les seules conclusions, pas nouvelles en vérité, mais avec chaque nouvelle preuve de plus en plus indiscutables, les seules conclusions, disons nous, basées d'un côté sur nos propres observations, de l'autre sur les impressions reçues pendant les visites des autres hôpitaux d'Athènes peuvent être résumées de la manière suivante:

1° C'est sur le premier pansement qu'est basée la marche ultérieure d'une plaie par armes à feu.

2° Il ne faut pas se dépêcher de faire l'estraction de la balle.

3° Les blessures par armes à feu permettent de poser un pronostic plus favorable lorsqu' elles sont traitées par la métode conservatrice.

4° Les opérations atypiques doivent être préférées aux opérations typiques.

5° En tête de principes dirigeant le traitement des plaies par armes à feu doit être placé celui qui enseigne qu'il faut irriter la plaie le moins possible et de là,

6° On doit insister sur un pansement durable pendant la guerre encore plus que dans le temps de paix.

7° Nous devons remarquer encore en terminant qu'il est necessaire et toujours possible d'avoir une salle à pansements speciale même dans les hôpitaux temporaires pour éviter les changements des pansements au lit du malade.

8° Les cas des blessures par la balle Martini que nous avons eu l'occasion d'observer présentaient des blessures favorables.

Les observations décrites ont gagné à nos yeux après notre visite dans des hôpitaux d'Athènes et de Pyrée parce que dans chaque hôpital on rencontrait des types de blessures analogues et même le rapport du nombre des cas graves aux cas légers était semblable, p. e. dans un hôpital de 60 — 70 lits on trouvait un ou deux cas de fractures des mâchoires, 3 cas de plaies pénetrantes des poumons, 5—6 cas de fractures compliquées des os longs, plusieurs cas des blessures d'articulations, un nombre prédominant de blessures des extremités inférieures et surtout de blessures des parties molles. Or, le matériel décrit peut être considéré, comme un exemple de blessures types de la guerre Greco-Turque. Quelques hôpitaux différaient en ce qu'on y trouvait quelques cas de tétanos, d'érysipèle, de pyaemie, mais en général les cas d'infections chirurgicales étaient rares et les blessures, même les plus graves avaient une bonne issue. Dans différents hôpitaux nous avons eu à peu près 15 cas de blessures de poumons plus de 20 cas de lésions des grandes articulations tout en convalescence. Il y a bonne raison d'admettre, que les cas les plus graves restaient aux champs de bataille, que la marche des blessures par la balle Martini est assez favorable, mais il faut noter la possibilité de l'influence du climat et de la saison chaude et sèche. Malheureusement nous n'avons pas encore reçu de chiffres promis par les médecins grecs, c'est pourquoi nous nous sommes bornés à donner des impressions personelles que nous ont laissé les hôpitaux d'Athènes et des chiffres approximatifs. L'armée grecque avait en tout 2500 blessés et à ce qu'on dit, 1500 tués. La plupart des bléssés étaient transportés à Athènes, où ils étaient distribués dans 9 hôpitaux, les autres à Pyrée, où il n'y avait que 2 hôpitaux et à Patras, 1. Avant de décrire les hôpitaux il faut dire comment était organisé ou plulôt comment a été pratiqué le secours aux blessés. L'initiative particulière y jouait le rôle principal. Sa Majesté la Reine Olga montrait l'exemple d'abnégation en soins pour les blessés. Les dames de la haute société n'épargnaient ni moyens, ni forces pour soulager les souffrants. Elles travail- laient dans des hôpitaux comme des sœurs de charité.

Tout à fait au comencement il se forma un cercle: „Union de femmes grecques" qui fondèrent huit jours avant le commencement de la guerre un hôpital à 50 lits à Volo. Quand les grecs quittèrent Volo, elles partirent les dernières avec leurs malades pour Pyrée. En plus elles fondèrent un hôpital à Athènes, et envoyèrent 2 ambulances, 1 a Vonitza (en Epire), l'autre à Lamia en Thessalie. Les particuliers arrangèrent aussi des bateaux spéciaux pour le transport des blessés, ces bateaux munis de médecins, d'objets de pansements et de pharmacie, faisaient le tour de Volo, Stylida, Aggia Marina et Sawerda (en Epire) où l'on prenait les blessés des ambulances de Vonitza et de Karawassara. Le secours international consistait en ce que sauf les colonnes sanitaires déjà nommées, envoyées par la Croix Rouge de la Russie, de l'Allemagne, du Danemark, de la Suède, le groupe de 4 médecins et 15 sœurs de charité anglaises, arrivèrent encore une colonne composée d'un médecin et 2 sœurs de charité de la Croix Rouge Finlandaise et plusieurs médecins volontaires: 2 de Finlande, 2 de la Suède, 1 de l'Amérique et 1 de la Suisse. Plusieurs d'entre eux ne trouvèrent pas d'occupations ou ne travaillèrent que peu de temps. La Croix Rouge Grecque s'était engagée surtout d'installer des hôpitaux à Larissa et à Pharsale, qui bientôt furent prises par les turcs. Elle avait de plus arrangé un hôpital à Athènes et une ambulance déjà nommée à Karawassara, plusieurs hôpitaux furent fournis de tentes.

Le récit donné montre que le secours international dans la guerre passée était bien généreux. Les relations entre l'administration médico-militaire n'étaient pas bien déterminées, pourtant les uns ne gênaient pas les autres.

L'harmonie du travail était acquise grâce à l'intervention et l'initiative sincère de sa Majesté la Reine.

L'influence bienfaisante de ce secours commençait dès le moment, où le blessé arrivait à l'ambulance ou à l'hôpital, tandis que jusque là son sort était des plus déplorables. D'après les récits des blessés il n'y avait presque pas de secours aux champs de bataille et les blessés se pansaient eux-mêmes ou l'un pansait l'autre. Malgré l'existence d'un corps spécial des infirmiers, dans l'armée grecque (nosokomi) ceux-ci n'étaient jamais sur place et se montrèrent ainsi tout à fait inutiles. Les blessés qui avaient encore de la force, venaient seuls, d'autres furent transportés par leurs camarades, d'autres encore furent tués par les turcs. Même à Athènes le transport des malades de la gare aux hôpitaux était mal organisé: on les transportait dans des voitures à location qui manquaient souvent. Quant aux hôpitaux d'Athènes, ils étaient excepté l'hôpital civil, l'hôpital militaire Varvakion et Areteion tous arrangés aux frais de sa Majesté et des personnes particulières et ont été installés dans les maisons particulières et publiques. Ceux-ci montraient même quelque luxe, les deux premiers faisaient une impression desagréable à cause de leurs couloirs sombres et paraissaient malpropres. Une étrange impression fit la méthode employée par les médecins grecs de changer les pansements au lit et de les changer souvent, même tous les jours, pourtant il faut dire que même dans les hôpitaux arrangés moins bien, les blessures avaient une bonne issue et le pourcent de mortalité était très minime. Pendant toute la guerre il n'y avait plus que dix cas de tétanos et l'érysipèle ne paraissait que dans des cas sporadiques. Comme objets de pansement on employait la gaze iodoformée ou celle au sublimé et de la ouatte, quant à la lignine on ne s'en servait que dans 2 hôpitaux sans compter le nôtre. Des inventions modernes, on employait l'appareil de Röntgen chez les anglais, on employait aussi dans quelque cas le sérum de Marmorek; les pavillons danois, que nous avions déjà vus à l'exposition de Nijni-Novgorod, se montrèrent peu pratiques.

Dr. **Beresowsky** (Moscou).

Mode de pansement primaire pour les blessures à balle.

(D'après la guerre gréco-turque de l'année 1897).

L'auteur profita des matériaux présentés à l'Administration principale de la Croix Rouge à Pétersbourg, par un médecin de la colonne de la Croix Rouge russe, S. P. Pichnov.

Matériaux.

A. Le personnel: chef de la colonne, capitaine Djunkowsky.

Médecins: Lang, Pichnov, Beresowsky, Alexinsky, Spassooucotsky.

1 étudiant, 10 sœurs et 3 soldats sanitaires.

B. Le lieu et le temps: mai à Farsala, dans un hôpital indépendant, juillet—Constantinople, à l'hôpital Ildiz, dans un baraque à 100 lits, assigné aux soins indépendants de la colonne russe.

C. Statistique.

I. Farsala.

Pansements, opérations pressantes, extrait des balles, hémostase les pansements de gypse, ont étaient fait à plus de 300 blessés. Abandonnés pour le traitement continuel dans l'hôpital russe à Farsala—38 blessés. Les autres, transportés à Larissa, ont subit pendant le traitement 19 graves opérations, dont 3 étaient trepanation du crâne et deux amputations.

De 38 malades il y eut 6 morts. Parmi eux:

3 plaies de cerveau,
1 plaie de poumon,
1 plaie de foie,
1 tétanos.

32—transportés à Constantinople.

II. Constantinople.

107 blessés ont été traités sur 100 lits.

Il y avait d'opérations graves	43
Résultats:	
Rétablis	57
Reconvalescents	42
Sans changement	4
Empiré	1
Résultat inconnu	1
Morts	2

De tous les malades à Farsala et à Constantinople—145 il n'y eut que 8 morts, ce que fait $5^1/_2$%.

D. Mode de pansement. La stérilisation des matériaux pour le pansement par la vapeur fluide à 100°. Pour lesplaies infectionnées, nous avons employé une solution à 10% d'ichtyol ou une solution à 5% de zinc chloruré.

Nous n'avons pris avec nous ni iodoforme, ni acide carbolique et nous avons employés le sublime corrosif et le tricresole, que pour laver les mains et très rarement pour nettoyer les plaies suppurées.

Résumé.

1° Avec ce mode de traitement, nous avons eu un % très petit de mortalité, malgré les conditions difficiles des travaux de notre colonne, pendant la guerre.

2° *L'asepsie* presque absolue a été adoptée par potre colonne pour *la première fois* pendant la guerre.

3° L'indication pour l'amputation a été amoindrie au possible—nous n'avons amputé que 2 fois—un cas au commencement de la gangrène gazeuse et un cas de concassation.

4° Il s'agit d'inventer le type de stérilisateur pour la vapeur fluide de portabilité la plus possible, par ce que dès aujourd'hui, nous devons appliquer largement l'asepsie, sur le champs de bataille.

5º Le meilleur et le plus simple type de pansement primaire des blessures à balle est celui-ci:

a) Le nettoyage des alentours de la blessure par le rasement avec le savon vert de la potasse.

b) Le lavement avec l'esprit de vin et avec l'éther.

c) Fermer la plaie immédiatement avec un morceau de ouate hygroscopique imbibée de collodium. Le pansement a cet avantage, qu'il s'accomplit très vite, qu'il est durable (ce qui est très grave pour le transport des blessés), et qu'il est très hermétique.

Après 2 ou 3 jours, quand l'intansité du travail s'amoindrit on pourra le changer par un pansement aseptique ordinaire.

Discussion.

Dr. **Strube** (Karlsruhe): Bei aller Anerkennung der durch die Asepsis erreichten Behandlungsresultate glaube ich doch die Frage noch als eine offene bezeichnen zu müssen, ob für das Feld ausschliesslich die aseptische Behandlungsmethode eingeführt werden soll. Ich beziehe mich dabei auf die neuste Publication von Mikulicz.

Es empfiehlt sich vorläufig noch die Sanitätsformationen mit und material antiseptischen Utensilienapparat auszustellen, ausserdem aber einen zuverlässigen und gut transportablen Sterilisations-Apparat mitzunehmen, damit, sobald es die Verhältnisse gestatten, bei der Wundbehandlung das rein aseptiche Verfahren eingeschlagen werden kann.

Dr. **Velde** (Berlin).

Kriegschirurgische Erfahrungen aus dem türkisch-griechischen Feldzuge 1897.

Das Interesse an den kriegschirurgischen Erfahrungen, welche gegenwärtig gesammelt werden, erstreckt sich im Wesentlichen auf 2 Punkte, erstens auf die Frage nach dem Kaliber der zur Verwendung gekommenen Handfeuerwaffen und der Beschaffenheit der Geschosse, zweitens nach den Grundsätzen der Behandlung und der Art der Verbände. Hinsichtlich des ersten Punktes haben wir neue Beobachtungen, insbesondere solche über kleinkalibrige Gewehre mit Mantelgeschossen, nicht zu verzeichnen. Zunächst boten die behandelten Verletzungen nicht das Bild derjenigen, welche durch kleinkalibrige Geschosse erzeugt zu werden pflegen, dann konnten wir aber auch durch nachträgliche zuverlässige Erkundigungen feststellen, dass während des ganzen Feldzuges, weder auf griechischer noch auf türkischer Seite kleinkalibrige Gewehre benutzt worden sind. Die Griechen hatten Gras-Gewehre von 11 mm., die Türken grösstenteils Henry-Martini-Gewehre von 11 mm., bei einer Brigade 9,5 mm. Mauser-Magazin-Gewehre und bei einzelnen irregulären Truppen erbeutete griechische Gras-Gewehre, sämmtlich mit Hartbleigeschossen ohne Mantel. Wesentliche Unterschiede in der Art der durch diese verschiedenen Feuerwaffen hervorgerufenen Verletzungen vermöchten wir nicht festzustellen.

Im Gegensatz hierzu hatten wir aber Gelegenheit, Erfahrungen darüber zu sammeln, wie sich die chirurgische Thätigkeit auf einem grossen Verbandplatze gestaltet und wie sich unsere Verbandmethoden bewährt haben. Zuvor sind jedoch die eigenartigen Verhältnisse kurz darzustellen, unter denen wir unsere Thätigkeit ausübten.

Das Central-Comité der deutschen Vereine vom rothen Kreuz hatte ein vollständig ausgestattetes Lazareth von 100 Betten unter Leitung des Oberstabsarztes Dr. Korsch nach Griechenland geschickt, welchem ich als zweiter Arzt angehörte. Das Pflegepersonal bestand aus 6 Schwestern und 2 Lazarethgehülfen. Das Lazareth wurde unter schwierigen Verhältnissen in Hagia Marina am lamischen Meerbusen eingerichtet; es stand zunächst nur ein kleines Häuschen für das Personal, ein Dorfwirtshaus als Operations- und Vorratsraum und ein Brunnen zur Verfügung, während alles andere aus den mitgebrachten Geräten erst hergerichtet werden musste. Für die Verwundeten wurden Zelte aufgestellt, von denen die griechischen Sanitätsbehörden einen Teil lieferten. Unsere Verbindung mit den Schlachtfeldern bestand in etwa 12 km Eisenbahn bis Lamia, von da ab Landweg, und zwar bis Dhomokos etwa 25 km bis zu Phourka-Passetwa 15 km und bis Taratsa etwa 5 km.

Wir erhielten die meisten Verwundeten innerhalb 24 Stunden nach der Verletzung, mussten sie aber zum grössten Teil, damit sie nicht den nachrückenden Türken in die Hände fielen, nach kurzer Zeit auf dem Seewege nach Athen bezw. Chalkis evacuiren. Da die Griechen fast ihr ganzes Sanitätsmaterial in Larissa und Volo eingebüsst hatten, so war ein Teil der Verwundeten unverbunden, der grössere Teil nur mit äusserst primitiven Notverbänden versehen, wie man sie etwa mit Hülfe von Verbandpäckchen — die übrigens die griechischen Soldaten nicht bei sich trugen — herstellen kann. Insbesondere waren gebrochene Glieder entweder überhaupt nicht geschient oder aber durch schlechtgepolsterte und viel zu kurze Lattenstücke gestützt. Zweckmässige Schienenverbände — mittels Bönnet'scher Drahthose — erinnere ich mich von etwa 700 Verwundeten, welche Hagia Marina passirten, nur bei 2 Personen, darunter einem bekannten Garibaldianer-Führer, gesehen zu haben.

Unter solchen Verhältnissen stellten wir in der zweiten Hälfte des Feldzuges auf dem thessalischen Kriegsschauplatze das einzige Lazaret dar, welches in der Lage war, den griechischen Verwundeten die so nötige erste Hülfe gründlich zu bringen. Diese allen zu Teil werden zu lassen waren wir nach der Schlacht bei Dhomokos leider nicht im Stande, weil einerseits die Zugänge zu zahlrich, andereseits die Evakuationen mit Rücksicht auf die noch zu erwartenden Verwundeten zu rasch erforderlich waren.

Die Grundsätze, nach denen wir bei der Versorgung der Verwundeten verfuhren, und welche sich im Wesentlichen mit denjenigen decken, die E. v. Bergmann in seiner letzten Veröffentlichung über diesen Gegenstand[1]) aufführt, waren kurz folgende:

[1]) Festschrift zur hundertjährigen Stiftungsfeier des Friedrich-Wilhelms-Instituts. Seite 8.

1. Die Wunde selbst wurde nicht berührt, operative Eingriffe nach Möglichkeit vermieden.

2. Die Umgebung der Wunde wurde vorsichtig gereinigt und desinfizirt.

3. Der Wundverband wurde mit Jodoformgaze in der tieferen Schicht, darüber mit einfacher, nicht imprägnirter Gaze als Dauerverband angelegt.

4. Bei allen Knochen- und Gelenkverletzungen an den Gliedmassen wurde ein fixirender Verband angelegt, und zwar in der Regel mit Schienen, welche aus mehreren Lagen von Gipsbinden hergestellt waren.

5. Um ein recht rasches Arbeiten zu erreichen, wurde
   a. bei Verbänden von der Narkose in der Regel Abstand genommen,
   b. der Verband stets in möglichst schematischer Weise angelegt.

Unter den Operationen, welche auf grossen Verbandplätzen ausgeführt werden müssen, sind allgemein anerkannt die Eingriffe zur endgültigen Blutstillung, der Luftröhrenschnitt bei Erstickungsgefahr und die Amputation bei hochgradiger Zerschmetterung oder Abreissung eines ganzen Gliedes. Bei keinem unserer Verwundeten bedurfte es solchen Eingriffes, sodass ich die Notwendigkeit dieser Operationen für eine ziemlich seltene halte. Strittig ist die Frage, ob man bei Bauchwunden die Laparotomie machen soll. Lühe[1]) bejaht dieselbe unter der Voraussetzung, das erstens die Möglichkeit vorhanden sei, strikte Antiseptik zu üben, und zweitens soviel Zeit für einen Verwundeten zur Verfügung stehe, als zu einem Bauchschnitt erforderlich ist. Nach meinen Erfahrungen sind dies für den Fall der Darmnaht einschliesslich Vorbereitungen mindestens 2 Stunden. Von diesen Voraussetzungen war, obwol unserer Ausstattung vollständiger war als es sonst bei Feldsanitätsformationen möglich ist, weder die eine noch die andere erfüllt, und ich muss befürchten, dass dies auch bei künftigen Gelegenheiten der Fall sein wird. Wir haben daher die Laparatomie bei Bauchschüssen nicht ausgeführt. Ich möchte hervorheben, dass bei etwa 300 grösstenteils Schwerverwundeten, welche in unsere Behandlung kamen, in keinem Falle eine primäre Operation angezeigt war.

Darüber, dass eine frische Schusswunde möglichst überhaupt nicht zu berühren sei, herrscht jetzt wohl allgemein Uebereinstimmung; anders verhält es sich aber mit der Frage, ob die Umgebung der Wunde zu desinfiziren sei. von Bergmann[2]) äussert sich darüber folgendermassen:

„Mit Waschen und Reinigen der Wunde und ihrer Umgebung würde ich mich auf einem Verbandplatze nicht aufhalten".

Für unsere Verwundeten zunächst wäre dies m. E. nicht richtig gewesen. Die Leute trugen unter ihrer Uniform ausnahmslos 3 bis 4 Lagen Unterzeug, das die Spuren eines Wechsels überhaupt nicht erkennen liess; die meisten hatten seit 2 Monaten unter freiem Himmel

---

1) Vorlesungen über Kriegschirurgie, Berlin 1896, Seite 122.
2) A. a. O. Seite 10.

gehaust, zeitweise in Gegenden, in denen so grosser Wassermangel herrschte, dass an körperliche Reinigung nicht zu denken war. Die verwundeten Glieder waren mit geronnenem Blut beschmutzt, welches schon wenige Stunden nach der Verwundung, da es von dem Schweiss der Leute feucht gehalten wurde, in Zersetzung überging. Eine derartige Wundumgebung muss selbstverständlich gereinigt werden, und unter diesen Verhältnissen würde Herr von Bergmann gewiss selbst der Letzte sein, der es unterliesse. Aber auch bei Schusswunden, welche unmittelbar nach der Entstehung und bei körperlich reinen Menschen in ärztliche Behandlung kommen, möchte ich von der Desinfektion der Umgebung um deswillen nicht absehen, weil ich darin eine erhöhte Garantie dafür erblicke, dass der anzulegende Dauerverband auch thatsächlich längere Zeit hindurch liegen bleiben kann. Wir bewirkten die Reinigung regelmässig durch Abwaschen mit Seife und Bürste, Rasiren, Trocknen, Abtupfen mit Alkohol und vorsichtiges Abreiben mit Sublimatlösung. Den Hauptwert lege ich auf das Rasieren, weil dasselbe sehr viele Unreinlichkeiten von der Haut wegnimmt, ohne die Wunde zu reizen. Vor dem beliebten energischen Reiben der Haut mit harten Wurzelbürsten möchte ich bei Schusswunden dringend warnen, weil es nicht gründlich reinigt, die gequetschten Teile noch mehr reizt und so den Verwundeten ganz unnöthiger Weise neue Schmerzen verursacht.

Von imprägnirten Verbandstoffen haben wir nur Jodoformgaze benutzt; alle anderen entbehrten antiseptischer Zusätze. Wenn es die Zeit erlaubte, wurden alle Verbandstoffe frisch sterilisirt, zu welchem Zwecke je ein mit Spiritus heizbarer Sterilisator von Pannwitz und von Lautenschlaeger verfügbar war. Am Tage nach der Schlacht von Dhomokos war indessen der Verbrauch ein so grosser, dass es unmöglich war, die Sterilisation vorzunehmen, zumal uns die Verwundeten in grosser Zahl ohne jede vorherige Anmeldung zugingen. Bei dem eingeschlagenen Verfahren, die Wunde mit Jodoformgaze zu bedecken und darüber eine dicke Schicht hydrophiler Gaze zu legen, vermieden wir indessen eine directe Berührung der nicht frisch sterilisirten Stoffe mit der Wunde und konnten auch hoffen, dass das von der Wunde in den Verband eindringende Sekret dem Durchwachsen etwaiger Infectionsträger vom Verband nach der Wunde hin bis zu einem gewissen Grade ein Hinderniss bereiten werde. Auch dürften frisch aus der Fabrik bezogene Verbandstoffe ziemlich frei von Erregern der Wundinfectionen sein. Wenn ich auch nicht behaupten will, dass das eingeschlagene Verfahren ein ideales ist, so dürfte es doch durch den Zwang der Verhältnisse gerechtfertigt erscheinen; zu beachten ist jedenfalls, dass nachteilige Folgen weder von uns beobachtet worden noch auch später zu unserer Kenntniss gekommen sind. Sehr entbehrt haben wir in einzelnen Fällen die Moospappe, so besonders bei den Verbänden eines Haemato-Pneumothorax mit Zerschmetterung mehrerer Rippen und einer Abreissung der ganzen Wade durch Granatsplitter, welche beide sehr starke Absonderung hatten. Ich würde bei späterer Gelegenheit nicht unterlassen, mich mit Moospappe zu versehen. An dieser Stelle darf ich auch darauf aufmerksam machen, dass wir von dem Gebrauch sehr breiter Gaze-Binden (20 cm) namentlich bei

Rumpfverbänden insofern einen sehr grossen Nutzen sahen, als die hiermit gemachten Verbände nicht nur viel fester sassen, sondern auch beteudend rascher anzulegen waren, als es mit den sonst gebräuchlichen schmäleren Binden möglich ist.

Dass unser ganzes Bestreben darauf gerichtet sein musste, schon den ersten Verband als Dauerverband anzulegen, ist nach den gewichtigen Ermahnungen aller neueren Chirurgen, die über Kriegserfahrungen gebieten, besonders nach den Vorschriften von Bergmanns, als selbstverständlich anzusehen. Leider fanden wir mit diesem Bestreben bei einem grossen Teil der Aerzte, die nach der Evakuation unserer Verwundeten deren Behandlung übernahmen, keine Unterstützung. Obwol an fast allen Verbänden Diagnosetäfelchen befestigt waren, war das Erste, was man mit den Verwundeten in Athen machte, dass man ihnen die Verbände abnahm, und ich musste für zahlreiche Fälle leider später die Wahrnehmung machen, dass man sie nicht durch geeignetere ersetzt hatte. Wie gross die Abneigung gegen Dauerverbäude in Athen war, möge daraus hervorgehen das Herr Professor Galvani, welcher bei seinen Verwundeten die Verbände 10 Tage und länger liegen liess, dadurch selbst in gebildeten Kreisen der Bevölkerung in den gänzlich ungerechtfertigten Ruf gekommen war, dass er sich nicht um seine Schutzbefohlenen kümmere.

Die Anforderungen, welche im Kriege an einen immobilisirenden Verband gestellt werden müssen, sind:

1. Der Verband muss das Glied völlig ruhig stellen.
2. Er darf nicht zu schwer sein und nicht drücken.
3. Seine Mitführung darf nicht viel Raum beanspruchen.
4. Eine Art des Verbandes muss möglichst für alle Fälle verwendbar sein.

Diesen Ansprüchen genügt am Vollkommensten nach unserer Ansicht der Verband mit Gypsschienen. Wir legten denselben in folgender Weise an: Nach Reinigung und Desinfection der Wundumgebung wurde der gebrochene Knochen eingerichtet, das Glied in die entsprechende Stellung gebracht und an der Stelle, welcher die Gipsschiene anliegen sollte, gut eingeölt. Die Schiene selbst bestand aus 6 bis 8 Lagen aufgerollter Gipsbinden und wurde nach entsprechender Anfeuchtung unmittelbar auf die eingefettete Haut gelegt und den Formen des Gliedes möglichst vollkommen angepasst. Ihre Befestigung erfolgte mittels einfacher Cambric- oder Gazebinde am peripherischen Ende; eine zweite Binde befestigte gleichzeitig Wundverband und Schiene in der Mitte; eine dritte Binde wurde um das centrale Ende des Gliedes gewickelt. So war das Glied ruhig gestellt, in ganzer Ausdehnung eingewickelt und es lag die Möglichkeit vor, die Wunde im Bedarfsfalle ohne Abnahme der Schiene frisch zu verbinden. Diese Art des Verbandes ist eine so einfache, dass das Personal nach kurzer Zeit in der Lage war, die notwendigen Handreichungen dazu vorzunehmen, ohne dass ein Wort der Anweisung hätte gegeben werden müssen. Dass ein solcher Verband zur Ruhigstellung des Gliedes ausreicht, bewie das subjective Wohlbefinden und der zufriedene Gesichtsausdruck der Verbundenen am deutlichsten. Wir vermögen dieser Art der Immobilisirung nur in jeder Beziehung das Wort zu reden.

Fast ausnahmslos wurden die Verbände ohne Narkose angelegt. Die Beschwerden der Verwundeten waren durchaus in erträglichen Grenzen und es war dabei eine erheblich beschleunigtere Abfertigung möglich. Wenn man die Möglichkeit hat, entweder 2 Menschen die ersehnte Hülfe so zu bringen, dass sie einige Schmerzen dabei zu erleiden haben, oder nur einem, der dazu in bequemer Weise narkotisirt wird, so ist es gewiss humaner, die Narkose zu unterlassen und zweien zu helfen.

Wie oben schon angeführt, haben wir alle Verwundeten nach einem Schema verbunden und unzweifelhaft den Eindruck gewonnen, dass dadurch eine recht erhebliche Zeitersparniss herbeigeführt wurde. Gleichwol konnten wir von den Verwundeten von Dhomokos zu zweien mit einem vorzüglich arbeitenden Unterpersonal in 16-stündiger ununterbrochener Thätigkeit nur 80, — allerdings fast nur Schwerverwundete, meist Schussfracturen — mit ausreichenden Verbänden versehen. Daraus ist zu entnehmen, dass der Verwundete, der nach dem Gefecht den Hauptverbandplatz erreicht hat, damit durchaus noch nicht die Gewähr einer schleunigen ärztlichen Behandlung hat, und dass man auf diesen Verbandplätzen an möglichst vielen Stellen gleichzeitig verbinden muss, um alle Verwundeten wenigstens innerhalb 24 Stunden mit grossen Dauerverbänden zu versehen. Insbesondere wird die Operationsabteilung in weitestem Umfange auch zum Verbinden heranzuziehen sein. Inwieweit man den Verbandabteilungen einfache Verbindetische zuweisen kann, dürfte gleichfalls zu erwägen sein; denn je bequemer die Stellung beim Verbinden ist, um so besser sitzt der Verband, um so rascher ist er angelegt. Einen fixirenden Verband am Bein ohne bequeme Lagerung des Verwundeten gut anzulegen, halte ich für eine grosse Kunst, die wenige Aerzte besitzen.

Die Ergebnisse, welche wir mit der durchgeführten Behandlung zu verzeichnen haben, können als recht befriedigende gelten. Einen grossen Teil der von uns versorgten Verwundeten haben wir in den Lazareten Athens wiedergesehen; bei keinem derselben war ein verstümmelnder operativer Eingriff nachträglich noch notwendig geworden, sondern die erhaltende Methode hatte durchweg ihr Ziel erreicht. Fälle von schwerer Septikaemie oder Pyaemie sind bei diesen nicht zu unserer Kenntniss gelangt.

Dagegen sind in unserer Behandlung an Sepsis verstorben 2 Verwundete, von denen der eine mit Schussbruch eines Unterschenkels am 8. Tage in schwer septischem Zustande, der andere mit Schussbruch eines Oberarms 8 Stunden nach der Verletzung zu uns kam. Bei dem Letzteren war die Wunde mit einem höchst unsauberen Taschentuch verbunden und zeigte bereits bei der Aufnahme einen übeln Geruch, nach weiteren 24 Stunden war eine schwere Zellgewebsentzündung mit Gasbildung vorhanden. Die Amputation vermochte in keinem von beiden Fällen Rettung zu bringen. Wundinfectionen waren im Ganzen selten; wo sie aber auftraten, trugen sie häufig den bösartigsten Charakter.

In allen wesentlichen Punkten sind wir bei unserer Kriegschirurgischen Thätigkeit den bewährten Vorschriften unserer Lehrer von Bardeleben und von Bergmann gefolgt; ihnen haben wir es zu verdanken, wenn unserer Arbeit der Erfolg nicht fehlte.

Dr. **Claude Sforza** (Italie).

Professions, arts et métiers des jeunes gens en Italie, avec leur degré relatif d'instruction.

Pour cette étude j'ai recueilli les éléments dans les Comptes-Rendus sur le recrutement de l'Armée italienne, publiés par le Ministère de la Guerre.

I. Fréquence des professions, arts et métiers des jeunes jens en Italie.

Sur 4.716.939 recrues des classes 1842—1874, nous avons la série proportionnelle suivante:

1°	Ouvriers des travaux agricoles	52,97%
2°	Ouvriers en pierre	5,59 „
3°	Artisans divers	5,32 „
4°	Hommes de fatigue	4,87 „
5°	Ouvriers en cuir	3,67 „
6°	Gardeurs de bœufs et de chevaux	3,48 „
7°	Employés, exerçant professions libres et étudiants	3,47 „
8°	Ouvriers en bois	3,23 „
9°	Employés à la préparation et à la vente des comestibles	3,09 „
10°	Propriétaires	2,35 „
11°	Ouvriers en métaux	2,29 „
12°	Commerçants en général	2,05 „
13°	Bergers et éleveurs des bestiaux	1,60 „
14°	Officiers et élèves dans les instituts militaires, volontaires d'un an en service, volontaires lesquels retardent le service, volontaires ordinaires, étudiants universitaires	1,45 „
15°	Domestiques en général	1,37 „
16°	Employés en général	0,90 „
17°	Mariniers, bateliers et pêcheurs	0,59 „
18°	Artistes	0,39 „
19°	Professions vagabondes	0,32 „
20°	Ouvriers en métaux précieux	0,30 „
21°	Maréchaux-ferrants	0,22 „
22°	Selliers et fabricants de mors des chevaux	0,16 „
23°	Armuriers et pyrotechniciens	0,14 „
24°	Exerçant arts salutaires	0,13 „
25°	Vétérinaires	0,05 „
	Total	100,00

II. Grade d'instruction des jeunes gens inscrits en rapport avec leurs professions, arts et métiers:

Sur 4.213.486 recrues des classes 1848—1874, les proportions des analphabètes donnent les résultats suivants:

1°	Bergers et éleveurs de bestiaux	70,62%
2°	Hommes de fatigue	68,17 „

3⁰	Ouvriers des travaux agricoles.	59,95 „
4⁰	Gardeurs de bœufs et de chevaux.	58,93 „
5⁰	Mariniers, bateliers et pêcheurs	58,08 „
6⁰	Professions vagabondes	44,31 „
7⁰	Ouvriers en pierre.	42,99 „
8⁰	Domestiques en général	41,26 „
9⁰	Ouvriers en cuir.	33,43 „
10⁰	Artisans divers	33,10 „
11⁰	Selliers et fabricants de mors de chevaux .	30,26 „
12⁰	Maréchaux-ferrants.	29,63 „
13⁰	Ouvriers en bois.	28,55 „
14⁰	Employés à la préparation et à la vente des comestibles.	28,14 „
15⁰	Ouvriers en métaux	25,56 „
16⁰	Armuriers et pyrotechniciens	24,88 „
17⁰	Commerçants en général.	13,50 „
18⁰	Propriétaires	13,10 „
19⁰	Ouvriers en métaux précieux.	8,76 „

Tous les autres avaient une instruction plus ou moins développée. La diminution des analphabètes des classes 1848 — 1874 a été très grande, comme est démontré par la série suivante:

1⁰	Hommes de fatigue.	28,87⁰/₀
2⁰	Gardeurs de bœufs et de chevaux.	27,83 „
3⁰	Mariniers, balctiers et pêcheurs.	24,30 „
4⁰	Ouvriers en métaux	21,78 „
5⁰	Ouvriers des travaux agricoles	21,64 „
6⁰	Domestiques en général	20,50 „
7⁰	Employés à la préparation et à la vente des comestibles.	19,04 „
8⁰	Ouvriers en pierre.	18,40 „
9⁰	Ouvriers en cuir	16,88 „
10⁰	Commercants en général.	15,00 „
11⁰	Ouvriers en bois	14,58 „
12⁰	Selliers et fabricants de mors de chevaux .	14,37 „
13⁰	Artisans divers	13,97 „
14⁰	Propriétaires	8,29 „
15⁰	Maréchaux-ferrants	8,05 „
16⁰	Bergers et éleveurs des bestiaux	4,38 „
17⁰	Professions vagabondes	4,05 „
18⁰	Ouvriers en métaux précieux.	0,34 „

La proportion élevée des recrues-ouvriers des travaux agricoles, est utile aux armées. Dans le compte-rendu sur le recrutement de l'armée pour la classe 1839 on lit que: „Plus de la moitié des deux contingents de I-e et II-e catégories a été fournie par la campagne au grand bénéfice de notre armée, car ce fut toujours l'opinion des savants dans l'art de la guerre que les meilleurs soldats étant, comme l'a écrit Machiavelli: „uomini avvezzi a disagi, nutriti nelle fatiche, consueti stare al sole, fuggire l'ombra, sapere adoperare il ferro, cavare una fossa, portare un peso ed essere senza astuzia e senza malizia". Et, comme à une époque antérieure l'avait dit Vegetius: „aptiorem armis rusticam plebem, quae sub divo et in labore nutritur; solis patiens, umbrae negligens; balnearum nescia; deliciarum ignara; parvo contenta; duratis ad omnem laborem tolerantiam membris; cui gestare ferrum, fossam ducere, onus ferre consuetudo de rure est."

Horace aussi chanta en vers sublimes que ce furent les paysans et non les habitants des villes qui remportèrent les plus grandes victoires de Rome:

Non his iuventus orta parentibus
Infecit aequor sanguine Punico
Pyrrhumque et ingentem cecidit
Antiochum Hannibalemque dirum;
Sed rusticorum mascula militum
Proles, Sabellis docta ligonibus
Versare glaebas et severae
Matris ad arbitrium recisos
Portare fustes, sol ubi montium
Mutaret umbras et iuga demeret
Bobus fatigatis amicum
Tempus agens abeunte curru.

III. Instruction des recrues lorsqu' elles arrivèrent sous les armes et lorsqu'elles furent envoyées en congé provisoire:

Sur 4.716.939 recrues des classes 1842 — 1874, les proportions des jeunes gens inscrits qui savaient lire et écrire, oscillèrent entre 29,59% (classe 1843) et 59,43% (classe 1874) avec une proportion moyenne de 47,89%.

Les proportions des recrues sachant lire seulement oscillèrent entre 5,94% (classe 1845) et 1,52% (classe 1873) avec une proportion moyenne de 2,96%.

Enfin les proportions des recrues qui ne savaient ni lire ni écrire de 65,46% (classe 1843) descendirent à 38,94% (classe 1874) avec une proportion moyenne de 49,15%.

Dans les 33 classes, l'instruction des recrues est progressivement augmentée.

Pendant le service militaire, les proportions des inscrits, qui apprirent à lire et à écrire oscillèrent entre 48,10% (classe 1849) et 15,67% (classe 1872).

IV. — Classification des inscrits ne sachant ni lire ni écrire par provinces.

Sur 3.472.405 recrues des classes 1846—1869 la proportion générale des analphabetes fut de 50,17%.

Dans la classification par provinces nous avons les résultats suivants:

1.	Torino	15,07%	13.	Milano	32,28%
2.	Londrio	16,42 „	14.	Pavia	32,45 „
3.	Novara	18,85 „	15.	Verona	33,14 „
4.	Porto Maurizio	24,67 „	16.	Udine	34,13 „
5.	Como	25,07 „	17.	Cremona	35,49 „
6.	Alessandria	25,28 „	18.	Genova	36,20 „
7.	Livorno	27,76 „	19.	Treviso	41,48 „
8.	Bergamo	28,90 „	20.	Reggio d'Emilia	42,38 „
9.	Brescia	29,21 „	21.	Lucca	44,17 „
10.	Cuneo	30,09 „	22.	Mantova	44,47 „
11.	Vicenza	30,91 „	23.	Padova	44,81 „
12.	Belluno	31,80 „	24.	Bologna	44,93 „

25. Rovigo	45,89°/0	48. Abruzzo Citra	65,65° „
26. Venezia	46,36 „	49. Terra di Bari	65,87 „
27. Massa e carrara	46,70 „	50. Molise	66,21 „
28. Firenze	46,85 „	51. Pesaro e Urbino	66,54 „
29. Pisa	47,96 „	52. Capitanata	67,06 „
30. Modena	48,30 „	53. Benevento	67,38 „
31. Roma	51,12 „	54. Principato Citra	68,69 „
32. Parma	51,43 „	55. Sassari	68,72 „
33. Ancona	53,28 „	56. Terra d'Otranto	68,92 „
34. Ferrara	54,39 „	57. Principato Ultra	69,48 „
35. Napoli	55,33 „	58. Messina	69,56 „
36. Piacenza	56,35 „	59. Calabria Ultra II	69,67 „
37. Abruzzo Ultra II	57,07 „	60. Calabria Ultra I	70,03 „
38. Arezzo	57,42 „	61. Siracusa	73,07 „
39. Macerata	59,07 „	62. Basilicata	73,27 „
40. Ravenna	60,04 „	63. Abruzxo Ultra I	73,36 „
41. Siena	60,75 „	64. Catania	73,54 „
42. Umbria	60,75 „	65. Calabria Citra	74,88 „
43. Grosseto	61,41 „	66. Cagliari	75,15 „
44. Terra di Lavoro	63,90 „	67. Caltanisetta	75,36 „
45. Forlì	64,26 „	68. Trapani	77,19 „
46. Ascoli Piceno	64,44 „	69. Girgenti	78,55 „
47. Palermo	64,54 „		

Proportion générale. . . . 50,17°/0

V. — Classification des inscrits ne sachant ni lire ni écrire par régions.

Sur 4.398.373 des recrues des classes 1846 — 1874 nous avons les résultats suivants:

1. Piemonte	20,64°/0	9. Marche	58,77° „
2. Lombardia	29,17 „	10. Campania	61,64 „
3. Liguria	31,60 „	11. Abruzzi e Molise	62,24 „
4. Veneto	35,70 „	12. Puglie	66,23 „
5. Lazio	47,63 „	13. Basilicata	68,03 „
6. Toscana	47,70 „	14. Sicilia	69,27 „
7. Emilia	49,08 „	15. Calabrie	69,42 „
8. Umbria	58,68 „	16. Sardegna	71,08 „

Proportion générale. . . . 47,99°/0

VI. — Diminution des proportions des inscrits analphabètes de la classe 1846 à la classe 1869.

Dans presque toutes les provinces il y a eu lieu diminution, plus ou moins considérable, entre les classes 1846 et 1869, dans la proportion des inscrits ne sachant ni lire, ni écrire comme ce le démontre la série suivante:

	Diminution		Diminution
1. Cagliari	8,44°/0	12. Cuneo	14,17° „
2. Pisa	9,27 „	13. Novara	14,35 „
3. Terra di Bari	9,39 „	14. Terra di Lavoro	14,37 „
4. Principato Citra	10,09 „	15. Firenze	15,39 „
5. Terra d'Otranto	10,22 „	16. Alessandria	15,50 „
6. Girgenti	10,60 „	17. Bergamo	15,71 „
7. Roma	10,60 „	18. Cremona	16,29 „
8. Molise	12,24 „	19. Reggio d'Emilia	16,30 „
9. Capitanata	13,26 „	20. Abruzzo Citra	16,37 „
10. Pavia	13,51 „	21. Abruzzo Ultra	16,94 „
11. Porto Maurizio	13,81 „	22. Benevento	17,35 „

23.	Torino	18,07 %	49.	Ravenna	28,16 %
24.	Macerata	18,20 „	50.	Mantova	28,42 „
25.	Messina	18,22 „	51.	Palermo	28,87 „
26.	Belluno	19,85 „	52.	Treviso	29,20 „
27.	Caltanisetta	20,04 „	53.	Ancona	29,37 „
28.	Calabria Ultra I	20,50 „	54.	Ferrara	30,04 „
29.	Grosseto	20,61 „	55	Milano	30,13 „
30.	Calabria Citra	21,40 „	56.	Bologna	30,30 „
31.	Basilicata	21,85 „	57.	Abruzzo Ultra II	30,84 „
32.	Umbria	21,89 „	58.	Ascoli Piceno	31,67 „
33.	Calabria Ultra II	22,35 „	59.	Napoli	32,24 „
34.	Sondrio	22,45 „	60.	Brescia	32,46 „
35.	Siena	22,55 „	61.	Piacenza	32,98 „
36.	Modena	23,23 „	62.	Massa e carrara	33,48 „
37.	Como	23,28 „	63.	Rovigo	34,23 „
38.	Siracusa	23,81 „	64.	Venezia	34,44 „
39.	Principato Ultra	23,91 „	65.	Padova	37,67 „
40.	Sassari	23,93 „	66.	Verona	38,50 „
41.	Catania	24,02 „	67.	Lucca	42,91 „
42.	Parma	24,40 „		En lieu d'une diminution on observe une augmentation dans les deux provinces suivantes	
43.	Genova	25,37 „			
44.	Udine	25,59 „			
45.	Arezzo	25,96 „			
46.	Forli	26,15 „	68.	Vicenza	5,65 „
47.	Livorno	26,34 „	69.	Pesaro e Urbino	15,90 „
48.	Trapani	26,80 „			

Proportion générale. . . . 21,97%

Conclusions:

1° Parmi les professions, arts et métiers des inscrits en Italie les ouvriers des travaux agricoles occupent le premier rang avec une proportion de 52,97%.

Puis, viennent les ouvriers en pierre avec la proportion de 5,59%.

2° La proportion la plus élevée des recrues ne sachant ni lire ni écrire a été observée parmi les bergers et éleveurs de bestiaux, les hommes de fatigue, les ouvriers de travaux agricoles, les gardeurs de bœufs et de chevaux et les mariniers, bateliers et pêcheurs.

3° La proportion des inscrits analphabetes a été considérablement et graduellement diminuée de la classe 1842 à la classe 1874.

4° Pendant le service militaire un très grand nombre de recrues ont appris à lire et à écrire.

5° Les proportions des analphabetes, parmi les recrues augmentent du Nord au Sud de l'Italie et dans les îles.

6° Enfin l'Italie, depuis l'année 1860, avec ses seules forces vives et sans le bénéfice de l'instruction obligatoire, a vu diminuer les recrues analphabetes dans la proportion considérable de 40,51%.

F. Rho (Rome).

Une nouvelle théorie du mal de mer.

Je vais lire un petit mémoire sur la pathogenèse du mal de mer. Peut-être ma théorie pourra intéresser non seulement les médecins de marine, mais aussi les médecins militaires de différentes armées qui ont des troupes alpines. En effet, comme il y a presque identité entre les symptomes des deux maladies, aussi le siège des troubles et de tous les phénomènes est le même.

Pour donner une explication du tableau symptomatique du mal de mer on a proposé beaucoup de théories qui ne résistent guère à une critique rigoureuse, parce qu'elles n'expliquent pas tout les phénomènes: ou elles vont à la recherche d'une localisation insoutenable à l'égard du grand nombre des organes interessés, ou elles donnent une base simplement physique et statique à des phénomènes biologiques de nature très complexe.

Nous ne rapporterons pas les théories plus ou moins absurdes des auteurs qui ont étudié cette question. Cependant deux, parmi elles, méritent d'être citées et examinées critiquement, parce qu'elles donnent au moins en partie une idée assez bonne de la pathogenèse de ce syndrome clinique. Ce sont celles de Riese (1878) et celle de Rosenbach (1896).

Selon Riese, le mal de mer est causé par un trouble du centre statique. Cet auteur, qui a du reste bien apprécié quelques données de la question, est tombé dans une interprétation unilatérale. D'abord il admet un centre statique situé dans le cervelet dont l'existence n'a pas encore été démontrée par la physiologie: les autres auteurs qui l'admettent le localisant au contraire dans la moelle allongée et dans les canaux semi-circulaires. Le fait est que, à la statique et à la dynamique des mouvements, concourent avec proportion le sens musculaire et cutané, la vue et l'ouïe: lorsqu'un de ces éléments est supprimé, les autres se raffinent.

Mais admettons l'existence de ce centre: selon Riese dans le mal de mer, il serait surexcité par des impulsions anormales transmises centripétalement des nerfs musculaires sensibles et réfléchies par la voie du nerf vague et d'autres nerfs centrifuges. C'est une idée trop restrictive que celle d'admettre que l'arc réflexe centripète soit constitué seulement par les nerfs du sens musculaire: l'on peut avoir le mal de mer même étant suspendu et presque emballé dans un hamac ou une brande.

En outre, à l'exception des formes psychiques où la voie centripète ou afférente est constituée par le nerf optique, etc., les impulsions, les oscillations impressionnent anormalement la masse de tous les organes, et les nerfs sensitifs qui s'y distribuent peuvent transporter aux centres nerveux ces impulsions extraordinaires en donnant lieu à la production de mouvements et de troubles réflexes.

Selon nous, donc, la théorie de Riese serait acceptable en la modifiant radicalement comme suit: 1° en renonçant à l'hypothèse d'un centre statique, 2° en faisant consister les troubles du mal de mer en une névrose réflexe principalement des nerfs vagues, dans laquelle l'arc centripète est formé non seulement par les nerfs qui président au sens musculaire mais encore par tous ceux qui transportent toute espèce de sensations de la périphérie au centre.

Selon Rosenbach, le mal de mer est une cinétose, c'est-à-dire un trouble du mécanisme de la gestion ou activité psychosomatique. Rosenbach conçoit la biodynamique de l'organisme comme le résultat de la cooperation de très petites machines qu'il appelle énergètes et dont l'agrégat constitue la cellule, les tissus, les organes, l'organisme tout entier. Les énergètes accomplissent un travail essentiel ou organique pour la production de différentes formes d'énergie et un travail extraessentiel ou fonctionnel pour la distribution ou l'extériorisation de cette énergie.

Dans les affections organiques, on a une vraie altération des énergètes: pour cela, la production de l'énergie s'arrête et son rétablissement peut seulement avoir lieu en augmentant l'activité des énergètes restés indemnes. Dans les désordres fonctionnels la coopération et la coordination de très petites machines sont seulement troublées: en ôtant la cause directe (dans le mal de mer en mettant les pieds à terre ou avec le retour du calme) ou en réunissant avec énergie les énergètes sous l'empire du modérateur de toute l'économie—la volonté—on peut rétablir un état à peu près normal.

Rosenbach indique précisément sous le nom de cinétose tous ces changements fonctionnels qui consistent en des désordres du travail extraessentiel provoqué par des actions irregulières simplement cinétiques c'est-à-dire par des formes anormales de mouvement. De telles influences frappent la disposition et l'equilibre moléculaire des tissus et c'est pour celà qu'elles troublent directement les relations, qui existent entre les molécules d'où le désordre fonctionnel des énergètes.

Le mal de mer, comme on vient de le dire, est le représentant typique des cinétoses tandis que le choc traumatique en serait la forme la plus élevée et la plus aiguë; analogues aux troubles du mal de mer sont ceux que certains individus éprouvent dans le mouvement à rebours, dans le sens vertical, dans le roulement, etc.

Les impulsions mécaniques anormales sont perçues non seulement localement par les molécules frappées, mais encore elles sont transmises aux centres nerveux et elles peuvent aussi passer le seuil de la conscience: c'est pour cela que des centres nerveux inférieurs aussi bien que de la conscience partent des décharges réactives qui, selon leur force et leur diréction, peuvent modérer ou aggraver davantage le désordre fonctionnel des énergètes.

Cependant dans le mal de mer et dans les troubles analogues, le vomissement, etc., doivent se référer avant tout et surtout à une influence mécanique directe du tissu organique, à un trouble de sa fonction; c'est pourquoi le foie, l'estomac, les intestins, le cerveau même et les plexus nerveux, etc. sont, selon Rosenbach, influencés directement et localement sans que l'influence du système nerveux entre en jeu primairement.

Les impulsions anormales provoquent donc dans les différents tissus et organes un désordre direct du travail fonctionnel de chaque énergète aussi bien que des secousses troubleraient le fonctionnement d'une machine de précision. Le trouble local démontre tout au plus qu'en ce point l'équilibre est plus instable, comme la chute d'une statue ou d'un vase dans une maison ébranlée par le tremblement de terre ne nous indique pas le point de l'ébranlement le plus grand, mais celui où l'equilibre était plus instable.

Dans un cas c'est le cerveau qui est seulement affecté, dans un autre, les organes abdominaux aussi: cependant les troubles de ces derniers, aussi bien que les affections combinées sont plus forts et fréquents.

L'entité des troubles dépend de ce que l'organisme est plus ou moins capable de réparer par une prompte compensation les effets les plus grands sur l'energétique ou le dynamique de l'organisme il s'en suit que la disposition individuelle et l'adaptation ou l'habitude qui résulte de l'exercice doivent jouer un grand rôle.

Rosenbach est celui qui a mieux étudié la question sous tous les rapports et il a donné les raisons les plus satisfaisantes de tous les phénomènes. Il nous semble toutefois qu'il a obscurci avec l'hypothèse des énergètes l'explication qu'il donne des troubles par ce qu'il a outrepassé les limites de nos connaissances sur la structure et l'organisation de notre corps. A ces énergètes tout à fait hypothetiques, et qui seraient des machines beaucoup plus petites que les cellules, il a attribué les fonctions trop indépendantes et il a donné une importance trop grande à la dynamique moléculaire pour les phénomènes qu'il s'agissait d'interpréter.

En effet il croit que l'état pathologique du mal de mer se manifeste avant tout et surtout comme une anomalie locale du travail fonctionnel des organes qui sont plus sujets à l'ébranlement général: tout cela sans que l'influence du système nerveux entre en jeu parce queson action se développerait d'une manière tout-à-fait secondaire; est c'est pour cela que Rosenbach s'oppose à l'idée que le mal de mer et les états pathologiques analogues soient des névroses, et a proposé une nouvelle et plus compliquée théorie mécanique de ces troubles.

Or, nous admettons de bon gré que le premier anneau de la chaine qui constitue le processus du mal de mer soit formé par des impulsions mécaniques moléculaires, mais ceux ci resteraient lettre morte pour les effets physio-pathologiques si les très petits entranchements des nerfs dans la gangue des tissus n'étaient pas prêts à percevoir ces très petites impressions et à les conduire aux centres nerveux où elles viennent élaborées et d'où part la décharge réactive sous laquelle se manifeste le mal de mer. Un organisme sans nerfs serait incapable d'en être affecté et dans les végétaux qui sont précisément dans ce cas, personne n'a observé des troubles qui dépendent d'ébranlements irréguliers. Nous ne saurions pas également concevoir de troubles semblables chez un organisme inférieur avec un système nerveux moins bien différencié ou rudimentaire. Plus un animal a un système nerveux développé, plus il perçoit l'action de ces mouvements irréguliers. Chez les nourrissons, (chez qui les impressions pour les formes les plus communes de mouvement n'ont pas encore obligé les centres nerveux à un travail donné) les impulsions mécaniques pour capricieuses qu'elles soient, laisseront plus ou moins indifférents ces centres mêmes. Chez les individus au contraire congénitalement très résistants, dès la naissance, ces centres disposeraient d'une énergie de reserve qui réussit facilement et rapidement à créer la compensation nécessaire. D'ailleurs l'habitude procurera une coordination et une modération plus grandes des décharges réactives qui auront ainsi un bût utile au lieu que perturbateur. Nous comprenons ainsi pourquoi le mal de mer se manifeste avec plus de fréquence chez les femmes, chez les individus hystériques et névrosiques dont le système nerveux est plus irritable et mobile.

Or, si nous devions formuler une théorie du mal de mer capable de résister à la critique que nous avons faite des deux théories que nous venons d'analyser, nous suivrions une méthode éclectique, afin de prendre d'elles tout ce qu'elles ont de bon. Voici donc en bref notre opinion à l'égard.

Notre organisme, et par conséquent notre système nerveux, acquiert par le grand nombre de sensations et de perceptions une certaine éducation, il cède et s'adapte graduellement au milieu ambiant, c'est-à-dire à un grand nombre d'impressions, qui lui deviennent habituelles et harmoniques et contre lesquelles il réagit d'une façon normale et régulière.

L'organisme ainsi exercé réagit d'ordinaire par voie réflexe, plus rarement par la voie de la cérébration inconsciente, plus rarement encore par la voie de la conscience contre l'onde qui porte les stimulus externes.

Tout ce travail s'accomplit au moyen d'un assemblage de signaux portés per les courants centripètes auxquels répondent les courants centrifuges desquels se dégagent des forces réactives or, dans les mouvements irréguliers du navire toute la masse du corps reçoit continuellement des impulsions brusques et contradictoires et pendant qu'elle, pour maintenir son équilibre, se prépare à réagir contre l'une d'elles, elle en reçoit une autre inattendue et ainsi de suite. Il s'ensuit que le système de signaux est troublé et la faculté de faire agir normalement les différentes forces à la périphérie perd son éfficacité ou à cause de retards ou à cause d'une insuffisante énergie modératrice.

Ainsi les ondes de l'excitation, au moyen desquelles les organes correspondent les uns avec les autres, sous l'influence de ces mouvements irréguliers et insolites ne peuvent pas s'enlacer harmoniquement comme d'habitude et c'est précisément de cette anarchie de courants qui se détruisent mutuellement, s'interceptent, dévient et débordent, que le mal de mer se produit. Il s'agit donc d'une névrose passagère qui se manifeste par des troubles vomitifs, des vertiges et des vomissements, c'est-à-dire une névrose réflexe, dans laquelle les décharges réactives sa propagent par les voies les plus faciles constituées par le vague et le sympathique.

Tout cela peut arriver sans l'intervention de la conscience; en ce cas il s'agit de modifications somatiques c'est-à-dire locales, d'origine mécanique qui donnent lieu à des procès d'irradiation en produisant des phénomènes d'irritation dans les centres soit disant automatiques de la moelle allongée: cependant le cerveau aussi pourra être affecté par voie reflexe, soit dans ses ganglions, soit tout entier. Dans ces cas, qui sont les plus fréquents, le vertige a une origine somatique, mais dans une autre série de cas c'est la conscience qui est irritée directement: ainsi les sensations visuelles anormales de l'oscillation de l'horizon et du mouvement des objets qui nous entourent, tels qu'on les a à bord lorsque la mer est agitée, peuvent chez quelques uns produire un vertige psychique, ainsi de même la peur, le dégout causé par l'air vicié et sentant mauvais à cause de la puanteur de la cuisine et des machines. On devrait donc distinguer au point de vue étiologique deux formes de mal de mer, c'est-à-dire la forme psychique et la forme somatique: mais dans la pratique cela arrive très rarement et les deux formes s'entrelacent réciproquement, presque toujours avec la proéminance de la forme somatique.

En outre des influences simplement psychiques (idées, sensations insolites et dégoûtantes) on a des influences simplement physiques ou chimiques qui peuvent produire éxactement dans l'organisme les mêmes phénomènes que ceux du mal de mer, par exemple l'ingéstion de certaines substances toxiques (nicotine etc.) d'une grande quantité d'alcohol, le brusque changement de la pression atmosphérique (mal de montagne) le manque d'oxygène, les traumatismes (choc) peuvent engendrer le vertige et les vomissements.

A cette classe de phénomènes appartiennent aussi les vertiges réflexes, tels que le vertige gastrique et intestinal (comme p. e. dans la colique et l'helminthiase), le laryngien, le nasal, l'oculaire, le vertige ab aure læsa, etc. dans lesquels l'excitation des nerfs sensitifs se propageant en direction centripète produit aussi le vertige et les vomissements.

Si nous devions classifier le mal de mer dans un groupe quelconque de névroses, ce serait précisément dans celui des vertiges ou des névroses réflexes que nous le placerions et nous le décririons dans un groupe comprenant toutes les formes que Rosenbach appelle cinétoses, dans lesquelles l'excitement périphérique est simplement mécanique et ne part pas d'un seul organe, mais du corps entier soumis à des mouvements irréguliers et insolites.

Nous avons déjà fait ressortir l'analogie qui existe entre le mal de mer et celui de montagne, quoiqu'ils sont déterminés par des causes différentes: c'est que des causes différentes peuvent produire les mêmes effets lorsqu'elles exercent leur influence sur un même élément. Pour le mal de montagne aussi on a présenté beaucoup de théories mais à la suite de nombreuses études et de recherches de grande valeur sur les alpes Mr. Masso a démontré que le siège du mal se trouve dans le système nerveux. Dans aucun autre tissu, avance-t-il, tant que dans les cellules nerveuses l'adoptation est si rapide l'hierarchie si distincte et les différences si profondes chez les divers individus: de cela dépend la différence très sensible de la résistence et du pouvoir d'adaptation des divers individus au mal de mer aussi bien qu'au mal de montagne qui sont des troubles auxquels personne ne peut dire d'échapper entièrement dans certaines circonstances dans lesquelles les causes agissent avec une intensité particulière.

Pour le mal de montagne aussi, Mr. Masso a reconnu que la névrose du vague doit être considérée comme le facteur principal: de fait l'insurgence du vomissement et la difficulté de la déglutition sont des phénomènes qui caractérisent la paralysie des nerfs vagues, de même que les troubles vasomoteurs: or ces phénomènes s'observent dans le mal de mer aussi bien que dans le mal de montagne et dans une foule de vertiges réflexes d'autre origine, comme nous l'avons démontré.

Quatrième Séance.

Mercredi, le 13 (25) Août, 10 h. du matin.

Présidents: Auffret (Brest), Strube (Karlsruhe), Duner (Stockholm), Georgesco (Galatz), Bankowsky Pacha (Constantinople), Strauss (Heschingen), Suzuki (Tokio), Galvani (Naples), Bogarov (Sophia).

Dr. **P. Imbriaco** (Florence).

Sur l'action des balles actuelles.

Quelques observations faites avec le fusil italien de mm. 6,5.

Si l'on pouvait juger l'action des balles actuelles seulement par leurs qualités balistiques, on devrait dire tout simplement qu'elle est bien supérieure à celle des balles d'autrefois.

La vélocité initiale arrivée de 400 à 850 m. et plus, celle de rotation de 700 à 3600 tours à la m-e 2-e, la force vive initiale de 250 kgm. portée au delà de 300; le coefficient de pression augmenté; la force de pénétration, la radance de la trajectoire, la portée et la rapidité du tir accrues d'une manière surprenante, voilà les qualités qui font prévaloir la puissance balistique des armes nouvelles à la puissance des armes d'autrefois.

Et puisque cette puissance croît par la diminution du calibre, quelques techniciens, Hebler par exemple, sont arrivés à dire que la balle de 5 mm. est presque de trois fois supérieure à celle de 8 mm. Mais la puissance d'une balle dépend aussi de ses qualités physiques et surtout de son volume, de son poids, de sa forme, des points de contact qu'elle a avec l'objet atteint. S'il en était autrement, une petite épingle enfoncée dans le corps à toute vitesse et avec beaucoup de force devrait produire des lésions beaucoup plus sérieuses qu'un coup de couteau donné avec moins de violence. Voilà pourquoi les études sur le fusil de l'avenir ne sont jusqu'ici parvenues à établir le calibre à adopter.

L'idéal que l'on désirerait atteindre est tout ce qu'il y a de plus humain; c'est-à-dire „mettre hors de combat dans le moins de temps possible un grand nombre d'hommes, tout en en tuant ou en en blessant mortellement le moins possible.

La question semblait presque résolue par le fusil de petit calibre; mais toute la foi qu'on avait dans les nouveaux projectiles fut ébranlée par les expériences successives, et dans le Congrès Médical International de Rome, d'après les importantes communications de v. Coler & Schjerning, de Démosthène, de Habart, de Tosi, de Werner dériva ce corollaire „L'action des armes nouvelles est supérieure à celle des armes anciennes de gros calibre et de calibre moyen".

Après cela il semblait qu'il ne manquait plus que le contrôle, non désiré, d'une grande guerre pour la solution définitive de la question. Mais de nouveaux faits observés surtout sur l'homme vivant et recueillis sur les champs de bataille en opposition avec les données expérimentales et que l'on possédait déjà, non seulement ont resoulevé la question, mais ils l'ont poussée vers une nouvelle phase où l'on reconnait de plus en plus l'insuffisance des expériences sur les cadavres humains et sur les animaux.

Non seulement les études expérimentales, comme par exemple celles de Stiles sur l'action du projectile du fusil nord-américain de mm. 7,62 ont eu de tels faits pour résultat, mais bien encore les observations faites sur l'homme vivant. Je n'ai pas besoin de rappeler ici que pendant la guerre entre la Chine et le Japon les blessures produites par les balles de 8 mm. du fusil Murata et celles produites par les balles en plomb non revêtues, du fusil Martini-Henry de mm. 11,4 et du fusil Snider de mm. 14,4 présentaient des caractères bien différents. Les blessures, selon O. Brien et Dugald Chistic, produites par le projectile Murata étaient petites, punctiformes, sans contusions ni déchirure. Il n'y avait pas de débris de vêtements entraînés; les trous d'entrée et de sortie ne présentaient aucune différence. Les os étaient percés nettement, sans fracture, ni esquilles, les effets explosifs manquaient; très-peu sensible le shock. Avec une plaie pénétrante de l'articulation du genou, que la balle avait traversée de part en part, un blessé avait fait 320 kgs.; la blessure a guéri sans accident et l'articulation a repris toutes ses fonctions. Trois blessés avec lésion du poumon guérirent aussi rapidemeut.

Au contraire, les balles anciennes avaient produit les plus grands dégâts. Les blessures étaient souvent infectées à cause des morceaux de vêtement que la balle y transportait. Assez souvent les lésions des os et des parties molles imposèrent l'amputation immédiate. Dans le Dahomey on a noté que les balles du fusil Lebel n'arrêtaient pas toujours sur le moment l'élan de l'ennemi, dont un grand nombre de blessés, quoique perforés de part en part, arrivaient jusque sur les lignes françaises pour ne tomber qu'après le shock. Et le fusil anglais Lee Metford de mm. 7,7 n'aurait pas toujours été assez efficace contre les bandes du Chitral. Des groupes d'hommes, exposés à une grêle de balles seraient restés debout sans tomber ni replier. Le général Lowe rapporte que des prisonniers avec deux ou trois blessures purent marcher pendant dix ou douze kilomètres sans de grandes souffrances. Un homme frappé de six balles alla de lui-même où l'on pansait les blessés et guérit. Un espion condamné à être fusillé, fut frappé, à douze pas de distance, de six balles dont trois lui traversèrent la poitrine; laissé comme mort, il déserta et fut arrêté à la distance de 300 ou 400 m.

Il est vrai que de tels faits ne sont pas nombreux, ni peut-être tous certifiés; il est pourtant vrai qu'ils ont été observés sur des hommes d'une résistance et d'une tolérance que probablement le soldat européen n'aurait pas. Il est toutefois évident qu'il faudrait, soit au point de vue militaire, soit au point de vue chirurgical revenir sur la question et l'étudier sous l'escorte de nouvelles données. Lee observations recueillies pendant la toute récente guerre Greco-Turcque et pendant la guerre Italo-Abissine seraient très importantes pour cela faire. Je n'ai lu jusqu'à présent aucune relation chirurgicale concernant la première; quant à la deuxième, les troupes d'expédition italiennes tout étant armées du fusil Wetterli de calibre moyen et les troupes abissines d'armes de calibres différents et pas assez connus, les médecins italiens purent néanmoins constater dans de nombreux cas que les lésions, soit des parties molles, soit des os furent d'autant plus limitées que la balle qui les avait produites était petite.

J'ai fait une série d'expériences comparatives avec le fusil Wetterli de mm. 10,35—balle de plomb comprimée de gr. 20—charge de poudre noire—vélocité initiale 435 m.; avec le même fusil Wetterli, mais avec la cartouche modifiée mod. 1890—balle revêtue de cuivre de gr. 16—charge de balistite—vélocité initiale de 615 m; avec le fusil italien mod. 1891 de mm. 6,5—balle revêtue de maillechort de gr. 10,5—charge de balistite—vélocité initiale 700—710 m.

De telles expériences faites plus pour satisfaire aux exigences du Cours de chirurgie de guerre à l'Ecole d'Application de Santé Militaire de Florence, que dans le but d'ajouter de nouvelles recherches, concernant l'action des balles, à celles déjà faites par qui, plus compétant que moi, disposait de plus grands moyens, n'ont eu ni elles pouvaient avoir un grand développement.

Je me flatte pourtant qu'on pourra en tirer quelques déductions pratiques. Je regrette seulement que le temps m'ait fait défaut pour pouvoir coordonner et achever mon travail. Pourtant, tandis que j'espère pouvoir bien vite en faire l'objet d'une publication plus détaillée, je dois maintenant me limiter à la simple énumération des expériences faites et à soumettre à votre jugement les conclusions que j'ai cru pouvoir en tirer, suivant les effets des balles de petit calibre en général.

Un groupe d'expériences regarde la force de pénétration et les changements physiques de la balle (température, déformation, fragmentation).

A cet effet on tira des coups sur des troncs d'arbres; sur des petites caisses en bois et en fer à plusieurs divisions et remplies de souffre ou de tablettes de parafins; sur des plaques de plomb posées en séries; sur des bancs de sable. Un deuxième groupe d'expériences plus vastes eut pour but l'étude des altérations de la cible. On tira à cet effet sur des plaques de caoutchouc, sur des planches de bois de solidité et d'épaisseur diverses; sur des plaques de fer et de plomb, sur des plaques de verre, de parafine, de savon; sur des petites caisses métalliques pleines d'eau, de sciure humide de bois, de pierres, de petites balles de marbre et de plomb.

Finalement un troisième groupe, que je me propose de continuer encore tout en l'étendant sur les animaux vivants, regarde les tirs sur des parties de cadavres humains et principalement sur des crânes soit avec leur contenu, soit vides, sur les os longs des membres frais ou desséchés.

On tira toujours avec des charges entières et à des distances normales de 5 à 2000 m.

Conclusions. 1-e. La force de pénétration des balles actuelles, en admettant les autres conditions égales, se maintient toujours d'autant plus élevée aux grandes distances que la balle est plus petite, même si la force vive est relativement moindre.

Aux petites distances elle peut être amoindrie de beaucoup, lorsque la balle heurte contre des objets très résistants à cause de la grande facilité avec laquelle la balle se rechauffe et se déforme.

2-e. L'échauffement de la balle n'exerce pas en général une influence appréciable sur son action offensive. Il faut une grande force vive et une grande résistance pour que la température arrive à celle de la fusion du plomb. Cela ne peut arriver dans le corps de l'homme où il est assez rare que les balles modernes se réchauffent jusqu'à produire des brûlures. Dans tous les cas, comme elles peuvent transmettre plus facilement au but leur force vive, elles se réchaufferont relativement moins que les balles anciennes.

3-e. Les déformations sont plus rares dans les balles revêtues, mais l'influence aggravante qu'elles exercent sur l'action offensive est plus grande à cause de la facilité du dégagement du manteau et de la facilité que celui-ci a de voler en éclats aigus, tranchants et difficiles à extraire.

4-e. Les blessures des tissus moux, produites par les balles de petit calibre sont moins graves car, si elles ne heurtent pas en travers et si elles ne se déforment pas, elles peuvent plus facilement traverser les tissus tout en en éloignant et en en amassant les éléments histologiques sans les détruire.

5-e. Les blessures des vaisseaux sanguins et par conséquent les graves hémorrhagies sont d'autant moins fréquentes, que le diamètre de la balle est petit, si celle-ci heurte selon sa direction normale, soit parce que les vases échappent plus facilement à son action, soit parce que les trajets étroits des blessures rendent moins difficile l'hémostase spontanée. Les hémorrhagies produites par des esquilles d'os sont d'autant moins fréquentes que la balle est plus petite.

6-e. Les blessures du poumon et des autres organes parenchymateux sont d'autant moins graves et plus facilement guérissables, que les parcours de la balle dans ces organes sont plus réguliers et plus étroits, et que moindre en est le shock traumatique: cela est en rapport avec la réduction du calibre.

7-e. L'action latérale et par conséquent l'action explosive est moins intense dans les balles de calibre moyen, car l'augmentation de la vitesse ne compense pas suffisamment la diminution de la surface de section de la balle.

8-e. Dans les os plats, dans les os courts et dans les épiphyses des os longs, les perforations nettes et régulières sont d'autant plus fréquentes que la force de pénétration est plus grande et que le volume de la balle est plus petit.

De même l'extension des foyers de fractures communitives, le nombre des esquilles libres, la gerbe de projection de celles-ci en distance, et par conséquent la lésion des parties molles environnantes sont en raison de la surface de section de la balle.

Je suis bien loin d'après tout cela, de vouloir rendre aux armes à feu actuelles la qualification d'armes humaines. Il me semble pourtant assez démontré, que si par la réduction du calibre on pourra avoir un plus grand nombre de blessés, on aura des blessures moins graves.

C'est à nous donc, comme médecins, à faire des vœux pour que la question, toujours actuelle, du fusil de l'avenir se résolve par l'adoption du plus petit calibre; ce serait un progrès non seulement militairement parlant, mais encore un progrès dont l'humanité nous en serait reconnaissante.

Dr. **I. Raptschewski** (Pétersbourg).

Rapport de la Commission Internationale pour l'uniformité de la statistique sanitaire des armées, réunie à Budapest en 1894 et à Moscou en 1897.

Au X-me Congrès International de Médecine à Berlin (en 1890) parmi les autres thèmes soulevés dans la section de médecine militaire, on discuta la possibilité d'instituer les schèmes uniformes de la statistique sanitaire des armées.

Les rapporteurs sur la question Son. Excell. Mr. Général-Stabsarzt v. Coler ainsi que MM. les D-rs. Billings et Krocker ont clairement démontré les résultats précieux, que pourrait fournir l'étude comparative de la statistique médicale des armées tant pour l'administration sanitaire des armées, que pour la géographie médicale, la pathologie et l'antropologie.

M. le Dr. Krocker, dans son rapport, prit pour base de la statistique uniforme un tableau nosographique uniforme pour toutes les armées. Le projet de tableau en question fut élaboré et soumis à l'approbation de la section.

S'étant abstenu de conclusions définitives sur la matière, la section forma de ses membres une commission permanente, qui fut chargée d'élaborer un projet d'uniformité de statistique sanitaire des armées et de présenter un rapport à la section médecine militaire au XI-me Congrès International de Médecine à Rome (1893).

L'idée dominante du rapport de cette commission à la section de médecine militaire du XI-me Congrès fut, que pour obtenir une solution satisfaisante de la tâche entreprise il serait indispensable de former une commission internationale spéciale, composée d'officiers de santé, autorisés par les ministères de la guerre correspondents et de rattacher cette commission au VIII-me congrès international d'hygiène et de démographie à Budapest en 1894.

Sur l'initiative du ministère de la guerre italien, onze Etats acceptèrent la proposition de former la commission susdite, qui se réunit à Budapest au mois de septembre 1894. La composition fut comme il suit: Dr. J. Billings, Surgeon-Lieutenant-Colonel (Etats-Unis de l'Amérique du Nord); Dr. Dziewonski, médecin-major au ministère de la guerre (France); Dr. Grossheim, Generalarzt (Prusse); Dr. v. Harten, Corpslaege (Danemark); Dr. Herrmann, Oberstabsarzt (Bavière); Dr. Jacobi, Generalarzt (Saxe); Dr. Myrdacz, Regimentsarzt (Autriche-Hongrie); Dr. Lane-Notter, Brigade Surgeon and lieutenant-Colonel (Angleterre); Dr. Raptschewski, membre actuel du comité scientifique de santé militaire, conseiller d'état (Russie); Dr. Sforza, colonel-teniente medico (Italie) et Dr. van-der-Straeten, médecin du bataillon (Belgique).

La commission, après déliberation sur quelques questions fondamentales, ainsi que sur les détails techniques qui en relèvent, adopta les conclusions suivantes:

1. Un résumé statistique sur l'état sanitaire devra être publié annuellement dans chaque armée où cela n'a pas encore lieu.

2. Les ministères de la guerre devraient échanger entre eux chaque année un certain nombre de ces publications.

3. Les publications pourraient être redigées conformément aux besoins de chaque armée respective et suivant les vues que les directeurs du service de santé trouveraient nécessaire de poursuivre. Seulement elles devraient contenir comme annexe une série de tableaux, dont le type serait le plus uniforme possible pour toutes les armées, et qui contiendraient les faits les plus importants de la statistique, formant ainsi une base pour les études comparatives sur la santé de toutes les armées.

4. La Commission de Budapest s'est constituée en permanente sous la présidence de Mr. Billings, Washington, ayant pour secrétaire perpétuel Mr. Myrdacz, Vienne, qui à reçu la tâche de rédiger le projet modèle des tableaux annexes mentionnés ci-dessus, conformément aux conclusions de la Commission.

Ces modèles de tableaux ont été élaborés par Mr. Myrdacz et soumis, par l'intermédiaire des délégués, à l'approbation de leurs ministères de la guerre respectifs.

Les conclusions de la Commission pour établir l'uniformité de la statistique sanitaire sont en détails, les suivantes:

1. La Commission juge nécessaire de demander les ministères de la guerre la publication des résultats de l'examen médical des conscrits.

2. Les données statistiques sur l'examen des conscrits doivent se rapporter non pas seulement à l'ensemble mais aux opérations suivant les régions ou arrondissements administratifs séparés.

3. Le tableau doit contenir pour chacun de ces arrondissements, des renseignements sur:

a) le nombre des conscrits examinés;
b) le nombre des admis (aptes au service militaire);
c) le nombre de rejetés à cause de petite taille;
d) la taille des admis (de 5 en 5 ctm.);
e) les maladies et les informités — causes d'inaptitude au service militaire.

4. L'année solaire sera prise pour base des calculs statistiques dans chaque armée.

5. La statistique ne comprend que les soldats et les sous-officiers.

6. Dans l'effectif total sont compris les malades en traitement aux hôpitaux militaires.

7. La statistique de morbidité et de mortalité est tenue non seulement d'embrasser toute l'armée en son entier, mais être spécifiée:

a) par corps d'armée ou par divisions;
b) par armes;
c) par mois;
d) par garnisons.

8. Chacun des tableaux précités doit contenir les colonnes suivantes, savoir:

a) effectif total;
b) entrées: au dispensaire et à l'hôpital — séparément:
c) sortie: guéris (aptes au service), décédés et autres sorties;
d) nombre de jours de traitement par malade et pour chaque personne de l'effectif.

9. Les décès par suicide et par accidents ne sont pas compris au total de la mortalité, mais sont classés dans un tableau spécial.

10. Les renseignements sur l'âge et sur la durée du service des sujets morts sont spécifiés dans un tableau spécial à 5 colonnes, dont les deux premiers ont trait à la durée du service: première année de service, autres années de service; les trois autres — à l'âge: âgés de 20 à 25 ans, de 26 à 30 ans et audessus de 30 ans.

11. Tous les calculs dans les tableaux susdits se font pour 1000.

12. La classification des maladies par groupes étant fondée sur des principes aptes à subir avec le temps des changements, le tableau nosologique pour la statistique sanitaire internationale des armées ne doit embrasser que des maladies distinctes et les groupes de maladies les plus importants pour armée, disposés par ordre alphabétique, avec leur nomenclature latine: ce tableau contient 33 désignations, savoir:

1. Alcoholismus acutus (incl. Delirium tremens).
2. Bronchitis acuta.
3. Cholera asiatica.
4. Cholera nostras.
5. Diphteria et Croup.
6. Dysenteria.
7. Erysipelas.
8. Febris intermittens.
9. Febris recurrens.
10. Gonorrhea.
11. Hernia.
12. Influenza.
13. Insolatio.
14. Meningitis cerebro-spinalis epidemica.
15. Morbilli.
16. Parotitis epidemica.
17. Pneumonia crouposa s. lobaris.
18. Rheumatismus articulorum.
19. Scarlatina.
20. Scorbutus.
21. Syphilis.
22. Trachoma.
23. Tuberculosis pulmonum.
24. Tuberculosis cæterorum organorum.
25. Typhus abdominalis.
26. Typhus exanthematicus.
27. Variola.
28. Morbi auris.
29. Morbi cordis.
30. Morbi cutis.
31. Morbi mentis.
32. Morbi oculi.
33. Morbi systematis urinarii et sexualis (excl. Venerea et syphilis).

Les modèles de tableaux pour la statistique sanitaire internationale des armées, dressés sur les bases précitées, ont été soumis à l'approbation des ministères de la guerre, dont les délégués avaient pris part aux travaux de la Commission; ils semblent devoir être acceptés sans modification et sont même déjà en usage pratique aux Etats-Unis de l'Amérique du Nord, en Angleterre, en Autriche-Hongrie, Italie et Russie, ainsi qu'en Hollande, qui pourtant n'avait pas de représentant dans la Commission de Budapest. Les services de santé des armées, qui viennent d'être citées, publient depuis 1894 une statistique sur le modèle, dressé par la Commission de Budapest, sous forme d'un supplément ou compte-rendu annuel sur l'état sanitaire de leurs armées.

Les publications de ce genre parues jusqu'à présent démontrent clairement que les tableaux élaborés par la Commission de Budapest répondent tout-à-fait au but recherché et qu'il n'y a pas de difficulté à y faire entrer les données statistiques de telle ou telle armée.

Les comptes-rendus américains, anglais, autrichiens, italiens, russes et hollandais ne diffèrent des modèles, proposés par la Commission de Budapest, que fort peu et sur des points n'ayant pas de valeur, de sorte que toutes les données les plus importantes sont aisément comparables. En même temps, ces données font ressortir à l'évidence les points principaux de la statistique médicale de chaque armée et permettent de s'y orienter rapidement, chose bien importante pour ceux, qui ne sont pas en état par une cause quelconque de consulter de volumineux annuaires. Par conséquent il serait très utile, que tous les Etats joignent aux annuaires statistiques de leurs armées un supplément dressé d'après le modèle, proposé par la Commission de Budapest.

Pour que MM. les membres de la section puissent avoir une conception plus exacte des tableaux en question, j'aurai l'honneur de leur présenter le supplément au compte-rendu sur l'état sanitaire de l'armée russe, pour les années 1894 et 1895.

Pour permettre le développement et les progrès ultérieurs dans l'uniformité de la statistique médicale internationale des armées la Commission de Budapest chargea le délégué de l'Etat où aurait lieu le XII-me Congrès international de médecine, d'intercéder auprès de son ministre de la guerre afin d'obtenir la permission de réunir une fois de plus une commission composée d'officiers de santé militaire pour prendre des conclusions définitives sur l'établissement d'une statistique sanitaire uniforme des armées.

Cette commission aurait pour but:

1. D'y engager le plus grand nombre possible d'Etats d'adhérer au principe.

2. De vérifier les résultats de modèles déjà acceptés pour la statistique médicale internationale des armées.

3. D'y introduire, s'il y avait lieu, des additions ou modifications, dont la nécessité aurait été demontrée par la pratique.

Actuellement, le fait est accompli.

Avec l'autorisation et sur l'initiative de Son Excellence M. le Ministre de la guerre, le général de Vannovsky, Aide-de-camp de Sa Majesté Impériale, la commission internationale susdite s'est réunie à Moscou.

Sa composition est comme suit: 1. Mr. le Dr. Dziewonski, médecin major au ministère de la guerre (France), 2. Mr. le Dr. Ritter-Nagy von Rothkreutz, Generalstabsarzt (Autriche-Hongrie) 3. Mr. le Dr. Raptschewski, membre actuel du comité de santé militaire, conseiller d'état (Russie), 4. Mr. le Dr. Schjerning, Oberstabsarzt (Prusse), 5. Mr. le Dr. Col. Sforza, Medico colonel-teniente (Italie) 6. Mr. le Dr. Sternberg, surgeon-General U. S. A. (Etats-Unis d'Amérique du Nord), 7. Mr. Dr. Stevenson, surgeon-Colonel Prof. à l'école d'application à Netly (Angleterre) 8. Mr. le Dr. van-der-Staeten, médecin de bataillon (Belgique) 9. Mr. le Dr. Zollitsch, Oberstabsarzt und Divisionsarzt (Bavière) et 10. Mr. le Dr. Wilke, Stabsarzt (Saxe).

Après avoir largement discuté sur les questions posées, la Commission de Moscou est arrivée aux conclusions suivantes.

1. La Commission constate le fait, que la grande majorité de services de santé des armées, dont les représentants participaient à la Commission de Budapest, a publié en partant de 1894 une statistique sanitaire d'armées respectives sinon absolument conforme aux modèles adoptés par la dite Commission, tout au moins très explicite pour satisfaire aux postulata, par quelle raison les tableaux modèles statistiques, élaborés par la Commission de Budapest sont maintenues sans aucune addition ou modification.

2. Les statistiques internationales, qui n'ont pu encore être établies dans quelques armées, en raison de certaines difficultés de principe, seront publiées prochainement; des observations signaleront les impossibilités matérielles de se conformer aux modèles.

3. La Commission a résolu de charger le délégué du Gouvernement Russe de faire transmettre par la voie hierarchique aux divers Gouvernements les conclusions qu'elle aura à adopter et de communiquer ces conclusions à la section de médécine militaire du présent Congrès.

4. La Commission émet le vœu qu'au XIII-me congrès international de médecine il soit préparé un travail d'ensemble comparatif, établi d'après les tableaux internationaux annexés aux divers statistiques dont les schèmes viennent d'être définitivement adoptés.

Nous espérons que ces conclusions trouveront aussi un bon accueil et l'approbation de l'assemblée présente, où se trouvent réunis les plus grandes autorités et les plus grands travailleurs dans le domaine de médecine militaire.

Le rapporteur, en exposant les résultats déjà réalisés croit devoir faire observer que les travaux des commissions de 4 congrès internationaux successifs ont porté sur une question, d'une solution difficile, et qu'on est arrivé à atteindre le but qui à l'origine paraissait si éloigné.

Aussi est-ce une satisfaction légitime que nous croyons avoir montré ce que l'on peut obtenir par la persistance dans le travail, commun de groupes, qui se réunissent à l'occasion de nos congrès internationaux de médecine.

Dr. **Auffret** (Paris).

Interventions sur le rachis.

Appareil instrumental.

Les lésions du rachis ne sont pas plus le triste apanage de la vie militaire que de la vie civile; cependant la fréquence extrême des traumatismes de la colonne vertébrale par suite de chûte d un lieu élevé dans les arsenaux comme à bord des navires de guerre, comme dans les combats, le nombre de lésions tuberculeuses du rachis prouvent que l'étude d'une semblable question n'est pas déplacée dans la Section militaire du Congrès.

Je n'ai pas l'intention ni de traiter à fond, ni d'interventionner sur le rachis. J'ai déjà publié sur ce sujet 4 mémoires qui ont été l'objet de présentations soit dans les congrès de chirurgie, notamment à celui de Lyon, soit devant l'Académie de médecine, le premier en 1892, le dernier en janvier 1896; je rappellerai 2 ou 3 de ces observations.

En 1891, nous avons été l'un des premiers, sinon le premier, à attaquer avec succès les vertèbres cérébrales par la bouche; à attaquer le sacrum jusqu'au niveau du promontoire avec drainage transabdomino-sacré, pour une collection purulente de l'abdomen intarissable, symptôme sûr de la lésion de cet os, affection qui amène l'homme à deux doigts de la mort; et cela avec succès.

Enfin nous avons essayé de régler l'intervention opératoire à la région dorsale par de nombreux essais à l'amphithéatre et cela sans léser ni les nerfs, ni les vaisseaux, ni la plèvre, et nous avons mis à nu la cinquième lombaire après résection de la crète illiaque.

Mais aussi nous avons remarqué les difficultés du manuel opératoire et la nécessité de rectifier l'appareil instrumental.

Le premier que j'ai envisagé, est le trépan. Quelle difficulté d'aller rechercher un séquestre vertébral profondement situé. Il n'y a que ceux qui ne l'auraient pas tenté, à l'ignorer. J'ai donc fait construire un trépan, à longue branche graduée, de couronne de petite dimension, tenant le milieu entre le trépan ordinaire et le trépan de l'apophyse mastoïde et je lui ai appliqué le mécanisme de Collin.

Mais ce qu'il y a de spécial à cet instrument, c'est que je le transforme à volonté en tire-fond. J'enlève la couronne avec le curseur et la transformation est faite, et dès lors je puis l'introduire dans un orifice ou un conduit profond et l'actionner pour l'extraction d'un séquestre qui s'échaperait aux doigts ou aux pinces.

En second lieu, j'ai conseillé une modification à la scie larvée de Larrey. Les constructeurs la font trop faible, trop longue, trop pointue et par conséquent lui font perdre une partie de ses excellentes qualités; d'autre part, si elle est trop tranchante du dos, elle blesse le doigt de l'opérateur.

Je la fais plus courte, plus forte, légèrement aplatie au talon, de manière à ne pas offenser le doigt de l'opérateur qui y prend un point d'appui.

Enfin j'en boutonne l'extrémité de manière à ne pas craindre de blesser les vaisseaux et spécialement la plèvre.

Dans ces conditions, c'est un parfait instrument, un véritable scalpel des os dans les interventions sur le rachis.

En effet, le rachis est difficilement abordable; il est profondément situé, revêtu d'un surtout abondant de parties molles. Je me suis donc appliqué à modifier quelques instruments que je vais vous soumettre.

Dr. **S. Unterberger** (Zarskoje Selo).

Ueber den heutigen Standpunkt der Tuberculosefrage.

Die grosse Furcht vor Ansteckung durch den Koch'schen Bacillus hält Unterberger für unbegründet. Die sorgfältigen Arbeiten von Haupt und Michaelis zeigen z. B. dass die Einwohner in den alten, vielbesuchten Schwindsuchtsorten Soden und Rehburg, die die Kranken in ihren Wohnungen pflegen und wo das bacilläre Sputum in Haus und Flur seit Jahrzehnten rücksichtslos umhergeworfen ist, ein hohes Alter erreichen und dass daselbst Tuberculöse nur Ausnahmsfälle sind. Ansteckung in den Schwindsuchtshospitälern, ebenso unter kranken Eheleuten, ist gleichfalls sehr unbedeutend, wobei man ausserdem nie eusser Acht lassen darf wie viele von den Erkrankten nicht schon hariditär belastet gewesen.

Auf welche Weise der Bacillus im Organismus auftritt, ist noch voll von Controversen. Impfung mit Tuberkelbacillen erzeugt wol Tuberkeleruptionen, aber nie ist es gelungen fungöse Gelenk- und Knochenentzündungen, Drüsentuberculose, caseöse Pneumonie etc. durch Impfung zu erzeugen. In wenigstens 90% scheint es constatirt zu sein, dass die sogenannte Disposition zur Scrophulose resp. Tuberculose—welche Processe nach Arnold pathologisch-anatomisch identisch sind—vererbt wird und die Unterberger nach Liebreich bereits für den Beginn der Krankheit hält. Natürlich muss man unter dieser Form der Tuberculose nicht die Koch'sche bacilläre verstehen, sondern nur die nichtbacillären scrophulösen Processe (Köster, Maass, v. Bergmann u. A.) und die nicht bacillären tuberculosen Herde in den Lungen (Biedert u. A.), die erst durch Hinzutreten von Koch'schen Bacillen zu bacillärer Scrophulose resp. bacillärer Tuberculose sich manifestiren; an nicht bacillären tuberculösen Processen kann man gleichfalls sterben, aber auch gesund werden.

Die Tuberculose ist somit eine Constitutionskrankheit und eine von hoch unbekannter Natur specifische Erkrankung des Lymphsystems, wie die Haemophilie und Arteriosklerose eine spec. Erkrankung des Gefässsystems ist. Ebenso wie die Gefässerkrankung auch in einzelnen Teilen des Körpers auftreten kann, so kann die Tuberculose gleichfalls auch in einzelnen Organen auftreten, am meisten aber in den Lungen.

Der Ausdruck Tuberculose müsste für alle Processe bleiben, weil das anatomische Substrat bei allen der Tuberkel ist und derselbe braucht nicht nur durch den Koch'schen Bacillus, sondern er kann und wird auch durch andere organische Elemente oder durch pathologisch-chemische Producte erzeugt; der Tuberkel ist wie Metschnikov sagt — eine Reactionserscheinung des Lymphsystems gegen Mikroben und chemische Substanzen. Zur Entfaltung der nicht bacillären tuberculösen Processe im Organismus tragen vorherrschend bei: fehlerhafte Nahrung, verdorbene Luft, verschiedene Mikroben und ihre Stoffwechselproducte. Bei der Lungenschwindsucht ist jetzt allgemein anerkannt, dass nicht so der Koch'sche Bacillus, sondern vor allem verschiedene andere pathogene Mikroorganismen sich als die Haupturheber der destructiven Processe in den Lungen erweisen (Mischinfection: Grancher, Strümpel, Penzold, Eichhorst u. A.).

Das Latenzstadium der Tuberculose ist unbegrenzt. Tuberculose kann eine Generation überspringen, um wieder in der nächsten aufzutreten.

Dr. S. **Unterberger** (Zarskoje Selo).

Ueber die Notwendigkeit der Einrichtungen von Haus-Sanatorien in den Militärhospitälern.

Die Directive für unser Handeln ist somit klar vorgezeichnet. Wir müssen vor allem darnach trachten das Lymphsystem zu kräftigen und überhaupt den Organismus zu stählen zum Kampf mit Mikrobeninfection und Intoxicationen verschiedener Art und zweitens unser Sputum, welches alle möglichen pathogenen Stoffe enthalten kann, ebenso wie alle unsere Excrete, vernichten. In den hygienisch-diaetetischen Regimes der grossen nach den Principien von Brehmer-Dettweiler eingerichteten Sanatorien haben wir nur eines der wichtigsten Mittel dieses Ziel zu erreichen. Frische Luft, Hautpflege, Fett ansetzende Nahrung, das sind die Forderungen und dieselben können wir bis zu einem hohen Grade in jedem Hospital, in jedem Haushalt finden.

Die günstigen Resultate der Behandlung der Tuberculose in den Brompton und Victoria Hospitälern, die bekanntlich im Centrum der Riesenstadt London sich befinden, sowie die grosse Zahl (circa 50) Naturheilungen, die bei Tuberculose constatirt sind, veranlassten Unterberger ein Sanatorium in seinem Hospital einzurichten, welches er Haus-Sanatorium bezeichnete, weil es nicht nur in Hospitälern sondern in jedem Hause eingerichtet werden kann.

Im Militärhospital zu Zarskoje Selo (bei St.-Petersburg) reservirte Unterberger nach Süden gelegene, passend grosse Zimmer als Räumlichkeiten für ein Haus-Sanatorium. Das Schlaf- und Aufenthaltszimmer erhielten bewurzelte Tannenbäume die in Kübel mit nassem Sande gesteckt und circa 6 Wochen das Nadellaub behielten. Allabendlich wurden die Bäume, sobald der Tannenduft schwach wurde mit einer Lösung Ol. pini silv. 10,0, Ol Terebinthin pur 30,0, Aq. font. 300,0 pulversirt. Die Temperatur im Schlafzimmer wurde auf 8—10 Gr. R., das Aufenthaltzimmer auf 12—14 Gr. R. gehalten. Tiefe Atmungen in den frisch ventilirten Räumen wurde systematisch angeordnet. Hautpflege, die in trockenen und feuchten Abreibungen bestanden, aufs strengste durchgeführt. An windstillen Tagen wurde den kräftigeren Patienten gestattet ins Freie zu gehen, selbst wenn die Kälte 15° C. betrug. Die kräftige Fett ansetzende Ernährung übersteigt die gewöhnliche Spitalkost. Medicamente wurden verabreicht soweit sie symptomatisch erforderlich waren und brachten unter Umständen grossen Nutzen. Für die lungenkranken Soldaten wurden somit im Hospital bis zu einem hohen Grade alle Bedingungen getroffen wie sie in den Sanatorien bei ihrer hygienisch-diaetetischen Behandlungsmethode bereits das volle Bürgerrecht erhalten.

Bis zum 1. August waren in Behandlung im Haus-Sanatorium des Hospitals 128. Von diesen wurden relativ geheilt entlassen 11 (8,6°), gebessert 49 (38,3°), auf diese Weise brachte die Behandlungsmethode Nutzen 60 Mann (46,9°). Resultatlos oder im verschlimmerten Zustande wurden entlassen 58 (45,3°); es starben 10 (7,8°).

Die günstigen Resultate, die wir erzielt, werden sich noch besser gestalten, sobald die Zahl der Haus-Sanatorien sich vermehren wird, wodurch die Zahl der Frühdiagnosen sich um ein bedeutendes vergrössern wird, was ja so äusserst wichtig ist bei jeder rationellen Behandlung; die Zahl der neu eintretenden verschleppten Fälle ist noch sehr bedeutend (über 70%), was die Prognose der Heilungen verschlimmert.

Die Militärhospitäler müssen bei sich Haus-Sanatorien einrichten und die Kranken nicht gleich nachdem Bacillen im Sputum gefunden, entlassen, sondern 6 bis 8 Wochen zurückhalten. Die Kranken erlernen leicht das hygienisch-diaetetische Regime, welches sie in der Heimat mit Erfolg weiterführen können und somit ihre Arbeitsfähigkeit auf viele Jahre erhalten. Ferner wird das Regime in den Dörfern bekannt, nachgeahmt und seine Anwendung wird uns dann ein grösseres Contingent von gesunden Landesverteidigern liefern.

Discussion.

Dr. **A. Treu** (Lindheim): Hochzuehrende Versammlung! Die von dem geehrten Herrn Vortragenden soeben ausgeführte Auffassung der Tuberculose ist mir bereits aus seinen früheren Arbeiten bekannt. Ich bin bereits mehrfach gegen Dr. U.'s antibacilläre Auffassung aufgetreten, und zwar in einem in der „St. Petersb. med. Wochenschr." (1896, № 34) abgedruckten „Offenen Brief", sowie in einem auf dem IX. Livländischen Aerztetage in Pernau gehaltenen Vortrag Ueber die immunisirende Behandlung der Lungentuberculose („St. Petersb. med. Wochenschr." 1897, № 30). Heute möchte ich zu dem früher Gesagten nur noch einige Worte hinzufügen. Wenn Professor Middendorp, den Dr. U. in seinen früheren Arbeiten citirt, in keinem Falle von Tuberculose, weder klinisch noch pathologisch-anatomisch Tuberkelbacillen nachzuweisen im Stande war, so kann ich nicht umhin, anzunehmen, dass über seinen Untersuchungen ein ganz besonderes Geschick oder — Ungeschick gewaltet haben muss. Wir, m. H., werden wol nicht fehl gehen, wenn wir nach wie vor die exacte klinische sowol als auch anatomische Diagnose der Tuberculose von dem positiven Bacillenbefunde abhängig machen. Natürlich schliesst dabei ein negativer Befund die Möglichkeit, dass es sich trotzdem um echte Tuberculose handelt, nicht aus. Dann ist es uns eben aus irgend einem Grunde nicht gelungen, die Bacillen zu Gesicht zu bekommen. Und nun möchte ich an den geehrten Herrn Vortragenden noch eine Bitte richten: im Interesse der Sache, der wir beide dienen, im Interesse der praktischen Durchführung rationeller Phthiseotherapie in unseren nordischen Landen, — bitte ich Sie, hochgeehrter Herr College: beschränken Sie Ihr „Caeterum conseo" in Ihren zukünftigen Arbeiten auf den Nachsatz: „sanatoria esse struenda", und lassen Sie Ihre teoretischen Erwägungen über die Aetiologie der Tuberculose fort. Einen Einfluss auf die Therapie haben dieselben ja nicht, denn die einzige praktische Consequenz Ihrer Auffassung, die unter Umständen der Therapie gefährlich werden könnte, wird durch Ihr erstes therapeutisches Postulat—Vernichtung des Sputums—compensirt. Der einzige Nutzen, den Ihre Ansicht für die Praxis haben könnte, nämlich die Beseitigung übertriebener Ansteckungsfurcht, wird sich auch auf anderem Wege erreichen lassen. Wir müssen nur uns und demnächst dem Publicum zu Gemüte führen, dass nicht jede Infectionskrankheit contagiös zu sein braucht, sie kann eben auch rein miasmatisch sein. Speciell bei der Tuberculose lässt sich eine directe Uebertragung von Mensch zu Mensch in keinem Falle mit Sicherheit behaupten. So trage denn auch ich kein Bedenken, nicht nur mich selbst, sondern auch meine und meiner Schwester Kinder, obgleich wir hereditär belastet sind, der täglichen Berührung mit einer Anzahl Tuberculöser auszusetzen, denn ich bin fest davon überzeugt, dass sich auch ererbte Disposition bei hygienischdiaetetisch richtiger Lebensweise und Erziehung in Immunität gegen die tuberculöse Infection verwandeln lässt. — Also, hochgeehrter Herr College, lassen wir den unfruchtbaren Streit über die Aetiologie der Tuberculose, der uns in zwei feindliche Lager zu scheiden droht; überlassen wir die Aufhellung der gewiss noch vorhandenen dunkeln Punkte auf diesem Gebiet der experimentellen Pathologie der Zukunft, und vereinigen wir uns zu dem Ruf: Caeterum censeo, Sanatoria domo esse struenda!!

Dr. **Pannwitz** (Berlin) prit aussi part à la discussion.

Dr. **Lorenzo Bonomo** (Rome).

Les variétés anatomiques du mastoïde avec la topographie cranio-cérébrale de la région auriculo-mastoïdienne et considérations cliniques.

Les difficultés que présente le traitement chirurgical des maladies de l'oreille et de leurs suites morbides sont dûes plus qu'à la petitesse du champ opératoire, aux fréquentes variétés anatomiques de la mastoïde et à l'importance de ses rapports topographiques avec la cavité du crâne et avec l'encephale.

Le chirurgien ne devrait jamais se disposer ni à faire la simple trépanation des cellules mastoïdiennes, ni à pratiquer l'ouverture de l'antre et de l'attique, sans avoir une exacte connaissance des variétés anatomiques de la mastoïde, et plus particulièrement de la topographie variable du sinus latéral, qui à son tour, dans les différents cas, contribue beaucoup à changer l'ampleur de l'espace opératoire rétro-tympanique.

Les nombreuses et dissemblables différences que j'ai marquées en opérant la trépanation du mastoïde m'ont exité à cette étude anatomo-topographique de la région auriculo-mastoïdienne, que je résumerai très brièvement, ne pouvant exposer ici tous les détails des observations que j'ai eu occasion de faire sur plus de 80 mastoïdes d'individus des deux sexes et de divers âges.

Les différences du développement du mastoïde chez les adultes sont plus remarquables que chez les enfants.

La face externe ordinairement curue et lisse est rarement rugueuse et sillonée. Ses limites bien plus étendues qu'elles ne paraissent, sont déterminées par le développement variable des cellules mastoïdiennes vers la portion squammeuse du temporal. Huit fois sur 10, chez les adultes les cellules remontent de 10 à 15 mm. sur la crête mastoïdienne, et 5 fois sur 10 environnent la racine de l'apophyse zygomatique.

L'épaisseur de la couche osseuse corticale de la mastoïde dans la section inférieure. varie de $^{1}/_{2}$ mm. à 4 mm.; dans la section supérieure elle atteint quelque fois l'épaisseur de 7 à 12 mm. derrière l'apophyse zygomatique.

Après avoir dénué le mastoïde des tissus mous et du périoste, j'ai pu, en frappant d'un petit marteau métallique, reconnaître s'il s'agissait d'un mastoïde compacte ou pneumatique, et distinguer par la résonnance le siège et le développement des cellules mastoïdiennes; ce sont des recherches très utiles, que l'on doit faire avant de trépaner.

Les plus grandes variétés se rapportent au développement et à la forme des cellules: les petites et serrées autour de l'antre sont les plus profondes; les autres vers la pointe de l'os sont grandes et pyriformes, et entr'elles les collections purulentes peuvent facilement étancher.

Peu de substance spongieuse remplit les espaces intercellulaires vers le promontoire du sinus latéral et autour du labyrinthe.

Ordinairement les lamelles osseuses qui circonservent chaque cellule sont minces et fragiles comme un os papyrace.

Sur 70 mastoïdes d'adultes j'ai trouvé 49 fois la forme pneumatique, 7 fois la forme que j'appelle papyracée, et 14 fois la compacte. Dans ces cas ne manque jamais une grosse cellule mastoïdienne profonde qui représente quelquefois elle-même la cavité de l'antre. A la compacité de la couche verticale correspond une égale résistance du Tegmen tympani, et de la paroi osseuse du sinus. Cela rend moins grave une collection purulente dans une mastoïde compacte.

D'après mes observations il résulte que la mastoïde pneumatique, ou celle papyracée, se trouve chez les jeunes aussi bien que chez les vieux, et que les cellules mastoïdiennes grandes n'appartiennent pas seulement à la vieillesse, car on en trouve très souvent chez les jeunes.

En injectant par la trompe d'Eustache une solution chaude de gélatine sous une forte pression j'ai vu se remplir toutes les cellules mastoïdiennes. Il n'y a pas de doute qu'elles communiquent avec l'antre.

La petitesse des trous des grandes cellules mastoïdiennes favorise les emprisonnements des collections purulentes.

Dans la sécrétion des cellules mastoïdiennes des 8 individus morts de tuberculose pulmonaire, j'ai rencontré deux fois les bacilles de Koch sans remarquer aucune évidente altération tuberculaire de la mastoïde. Probablement, ou les conditions anatomiques du tissu, ou la réaction légèrement acidule du liquide serum-muqueuse contenu dans les cellules préserve la mastoïde de l'accroissement des germes pathogènes, qui peuvent y pénétrer par le pharinx.

La profondeur de l'antre est peu variable: de 15 à 21 mm. chez les adultes, et de 12 à 15 mm. chez les enfants: son cul de sac ne surmonte pas la hauteur du contour inférieur de l'anneau du tympane; ordinairement il reste plus en haut.

On parvient à l'antre par un espace, dont l'ampleur est variable de 10 à 18 mm. entre le sinus et l'épine suprumentum.

En écartant avec la couche osseuse corticale toutes les lamelles qui subdivisent les cellules jusqu'au méat de l'antre et au noyau du labyrinthe, se produit dans le mastoïde une cavité, qui n'a pas encore été décrite par les anatomiques.

Cette cavité, que j'appellerais attico-mastoïdienne, remplie dans l'état physiologique et subdivisée par les cavités cellulaires, est formée par les abondantes collections purulentes retro-tympaniques.

Les rapports avec le lobe sphéno-temporal en haut, avec le cervelet et avec le sinus latéral en arrière, avec le labyrinthe en dedans, avec l'attique en avant, expliquent combien d'importance ils ont dans les applications chirurgicales.

Les parois sont formées par le tegmen tympani en haut, la lame premastoïdienne en avant, un mamelon osseux de développement variable, qui protège le sinus latéral, en arrière, la lame osseuse corticale en dehors, et le noyau éburné du labyrinthe en dedans.

La voûte de la cavité attico-mastoïdienne a sa plus grande subtilité sur l'antre ou elle est transparente et très fragile.

Quand le mamelon ou promontoire du sinus, comme je l'appelle, ne touche pas à la couche corticale de la mastoïde, la cavité mastoïdienne se prolonge jusqu'à l'astérion: ce qui arrive 5 fois sur 10 chez les adultes, tandis que chez les enfants est bornée à l'espace étroit retro-tympanique.

La saillie variable du mamelon du sinus dans la cavité attico-mastoïdienne rétrécit plus ou moins le champ opératoire retrotympanique de 18 à 12 mm. de largeur chez les adultes, et de 12 à 7 mm. chez les enfants.

Petit dans les mastoïdes compactes et bien plus développé dans les pneumatiques, dans lesquelles la pression du sang dans le sinus latéral contribue mieux à augmenter la saillie du mamelon osseux dans les premières années de la vie.

C'est la position du sinus latéral qui présente le plus grand intérêt chirurgical. J'ai trouvé 1 fois sur 5 le sinus latéral surpassant en avant le plan médiane de la mastoïde: 2 fois m'est arrivé de le trouver sur la ligne médiane appuyé à l'antre et très rarement sous l'astérion.

Par bonheur quand le sinus se déplace vers la ligne médiane, saille moins dans la cavité attico-mastoïdienne, et sa paroi antero-externe est oblique en dedans et en avant. De là le conseil de se diriger en dedans, en avant et un peu en haut quand on opère l'antrotomie ou l'atticotomie.

Une seule fois j'ai observé une anomalie très importante: la cavité attico-mastoïdienne à la profondeur de peu de millimètres de sa surface externe, était traversée obliquement du haut en bas, d'arrière en avant par une grosse veine de la même ampleur du sinus latéral, qui, croisant la lame premastoïdienne en bas, derrière l'apophyse styloïde, s'embouchait dans la jugulaire interne, dont le tronc d'origine du trou déchiré était très petit.

Le sinus latéral était divisé en deux branches dont l'une, très mince, vers le trou déchiré, tandis que l'autre, plus épaisse, traversait la mastoïde. Les veines de Santorini, peu développées dans la section antérieure de la mastoïde, sont souvent épaisses dans la rainure retro-mastoïdienne.

En injectant une solution très-fine de gélatine dans la grande veine de Santorini, j'ai constaté l'existance non constante de petits ramuscules mastoïdiens, que la veine reçoit à travers de la mastoïde; d'autres se dirigent en quelque cas rare vers le sinus pétreux et représentent les voies de propagation des procès suppuratifs, qui finissent avec les phlébites et périphlébites du sinus.

Les variétés de développement de l'écaille du temporal, n'ont pas d'influence sur la grandeur de la cavité attico-mastoïdienne et sur la topographie et sur les rapports du sinus avec l'antre et le labyrinthe.

Ligne „astério-zygomatique". En achevant cette étude anatomique j'ajouterai que l'astérion, qui en arrière, est le point extrême de la région mastoïdienne et du sinus latéral, est très peu variable. Son siège est souvent indiqué par une fosse dans le fond de laquelle on trouve les trois sutures. Si du bord supérieur du procès zygomatique et précisément du point où il est croisé par le plan vertical auriculaire, c'est-à-dire 1 cm. en avant du tubercule supertympanique ou retro-auditif, nous tirons une ligne horizontale ou mieux parallèle à celle de Jhering, on rencontre l'astérion; 9 fois sur 10, à 45 ou 50 mm. du point de départ chez les adultes, et à 30 ou 35 mm. chez les enfants. Rarement l'astérion se déplace de peu de mm.

Cette ligne horinzontale, que j'appelle astério-zygomatique du mastoïde, dont elle décrit la plus grande largeur, et que nous détermine le niveau de la fosse moyenne cérébrale, non seulement établit la plus grande étendue de la cavité attico-mastoïdienne, mais nous sert de fondement pour l'exacte topographie cranio-cérébrale de la région auriculo-mastoïdienne.

En tirant une ligne entre la pointe de la mastoïde et le point moyen de l'astério-zygomatique, qu'elle doit surpasser de 10 à 15 mm. en haut, nous aurons à l'extrémité supérieure de cette ligne le point le plus haut vers lequel les cellules mastoïdiennes s'étendent et le véritable plan médian antérieur du sinus latéral.

Je crois utile dans l'intérêt de la chirurgie d'exposer les résultats de mes observations sur les rapports topographiques de la région auriculo-cérébrale avec l'encéphale et avec la cavité crânienne.

Topographie cranio-cérébrale de la région auriculo-mastoïdienne. Les deux régions auriculaires et la mastoïdienne sont si intimement liées entre elles, surtout pour ce qui regarde les importantes applications chirurgicales, qu'il est préférable de les réunir dans l'étude que nous allons faire sur leurs rapports topographiques avec l'encéphale.

Si nous comptons plusieurs méthodes pour décrire sur le crâne les zones sensorio-motrices et les scisures externes du cerveau, on ne peut affirmer que les rapports topographiques de la mastoïde et de l'oreille avec le lobe sphéno-temporal et avec le cervelet aient été étudiés avec le même intérêt et la même précision.

L'importance des opérations chirurgicales, que l'on peut faire dans la région auriculo-mastoïdienne, exige que l'on ait à la main une méthode simple pour déterminer sur la mastoïde et autour de l'oreille la topographie exacte de l'encéphale, du sinus latéral, et du labyrinthe.

En étudiant sur un grand nombre de crânes appartenants à des individus de divers âge et sexe, j'ai pu établir une méthode très simple pour marquer sur la région auriculo-mastoïdienne la topographie exacte du lobe sphéno-temporal, du cervelet et du sinus latéral.

Du bord supérieur de l'apophyse zygomatique où il est croisé par la ligne biauriculaire verticale à celle de Jhering, je tire une ligne horizontale ou mieux parallèle à la ligne même de Jhering jusqu'à

45 ou 50 mm. en arrière vers l'occiput, chez les adultes, et jusqu'à 30 on 35 mm. chez les enfants.

Cette ligne, que j'appelle astério-zygomatique, rencontre l'astérion, qui rarement se déplace de peu de mm.

Sur la mastoïde bien rasée des cheveux, je tire la ligne astério-zygomatique; sur l'extrémité postérieure de cette ligne, qui tombe sur la fosse retromastoïdienne, je marque un point 1 cm. en haut, et je le joins à l'épine suprameatum par une ligne droite qui croise l'astério-zygomatique peu de millimètres plus en arrière de son point moyen.

Si l'épine suprameatum manque, je prends son point correspondant, qui est à 10 ou 12 mm. sous l'extrémité antérieure de la ligne astério-zygomatique.

La moitié antérieure de cette ligne et la postérieure de l'autre, que j'apellerais tout' entière „oblique supérieure“ mastoïdienne, marquent exactement la limite inférieure du lobe sphéno-temporal, et par conséquent la topographie de la 3-me circonvolution temporale. A 12 mm. sur cette ligne correspond le 2-me sillon temporal.

La ligne oblique prolongée en arrière vers l'occiput marquera toute l'insertion de la tente du cervelet jusqu'au pressoir d'Hérophile.

De l'épine supra-meatum m nous tirons une ligne „oblique mastoïdienne inférieure“, qui tombe sur le contour postérieur de la mastoïde dans son point moyen entre l'astérion et l'extrémite inférieure de l'os, nous aurons entre les deux lignes obliques divergentes de l'épine supra-meatum, et en arrière de la médiane de la mastoïde la topographie du lobe latéral du cervelet dans la région mastoïdienne.

Ces données anatomiques sont, je le répète, le résultat d'observations faites sur une série très nombreuse de crânes appartenants à des individus de tous les âges.

Mes observations confirment le principe énoncé par Mr. D'Antona, c'est-à-dire que l'oreille est un centre autour duquel dans les diverses races, le cerveau, en se développant, conserve toujours des rapports harmonieux et constants.

Topographie du sinus latéral de l'antre et du labyrinthe. La ligne astério-zygomatique sa parallèle passant par le contour inférieur du conduit auditif, la médiane mastoïdienne et l'oblique mastoïdienne supérieure déjà décrite, sur laquelle correspond l'insertion de la tente du cervelet, suffisent à déterminer, par ma méthode, sur la région mastoïdienne la topographie du sinus latéral, de l'antre et des canaux demi-circulaires.

Le sinus latéral, protégé par la lame vitrée, qui à l'instar d'un gros mamelon saille dans la cavité attico-mastoïdienne vers l'oreille, reste 5 fois sur 10 en arrière du plan médian de la mastoïde. Dans les autres cas il s'approche de l'antre, surpassant la médiane quelquefois jusqu'à 5 mm., ce qui est dû à l'obliquité en dedans et en avant de la paroi osseuse antérieure du sinus.

Le trajet supérieur oblique du sinus est compris entre la ligne astério-zygomatique et l'oblique supérieure mastoïdienne...

Il se replie en bas et un peu en dedans. effleurant la médiane mastoïdienne, et se prolonge chez les adultes jusqu'à 15 ou 18 mm. au dessus de la pointe de la mastoïde.

Si du point moyen entre l'astérion et l'extrémité de la mastoïde, nous tirons en avant une ligne parallèle à l'astério-zygomatique jusqu'à rencontrer la médiane mastoïdienne, nous aurons déterminé plus exactement l'extrémité inférieure du sinus latéral, où il s'approfondira vers le trou déchiré postérieur.

Sa largeur moyenne est de 10 mm. dans le trajet oblique supérieur, de 12 mm. dans le trajet vertical, surtout s'il reçoit de grosses veines émissaires de Santorini.

En haut il est distant de la surface de la mastoïde de 3 à 5 mm.; en bas s'approfondit quelquefois jusqu'à 10 ou 12 mm.

Topographie de l'antre et du labyrinthe. L'antre et le labyrinthe occupent dans la région mastoïdienne un espace quadrilatère borné en haut par la ligne astério-zygomatique, en bas par la ligne de Jhering, en arrière par la médiane mastoïdienne et en avant par l'insertion du pavillon. L'antre occupe la partie antéro-postérieure de cet espace à une profondeur moyenne de 15 à 20 mm. chez les adultes, et de 11 à 14 chez les enfants au dessous de 10 ans et il s'appuie à la lame auriculo-mastoïdienne. Il couvre le vestibule du labyrinthe et le second genou du facial. Le nerf reste entre le vestibule et l'antre, à la profondeur de 18 à 22 mm. chez les adultes et de 12 à 15 mm. chez les enfants.

Dans cet espace quadrilatère retro-tympanique correspond exactement le noyau éburné du labyrinthe à une profondeur moyenne de 18 à 21 mm. chez les adultes et de 12 à 15 mm. chez les enfants; le canal demi-circulaire horizontal en haut et sous la ligne astério-zygomatique, et le canal vertical postérieur devant la médiane mastoïdienne.

La profondeur de l'antre et du labyrinthe présente une différence de peu de millimètres entre les enfants et les adultes, tandis que la distance entre le sinus latéral et la lame osseuse verticale auriculo-mastoïdienne varie sensiblement jusqu'à la différence de 12 mm. Cette circonstance augmente la difficilité d'opérer la trépanation sur les enfants.

Le facial, en passant entre le vestibule du labyrinthe et l'antre, descend en ligne verticale de 12 à 15 mm. au-dessous de la ligne de Jhering, appuyé à la lame osseuse verticale premastoïdienne, qui en se dédoublant contient le trajet descendant du canal de Fallope.

Prolongeant en avant la ligne qui marque l'extrémité inférieure du sinus latéral, nous aurons déterminé le point le plus bas du facial dans la région mastoïdienne. La profondeur du nerf est de 15 à 18 mm. à la ligne de Jhering, et de 12 à 14 mm.— à l'extrémité inférieure.

Champ opératoire de la région auriculo-mastoïdienne. L'espace chirurgical dans cette région est borné en haut par la ligne astério-zygomatique, en arrière par la médiane mastoïdienne, et en avant par l'insertion du pavillon.

Puisque l'étendue du champ opératoire peut changer pour le différent développement du mamelon osseux du sinus latéral, il faut que le chirurgien soit très circonspect, surtout en opérant l'autrotomie et l'atticotomie.

Ne pouvant rapporter ici tous les résultats des observations que j'ai faites sur environ 80 mastoïdes relativement à la largeur de la cavité opératoire auriculo-mastoïdienne, je transcris les plus grandes et les plus petites mesures de l'enfance et de l'âge adulte:

	Adultes.	Enfants.
De l'origine du procès zygomatique à la paroi osseuse du sinus:	18 à 25 mm.	8 à 12 mm.
De l'épine suprameatum au sinus:	7 à 12 mm.	5 à 7 mm.
Au niveau du contour inférieur du conduit auditif:	9 à 12 mm.	5 à 6 mm.

Ces données nous apprennent que souvent l'ouverture de l'antre et de l'attique peut réussir très difficile à cause de la petitesse de l'espace retro-tympanique.

Cependant je crois qu'il faut en tout cas se tenir loin du sinus latéral, élargissant la région opératoire vers la lame premastoïdienne.

En exportant la partie haute et la plus externe de cette lame osseuse sous l'origine de l'apophyse zygomatique, on pénètre directement par un espace ample et éloigné du sinus dans le plan supérieur de l'antre et dans l'attique jusqu'à mettre bien en évidence la chaîne des osselets.

Le champ opératoire retro-tympanique offre moyennant cette méthode, un espace plus ample, et toutes les opérations sont possibles, sans le grave danger d'ouvrir le sinus.

On découvre amplement la caisse en épargnant l'anneau tympanique et la corde du facial.

Considérations cliniques. La parfaite connaissance de la constitution anatomique du mastoïde et de ses rapports avec l'encéphale, et surtout de la cavité attico-mastoïdienne, nous indique le champ opératoire de la véritable chirurgie rationelle dans les maladies de l'oreille moyenne.

Les collections purulentes des otites moyennes envahissent en tout cas l'antre, et étachent dans les cellules mastoïdiennes, ce qui n'est pas sans dommage pour la chaîne des osselets et pour le labyrinthe.

A travers le tympane ou par la trompe les médications resterons toujours inéfficaces, tandis qu'en traversant les cellules mastoïdiennes et en ouvrant l'antre, on fait le véritable traitement antiseptique de l'oreille moyenne et la prophylaxie des altérations du labyrinthe, aussi bien que le détachement de l'étrier et l'ouverture de la fenêtre ovale.

J'ai opéré 26 fois l'antrectomie à cause d'otites moyennes purulentes accompagnées de graves otalgies, et j'obtins des guérisons radicales avec de remarquables améliorations de la fonction auditive.

Dans les procès suppuratifs de l'oreille moyenne, auxquels suit inévitablement l'antro-mastoïdite, une médication rigoureuse est seulement possible à travers la cavité attico-mastoïdienne.

Peut-être, la délicate opération, que je viens de conseiller, pourra-t-elle paraître peu proportionnée à l'apparente entité de la maladie, mais il suffit avoir présent les graves attérations fonctionelles de l'oreille et les lésions du labyrinthe, pour reconnaitre l'indication rationelle, que présente cette méthode curative dans les otites moyennes aussi bien que dans les antromastoïdites chroniques et graves.

Prof. **Fontan** (Toulon).

Compte rendu de ma pratique chirurgicale sur les abcès du foie des pays chauds.

M-rs! En prenant la parole sur les abcès du foie, je n'entends parler que des grands abcès fréquents dans les pays chauds et presque toujours consécutifs à la dysenterie.

Ces abcès causent de grands ravages en Asie, surtout dans l'Indochine et l'Inde, en Afrique, et dans certaines régions de l'Amérique et de l'Océanie, et toutes les nations Européennes sont interessées à les bien combattre afin de diminuer la mortalité que l'expansion coloniale inflige à leur armée et à leur marine.

Je ne décrirai pas ici l'hépatite suppurée dans sa pathogénie, ni dans son évolution.

Je ne m'arrêterai même pas au diagnostic quoiqu'il soit très intéressant et plein de difficultés. J'ai l'habitude de dire à mes élèves qu'il est „plus difficile de diagnostiquer un abcès du foie, que de l'opérer". Mais aujourd'hui je suppose le diagnostic fait, et je pose seulement cette indication „quand du pus existe dans le foie, il faut lui donner issue sans tarder". Je ne connais point de contradiction.

Le traitement que j'ai institué et que j'emploie avec grand succès depuis 7 ou 8 ans, est évidemment inspiré des grandes méthodes antiseptiques. Mais il est à la fois plus large, plus prudent et plus complet, que la pratique précédemment usitée, telle que celle de Hendorson et Stromeyer Little à Shanghai, celle de Zancarol à Alexandrie, de Ranurès au Mexique etc.

La première chose est de déterminer précisement le point à opérer. L'ensemble des signes, le lieu précis de la douleur, l'espace intercostal le plus élargi, donnent des indications précieuses; enfin la ponction exploratrice, qu'il est de régle de pratiquer, fournit une confirmation complète du diagnostic, si elle réussit. Mais je ne dissimule pas que très-souvent, elle reste infructueuse, soit qu'on n'atteigne pas l'abcès malgré des ponctions multiples; soit que le trocart trop fin ne puisse livrer passage à un pus visqueux et grumeleux.

Il faut alors s'en tenir à des présomptions et se rappeler que dans la grande majorité des cas, l'abcès est surtout accessible sur la ligne axillaire, de la 7-me à la 10-me ou 11-me côte.

C'est là le lieu d'élection, parce que la déclivité y est favorable, et ensuite parce que j'ai vérifié dans de nombreuses circonstances cliniques, ou nécroposiques que c'est dans cette région que le foie est le plus aminci.

L'opération type est donc transpleurale, et passe à travers le sinus costo-diaphragmatique.

1° Incision très-large, parallèlement à la côte, sur une longueur de 8 à 10 cm. Résection de la côte désignée soit la 8-me, la 9-me, la 10-me, sur une longueur de 8 centimètres. On est quelquefois amené à réséquer deux côtes. La résection doit être rapidement sous-périostée, afin de ménager l'artére intercostale, et de ne pas ouvrir la plèvre du premier coup.

2° Le passage à travers la plèvre présente deux écueils: le pneumothorax, et le pyothorax. Aussi serait-il très-avantageux de rencontrer des adhérences. Mais je ne veux ni les attendre, ni les provoquer par les méthodes de lenteur (Récamier, Graves, etc.).—J'y supplée par l'établissement d'une suture en couronne. Voici comment je procède. Dans le fond de la plaie entrebaillée, et suivant le lit de la côte, je pratique l'incision linéaire de la plèvre costale, sur une longueur de 7 à 8 centimètres. Le pneumothorax ne se produit pas aussitôt, surtout, si le chloroforme a calmé le malade; à ce point le poumon ne parait pas mais seulement le diaphragme, ce qui évite les conditions physiques d'un pneumothorax immédiat. Je pratique aussitôt la suture des deux lèvres de la plèvre costale incisée, avec deux plis parallèles de la plèvre diaphragmatique. La plaie étant ainsi canalisée, j'éviterai l'entrée du pus dans la plèvre, et le pyothorax suraigu qui m' avait donné deux cas de mort au début de ma pratique. Je regarde donc cette suture comme une manœuvre de prudence nécessaire.

Si l'on opère sur l'abdomen, on peut de même suturer la surface séreuse du foie suivant deux lignes aux deux lèvres de la plaie péritonéale. Mais les sutures sur le foie sont laborieuses; elles coupent le parenchyme et je me contente ordinairement de faire une seule ligne de suture, l'inférieure, afin d'opposer une barrière à l'épiploon et l'intestin qui pourraient faire hernie dans la plaie, et baigner dans le pus.

3° L'abcès du foie étant largement ouvert dans le trajet ainsi préparé, je pratique le curetage de la cavité. Ce curetage m'est personnel, et on l'avait faussement attribué à Zancarol d'Alexandrie, qui a déclaré lui-même ne l'avoir jamais pratiqué.

Le curetage est méthodique, complet, prudent: il doit entrainer tous les détritus, tous les grumeaux, toutes les franges sphacélées, qui encombrent la cavité, et demanderaient un long temps pour être expulsés. Grâce au curetage j'ai vu guérir en dix ou 20 jours des abcès qui contenaient de 3 à 4 litres de pus, et $^1/_2$ litre de détritus curetés.

Les instruments sont des cuvettes utérines, ou un peu plus longues, et la meilleure est celle qui permet en même temps l'irrigation continue.

On a reproché théoriquement au curetage de provoquer des hémorrhagies: il n'y en a jamais eu. Et la raison en est simple: la cavité de l'abcès est revêtue d'une zone dans laquelle les vaisseaux sont tous thrombosés, et le curetage est exsangue. Je puis affirmer que ceux qui m'ont vu pratiquer cette opération, ont abandonné toutes leurs préventions, et qu'à l'heure actuelle la méthode du curetage a été adoptée, par la plupart de mes collègues et de mes élèves.

Il me reste à en donner la statistique.

Tandis que la mortalité des abcès du foie était, il y a 15 ans de 80 à 90 pour 100, les chirurgiens de Shanghai ou d'Egypte l'ont réduite à 45 ou 50%.

Or j'ai déjà publié une statistique de mes 21 premiers cas[1]; j'avais enrégistré 4 morts. Depuis j'ai pratiqué 30 nouvelles opérations sans un seul décès. Cette proportion de 4 décès sur 51 opération, est faite pour étonner et satisfaire tous les chirurgiens qui ont la pratique

[1]) Bertrand & Fontan, Traité médico-chirurgical de l'hépatite suppurée. Paris, 1895.

de l'hépatite suppurée, et elle s'explique évidemment par ce que la méthode que je préconise est à la fois large, prudente et complète.

Dr **Wahlberg** (Helsingfors).

Ueber die Organisation der ersten Hilfe auf dem Schlachtfelde.

Mit Recht hat man auf den gewaltigen Fortschritt der Chirurgie unserer Zeit hingewiesen und darauf eine bessere Zukunft für die im Kriege Verwundeten gebaut. Dieses ist nun wol auch unleugbar, wenn die Bedingungen des modernen chirurgischen Heilverfahrens erfullt werden können. Zu diesen gehört in aller erster Reihe dass der chirurgischen Hilfe Bedürftige so schnell wie möglich unter Behandlung kommt, und zweitens mit so reiner Wunde wie möglich,

Beide diese Bedingungen müssen von den Sanitätstruppen der **1-sten** Linie erfüllt werden. Wie dieses zu erlangen ist, d. h. wie die erste Hilfe auf dem Schlachtfelde zu organisiren ist, ist von jeher deswegen eine der wichtigsten aber auch zugleich schwierigsten Fragen der Militärmedicin gewesen; sie ist es heute in noch höherem Grade als früher. Ihre Beantwortung hängt nämlich nicht bloss ab von dem Standpunkte des medecinischen Wissens der Gegenwart, sondern auch von anderen Factoren, z. B. die Waffentaktik, die ausserhalb des Bereiches des ärztlichen Beeinflusses steht.

Dieses geht aus der Geschichte der ersten Hilfe auf dem Schlachtfelde, die hinlänglich bekannt ist um hier nochmals vorgeführt zu werden, bervor. Nun stellen aber gerade die takticshen Verhälltnisse unserer Zeit noch grössere Hindernisse der ersten Pflege der Verwundeten entgegen. Gegenüber den an Zahl enorm herangewachsenen Heeren, den vervollkomneten Waffen, den ausgebildeten Waffendienst jeder einzelnen Waffe der heutigen Kriegskunst, die in noch höherem Sinne eine Kust ist als früher und jedes schablonenmässiges Handeln ausschliesst, steht die Führung der Sanitäts-Truppen der ersten Linie beinade ratlos da.

Wie sollen wir die grosse Zahl der Vorwundeten auf einem zukünftigen Schlachtfelde bewältigen, wie sollen wir bei der gestreckten Pflugbahn des Mantelgeschosses und enormer Durchschlagskraft desselben, vorgehen um die Verwundeten zu helfen, wie sollen wir unsere sanitären Kräfte sammeln, da keiner ja voraussagen kann wo das Haupttereffen in einer modernen Schlacht stattfinden wird, da eine Frontaltactik beinahe ausgeschlossen. ist. Die Heerführer werden erst durch Manövriren die schwachen Punkte des Gegners herauszufinden haben, um dann dieses Erkennen mit höchster Kraft und Schnelligkeit auszunutzen. Wer könnte da bei Zeit die Orte angeben wo die sanitären Kräfte am notigsten sein werden, und das auf einem Schlachtfelde welches einen Umkreis von Meilen hat, Bei allem dem ist die Aufgabe des Heerführers die alte geblieben: den Feind aufzusuchen und zu schlagen, ebenso auch die Aufgabe des Sanitätswesens, die Verwundeten aufzusuchen, wegzuschaffen und ihnen die erste Hilfe zu leisten. Betrachten wir die Taktik unserer Zeit, so finden wir dass bei aller Aenderung derselben, das geblieben ist, sich in deployirten Form dem Feinde zu nähern, denselben durch Feuer zu erschüttern, die Reserven zu sich heranzuziehen und dann den letzten Stoss auszuführen. Ebensowenig wie die Taktik anderer Truppen sich im Grunde genommen verändert haben ebensowenig hat das Vorgehen der Sanitätstruppen sich ändern können. Die Ideale derselben sind eben immer dieselben die Verwundeten bald möglichst aus aller Gefahr des Feuers weg zu bringen und ihnen Hilfe zu leisten. Um diesem Ideale nahe zu kommen müsste notwendigerweise der Schützenlinie eine Solche der Sanitätstruppen, und zwar unter sachverständiger Leitung, unmittelbar folgen, wärend bei den Truppen reserve eine solche der Sanitätstruppen bei der Hand bleiben müsste um die erste Linie zu verstärken und bei dem Ausrücken der Reserve derselben auch Sanitätsmannschaft mitzugeben.

Dass dieses Ideal nur in ganz seltenen Fällen zu erreichen ist, ist bei der heutigen Schusswaffe einleuchtend. Solches kann nur bei Kämpfen im dichten Walde oder sehr kupirten Terrains möglich werden. Aber dort wo es möglich ist, muss es auch durchgeführt werden ohne jegliches Zaudern, nicht einmal wenn es auch für den Sanitätstruppen Gefahr mit sich brächte; desswegen sind sie ja Sanitätstruppen, die die Kriegsgefahr ebensowenig scheuen sollen als irgend eine andere Truppengattung. Ich muss principiell also fortwärend das Vorgehen der Sanitätstruppen, welches uns dem Ideale der Ersten Hilfe nahe bringt, aufrechthalten: Sanitätstruppen in entsprechender Formirung müssen den combattanten Truppen unmittelbar folgen.

Es wird dieses in seltenen Fällen durchführbar sein aber darin kann ich keinen Grund finden von dem abzustehen was Recht und Pflicht ist, Recht ist aber dass der Verwundete bald möglichst kunstgerechte Hilfe erhält und Pflicht ist dass die Sanitätstruppen solches auch unter eigner Gefahr nachkommen. Das taktische Auftreten der Sanitätstruppen, welches ich in einer kleinen Taktik diesen Truppen als Regel recht hingestellt habe, ist es wol auch noch heute. Sie ist es, bloss mit dem Unterschiede, dass das regelrechte Handeln selten zur Ausführung kommen kann sei es aus anderen taktischen Gründen dass dadurch die Bewegungen der bewaffneten Linie beeinträchtigt werden würde, sei es aus humanitärer Ursache z. B. auf ganz offenem Felde, wo eine Schaar Krankenträger das feindliche Feuer zum Schaden des Verwundeten auf sich ziehen könnte. Wie sich die Sanitätstruppen in jedem einzelnen Falle zu verhalten haben, ob sie der betreffenden Linie direct zu folgen haben, oder ob sie erst in einer Gefechtspause aufzutreten haben, ob im Schutze der Nacht oder gar erst nach beendeter Schlacht, ist bei der gegenwärtigen Lage der Tactik nicht im Voraus zu bestimmen. Dieses um so mehr da es ja auch noch recht unklar ist wie die Truppen überhaupt in einer künftigen Schlacht vorgehen werden.

Demzufolge sind die Forderungen auf selbsständiges und sachverständiges Handeln der Truppenführer der Neuzeit um ganz Bedeutendes estiegen. Wie es aus dem obigen hervorgeht muss auch auf dem Militärarzte der ersten Linie in einer Zukunftsschlacht ganz andere, und zwar bedeutend höhere Anforderungen auf selbständiges und sachverständiges Handeln gestellt werden, wie früher. Nach den Directiven die er von den Truppenführern erhält, und in Hinsicht auf Terrainverhältnisse, Zeit etc. muss der Militärarzt sein Handeln bestimmen. Um jedesmal das richtige zu treffen sind zwei Bedingungen zu erfüllen, erstens muss der Militärarzt genügende taktische Kenntnisse besitzen und zweitens muss er von den resp. Truppenführer immer über den bevorstehenden Kampf benachrichtet werden, gerade so wie jeder andere mit Führung einer Truppen-Abteilung beauftragter Officier. Sind diese Bedingungen erfüllt so wird es dem Militärarzte möglich, in seinem Handeln das Richtige zu treffen, sei es dass er die Sanitätsmannschaft der bewaffneten gleich nachführt, sei es dass er von Pausen im Kampfe Gebrauch macht, sei es dass er das Dunkel der Nacht abwartet oder gar erst den Schluss des Kampfes. In Uebereinstimmung mit seinem Handeln in dieser Hinsicht wird er das Richtige treffen ob ein Hilfsplatz zu etabliren ist oder die Verwundeten direct vom Schlachtfelde zum Hauptverbandsplatze zu transportiren sind. Wir sehen demnach dass die erste Hauptbedingung, um der ersten Hilfe auf dem Schlachtfelde die richtige Organisation zu geben, darin besteht, dass der Militärarzt der ersten Linie zu einem selbstständigen und sachverständigen Handeln erzogen sein muss.

Demnächst müssen ihm Mittel gegeben werden, jeder Lage gerecht zu werden.

Es ist wol Ihnen allen bekannt dass in allen Heeren darauf gearbeitet wird, der taktischen Einheit das grösste Mass der Selbstständigkeit und Beweglichkeit zu verleihen.

Die nämliche Forderung müssen wir aber auch für die taktische Einheit der Sanitätstruppen der 1-sten Linie aufrecht erhalten. Ohne Zweifel ist die Sanitätsabteilung der Truppen als die taktische Einheit des Sanitätswesens zu bezeichnen. Dieses muss ich besonders hervorhalten, weil bei der Organisation der Ersten Hilfe auf dem Shlachtfelde, alles darauf ankommt, dass die Truppensanitätsabteilung genügend ausgerüstet ist um selbstständig auftreten zu können.

In den meisten Armeen Europas ist solches auch schon bereits durchgeführt. Es handelt sich fast mehr nur darum, die Truppensanitätsabteilungen mehr als bisher geschehen ist als ein besonderes Ganzes zu behandeln und üben.

Eine gut geführte, und genügend geübte Sanitätsabteilung wird sicherlich der Arbeit auf dem Schlachtfelde gerecht werden. Denn wenn wir auch das bekannte Paradigma Habbart's unseren Berechnungen zu Grunde legen so stellt es sich heraus, dass bei nicht allzu ungünstiger Lage der Dinge 32 Krankenträger mit 16 Tragebahren per Batallion viel leisten können; zumal da ihre Arbeit ja nicht immer momentan in Anspruch genommen wird, sondern sich auf geraumer Zeit verteilen kann, und alle Verwundeten nicht jedesmal 4 Träger beanspruchen werden etc.

Nachdem die grundlegenden Arbeiten Kocher's, von Coler & Schjerning, Habbart Bircher's u. a. die Wirkung des Mantelgeschosses klargelegt hatten, hat ein, ich möchte sagen nervöses, Suchen begonnen, wie das Sanitätswesen ihre Arbeit auf dem künftigen Schlachtfelde aufzunehmen habe, um ihres Auftrages gerecht zu werden. Es ist vieles erdacht und geschrieben worden; neue Krankenträger, und andere Transportmittel sind angegeben worden; der eine will den 1-sten Verbandsplatz ausgemustert wissen um Zeit zu gewinnen, andere wollen die Zahl der Krankenträger gesteigert haben etc. Ich bin überzeugt dass die moderne chirurgische Wissenschaft uns am besten aus unserer schwierigen Lage helfen wird. Die Einfachheit eines Feldnotverbandes wird uns nicht bloss Zeit zum Wegtragen der Verwundeten ersparen, sondern auch den Verband nur von geschulten Händen anlegen lassen. Was war das nicht für eine zeitraubende Arbeit früher das Ausspühlen der Wunde etc. Bei dem auptischen Trockenverband fällt alles solches weg, ja der Aufenthalt auf dem 1-sten Verbandspunkt wird nur in ganz Ausnahmsfällen zum Verbinden gebraucht werden, es wird dieser Platz nur ein Hilfsplatz werden um etwa das nachzuholen was auf dem Felde unterblieben ist.

Der Gewichtspunkt medicinisches und chirurgisches Handeln wird ohne Zweifel auf dem Hauptverbandsplatz zu verlegen sein. Dort werden auch die unaufschiebbaren Operationen auszuführen sein, ja solche die sofortige Lazaretspflege bedürfen. Der Hauptverbandsplatz muss fortan nicht nur zum operiren nach modernen Principen eingerichtet sein sondern auch Mittel zu verfügen haben um eine transportable operirte Krankenpflege zuzusichern.

Mit der Frage vom Hauptverbandsplatz kommen wir aber schon aus dem eigentlichen Bereiche der ersten Hilfe auf dem Schlachtfelde und auf einem Gebiete welches sein eigenes Erörtern beansprucht.

Dürfte ich meine Ansichten über die Organisation der Ersten Hilfe auf dem Schlachtfelde zusammenfassen so wäre demnach anzustreben: 1-tens Truppenführung an selbsständiges und sachverständiges Handeln gewöhnte Militärärzte, 2-tens rege Fühlung zwischen den Truppenführern und den ihnen unterstellten Aerzten 3-tens Ausrüstung und Uebung der Truppensanitätsabteilung als taktische Sanitätstruppeneinheit.

Aber vor allem möchte ich als unbedingt notwendig hervorhalten, dass bei der Organisation der ersten Hilfe auf dem Schlachtfelde es niemals zu vergessen ist das die Sanitätstruppen Truppen sind, die Aerzte Militärärzte, dass sie nicht bloss die Abzeichen der Medicinischen Wissenschaft sondern auch die des Heeres tragen, dass sie nicht bloss verpflichtet sind dem Vaterlande ihre Kenntnisse darzubieten sondern auch wenn es sein muss ihr Leben.

Dr. **Bonkowski-Pacha** (Constantinople).

Quelques considérations sommaires sur l'état sanitaire de l'armée impériale Ottomane pendant la dernière guerre turco-grecque de Thessalie.

Vous trouverez peut être, Messieurs, quelque intérêt à venir vous exposer sommairement ici l'état sanitaire de l'armée impériale

Ottomane et les mesures qui ont été prises en vue d'empêcher l'éclusion et par suite l'extension parmi les troupes des maladies contagieuses évitables durant la dernière guerre turco-grecque en Thessalie.

Cette guerre néfaste pour la Grèce, nous ne l'avons voulue ni souhaitée. L'empire Ottoman a besoin de paix pour développer les immenses richesses naturelles que son sol privilégié recèle dans son sein. Il n'a pas longtemps fallu à nos braves soldats pour réduire la Grèce et à l'obliger à implorer la paix.

Je n'ai pas besoin de vous rappeler ce qu'a été le soldat turc dans cette rude et glorieuse campagne. Brave jusqu'au mépris absolu de la mort, défenseur intrépide de sa religion et du trône impérial, sobre et d'une endurance extraordinaire, il a toujours été humain et compatissant envers son ennemi vaincu.

L'application des mesures d'hygiène dans l'armée impériale Ottomane a eu comme conséquence des résultats heureux et inespérés. Dans l'avant dernière guerre turco-grecque en 1886 et qui avait pour théatre les mêmes régions de la Thessalie, la mortalité par suite de typhus des camps et de dysenterie a été énorme. Sur un effectif de 70000 hommes de différentes armes nous avons eu 15000 décès parmi les troupes et 25 parmi les médecins et autres personnes du service sanitaire. Dans la dernière guerre sur un effectif d'environ le double nous avons eu à peine cent cas de typhus et si le nombre des cas de diarrhée et de fièvre palustre a été assez élevé, la plupart en ont guéri et la mortalité a été minime. Obligé de quitter le théatre de la guerre aussitôt après la cessation des hostilités et n'ayant pu rassembler les données nécessaires pour établir une statistique rigoureuse des cas de maladies et du nombre des décès, ce travail ne pourra été élaboré qu'après ma rentrée à Constantinople.

Ayant sollicité la faveur de partir pour la Thessalie avant la déclaration des hostilités, Sa Majesté Impériale le Sultan, mon Auguste Souverain, m'a confié la direction de tous les services d'hygiène avec tous les pouvoirs nécessaires pour prendre et exécuter d'urgence les mesures que comporteraient les circonstances. Je suis arrivé au quartier général seize jours avant la déclaration de la guerre et j'ai, par conséquent, eu le temps nécessaire d'inspecter minutieusement les divisions du corps d'armée qui se trouvaient sur la frontière autour de Elastona, siège du quartier général, sur un développement de 40 kilomètres environ.

Je suis heureux de constater que tout ce que j'ai proposé et conseillé a été non seulement mis à exécution par le généralissime, par les commandants divisionnaires et les officiers, mais aussi par le soldat.

On verra par la suite qu'avec de très faibles moyens, quand bien-entendu, une entente parfaite existe entre le commandement et la direction générale des services d'hygiène, on arrive à des résultats surprenants, quant à la protection de la vie du soldat.

Il faut ajouter aussi que, grâce à la sollicitude éclairée de sa Majesté Impériale le Sultan, des progrès importants ont été réalisés en hygiène dans l'armée et dans les principales villes.

Je me suis préoccupé avant tout à ce que les conditions hygiéniques des villes et des villages, parcourus par les troupes se rendant vers la frontière soient en bon état; aussi à partir de Salonique jusqu'à la frontière, j'ai inspecté minutieusement les villes et les villages et j'ai eu la bonne fortune de constater dans quelques villages l'existence de nombreux cas de fièvre typhoïde. Toutes les mesures ayant été prises, nous avons heureusement pu juguler complètement une épidémie dans un court espace de temps.

Cantonnements.— D'accord avec les commandants le campement des troupes s'est fait dans les meilleures conditions possibles. Les troupes campaient sur les collines et sur des hauteurs, sur des terrains en pente douce et à proximité d'eaux de source pure et fraîche. Les tentes, convenablement expansées et aérées deux fois par jour, étaient tenues proprement. L'ingénieusité du soldat en installant des huttes faites avec des branches d'arbres pour s'abriter contre les ardeurs du soleil rendait le séjour du camp très agréable et aboutissait à un ensemble de conditions hygiéniques dignes d'éloge.

Eau. — La question de la qualité de l'eau servant à la boisson étant d'une importance capitale pour le soldat, j'y ai apporté toute l'attention qu'elle comporte.

Les sources d'eaux jaillissantes étant nombreuses j'ai toujours donné la préférence à celles-ci.

Il ne fallait pas songer à employer des filtres pour une armée nombreuse qui est en marche continuelle; malgré tout le zèle que l'on y mettra pour organiser un service de ce genre, je le crois impraticable du moins pour le moment. Il serait utile et même nécessaire, d'envoyer deux ou trois heures à l'avance dans la localité où l'on suppose que le campement sera établi, un médecin qui serait chargé de constater par un examen scientifique sommaire la qualité de l'eau destinée à servir de boisson avant l'installation des troupes. Il sera également utile de procéder à l'examen des puits et des ruisseaux, qui se trouvent sur le parcours de la route comprise entre deux étapes; il arrive quelquefois que des animaux soient jetés dans les puits à dessein ou y tombent par accident. J'ai empêché ainsi une fois l'emploi d'un ruisseau dans lequel séjournaient deux charognes en pleine putréfaction, à deux cents mètres environ de la route masquées qu'elles étaient par un bouquet d'arbres et d'herbes hautes.

J'ai condamné beaucoup de puits qui m'ont paru nuisibles.

La lessive du linge sale se faisait, d'après mes indications, au bord de certains ruisseaux désignés d'avance et surveillés par des factionnaires; tandis que le lavage de la vaisselle se faisait au pied des fontaines.

En somme sous le rapport de l'eau, à très peu d'exceptions près, le soldat a eu presque toujours à sa disposition de la bonne eau potable. Il faut l'empêcher à tout prix de boire la première eau qui lui tombe sous la main.

Fosses d'aisance.—On avait pris la mauvaise habitude dans un ou deux campements de creuser des fosses de 20 à 30 centimètres au plus de profondeur, et comme elles se remplissaient rapidement, elles ne tardaient pas à déborder et à répandre autour et surtout après une pluie torrentielle, les matières fécales. La multiplicité des fosses minuscules constituait à mon avis un grave danger. Aussi, je n'ai pas eu de peine pour faire creuser à leur place des fosses profondes et étroites, dans lesquelles on jetait à la pelle tous les jours une légère couche de terre meuble. Quand je disposais de chaux, j'en faisais verser tous les deux ou trois jours et puis par dessus un peu de terre.

La fosse une fois remplie, on passait à une autre et ainsi de suite. Cette légère couche de terre versée ainsi tous les jours et surtout avec la chaux a la propriété d'empêcher les mauvaises odeurs, qui sont insupportables parfois en été.

Vivres.—La base de la nourriture du soldat a été le pain et le biscuit. Quand dans une ville occupée on trouvait des boulangeries, le soldat mangeait du pain frais et bien cuit.

Suivant les circonstances, les soldats, boulangers de profession, fabriquaient un excellent pain avec la farine fournie par l'intendance militaire. Le pain était cuit soit dans des fours construits avec des briques de terre glaise séchées au soleil ou taillées et creusées dans le sol même; ou bien, sur des plaques de tude chauffées avec du bois, on fabriquait des galettes minces, dont la cuisson laissait quelquefois à désirer. Il serait peut-être nécessaire d'expérimenter le four de campagne que j'ai vu à Paris. Mais ce qui n'a jamais manqué, c'est le biscuit préparé par la manutention militaire à Constantinople ou acheté à Salonique, biscuit d'excellente qualité sans compter ce que l'armée hellénique à laissé dans la fuite désordonnée dans ses dépôts à Larissa.

J'ai détruit par le feu sous la surveillance de mon personnel tout biscuit moisi soit par la pluie ou par l'humidité des locaux servant de dépôt.

Le riz avec lequel on prépare le pilaw, plat national et de digestion facile, n'a jamais non plus manqué. La viande, par contre, a fait défaut dans le commencement de la guerre, mais on n'a pas tardé à en distribuer par après.

A ce régime alimentaire venait s'ajouter de temps à autre les haricots secs et la pomme de terre.

Les légumes frais faisaient malheureusement complètement défaut, les plaines de la Thessalie n'en produisant pas beaucoup. Ce n'est qu'après la prise de Volo que l'on a pu s'en approvisionner.

Le musulman ne buvant pas des boissons alcooliques, sa boisson favorite est l'eau fraîche et pure et il s'en contente.

Service de la désinfection—Le service de la désinféction a été fait par vingt désinfecteurs requis à Constantinople. Ils appartiennent à un corps qui a été formé en 1892, lors du choléra en Russie et recrutés parmi les sergents du régiment des sapeurs pompiers militaires de Constantinople. Ils sont très bien dressés pour cette besogne. J'avais emporté cinquante pulvérisateurs en cuivre vernis à l'intérieur et à l'extérieur que l'on porte sur le dos. Ces appareils fabriqués à Gratz en Autriche, ont une capacité de 10 litres environ. Les solutions employées ont été les suivantes: sublimé corrosif au millième et 3‰ de chlorure de sodium; acide phénique à 2%.

Avec ces appareils on peut pratiquer rapidement la désinfection de grandes surfaces. Ainsi avec 10 hommes on arrive à désinfecter une caserne contenant quarante grandes pièces pourvu que les solutions soient préparées d'avance ou au fur et à mesure du travail.

Lorsque nous avons pénétré à Tournavo, à Larissa, à Pharsala, à Domakos et à Volo nous avons eu fort à faire par la raison que la plupart des maisons avaient eu des chevaux dans la cour ou qu'elles avaient été transformées en hôpitaux. Il a fallu désinfecter tout cela par le badigeonnage à la chaux, par le sublimé ou l'acide phénique, brûler quelques centaines de tonnes de fumier, d'ordures de toute sortes et de chiffons, etc., et enfin verser de la chaux dans beaucoup de fosses débordant de matières fécales. Tous les établissements publics ont été également désinfectés, principalement les prisons et les hôpitaux. Mes hommes étaient chargés de désinfecter deux fois par jour les salles des malades et des blessés.

Ils ont eu encore la charge d'incinérer les cadavres d'animaux de toutes sortes, morts, soit par blessure dans les batailles, soit par maladie. Nous en avons ainsi incinéré où plutôt carbonisé plus de 400.

J'avais essayé de faire enterrer ces cadavres, mais j'ai constaté que, non seulement ce travail exigeait beaucoup de temps, d'efforts et de danger pour mes hommes et les soldats qui se consacraient à cette besogne, mais il m'a paru que je n'arriverais jamais à bout. Que l'on se figure le volume qu'occupe un grand cheval d'artillerie gonflé par les gaz de la putréfaction, l'odeur insupportable qu'il exhale et le danger de ces nombreux foyers disséminés partout dans les champs, au milieu des villes et des villages et quelquefois dans les ruisseaux.

Voici comment nous procédions pour la combustion des cadavres. Je divisais une partie de mes hommes en plusieurs escouades que je répartissais dans une zãne de territoire déterminée à l'avance, puis ils partaient à la recherche de ces cadavres. Un ou plusieurs coups de sabre dans le ventre de l'animal, pour dégager les gaz, puis un gros paquet de foin ou de petites branches de bois introduits dans la cavité imbibés de pétrole suffisaient pour faire flamber l'animal. On revenait à la charge le surlendemain pour complèter l'opération si les chairs n'avaient pas été complètement carbonisées.

Ce système de carboniser les cadavres d'animaux a l'avantage de se faire rapidement et de ne pas exposer les hommes chargés de cette besogne à aucun danger pour leur santé.

Nous avons eu également à enterrer plus de 110 cadavres de soldats grecs, sans compter tous ceux que les bataillons avaient enterré de leur côté. J'ajouterai qu'en entrant un des premiers dans la ville de Larissa, j'ai été affligé de constater que les médecins grecs avaient oublié dans leur fuite désordonnée de procéder à l'ensevelissement de cinq cadavres blessés qui étaient couchés depuis trois jours sur leur lit et en pleine putréfaction. J'ai immédiatement procédé à l'inhumation de ces cadavres sous la conduite d'un prêtre grec et j'ai rendu, à ces pauvres malheureux les derniers devoirs que l'on doit aux morts. Je ne puis que blâmer la conduite des médecins grecs qui n'ont pas fait leur devoir.

Je conclus par déclarer que le service de désinfection en temps de guerre est une institution très utile et que s'il est bien conduit on peut arriver avec de l'énergie et des efforts continus à empêcher très souvent l'éclosion ou bien l'expansion des maladies contagieuses évitables qui fauchaient par milliers dans le temps la plus belle partie des corps d'armée.

Ce service n'existait pas encore chez nous; je l'ai improvisé sur le théâtre même de la guerre, et je serais bien reconnaissant à ceux d'entre vous, ici présents, qui voudraient bien m'éclaircir de leurs conseils à ce sujet.

D-r **A. A. Wierviorovsky** (Moscou).

Sur le traitement de la syphilis par le sérum des syphilitiques.

Sanctifiés par l'expérience des siècles, les moyens existant jusqu'à-présent pour le traitement de la syphilis ont leurs mérites visibles et indiscutables. Cependant l'insuffisance des moyens est tellement réelle et évidente que nous n'osons pas reconnaître les moyens actuels comme entièrement satisfaisants pour la guérison de la syphilis. Nous pouvons également affirmer que c'est dans l'insuffisance même des moyens actuels du traitement de la syphilis que se cache une des causes fatales de l'immense propagation de la maladie. Ne nous contentant que par nécessité des méthodes adoptées pour le traitement de la syphilis, nous devons aspirer à la découverte et au perfectionnement des moyens de lutter contre elle.

Les immenses progrès que la science a faits dans le domaine de l'étude et de l'immunité des maladies infectueuses, ont abouti à la culture d'une nouvelle thérapie rationnelle qui a déjà répondu à nos audacieuses espérances. Ne connaissant à fond la nature de la contagion syphilitique, nous avons cependant des raisons suffisantes pour classer la syphilis parmi les maladies infectieuses et pour appliquer, par conséquent, pour la découverte d'une nouvelle voie du traitement de la syphilis, les mêmes éléments qui ont servi au développement de l'immunité.

Les données de la science, cultivées jusqu'à présent, placent la sérothérapie au premier plan des efforts que l'on fait pour trouver le moyen le plus parfait du traitement des maladies infectieuses; il est donc tout à fait naturel d'essayer de placer au même niveau la thérapie de la syphilis.

L'intérêt hors ligne que présente la syphilis par sa propagation et par ses propriétés pernicieuses, a attiré l'attention de beaucoup d'observateurs qui aspiraient à appliquer les nouvelles données scientifiques au traitement de la syphilis.

Grâce à cela, la question de la sérothérapie de la syphilis possède déjà une vaste littérature, indiquant plusieurs directions dans lesquelles se font des essais de sérothérapie de la syphilis, et expliquant, jusqu'à un certain degré, la valeur de chacune de ces directions.

On peut affirmer que toutes les expériences avec l'application du sérum des animaux possédant l'immunité naturelle de la syphilis, de même que du sérum des animaux syphilisés et soumis à l'effet du mercure, n'ont pas donné des résultats thérapeutiques positifs.

La nouvelle direction dans laquelle on tente d'appliquer la sérothérapie pour la syphilis consiste dans l'essai d'utiliser, dans le but médical, le sang des gens, offrant des phases plus tardives de la syphilis, dans l'organisme desquels on peut supposer le développement des moyens contraires à la contagion. Ces essais ont pour base: la possibilité de la transmission de l'immunité de la mère malade au fœtus (loi de Profétà) et, viceversa, du fœtus attaqué à la mère (loi de Colles) ainsi que les syphilitiques tardifs perdent les propriétés contagieuses de la maladie, tout en gardant l'immunité pour une nouvelle contagion.

Seules les expériences avec application du sérum des syphilitiques, comme résultat de l'observation et de l'étude des moyens, par lesquels l'immunité de la syphilis se développe naturellement chez l'homme et par lesquels la guérison naturelle commence à se produire, ces expériences seules ont donné jusqu'à présent, de meilleurs résultats, relativement aux autres directions de la sérothérapie.

Le professeur Pellizzari fait remarquer que, sous l'influence du sérum des syphilitiques condylomateux et gommeux, les ulcères syphilitiques primitifs diminuaient et disparaissaient sans traitement local dans les cas où il avait commencé de bonne heure, et que le cours de la maladie prenait un caractère léger non habituel; l'état général s'améliorait également.

Le professeur Pellizzari injecta en tout, pendant cinq mois depuis le commencement de la maladie, cinquante grammes de sérum à un de ses malades, ayant la forme primitive de la syphilis. Quatre mois après le traitement, il se maria, malgré la défense du professeur; sa femme devint enceinte au bout de deux mois, accoucha à terme d'un enfant sain et resta elle-même entièrement bien portante.

Je ne trouve pas déplacé de citer ici les deux cas les plus intéressants de ma pratique, que j'ai observés avec la plus grande minutie.

I. Dm. G., 27 ans, fut atteint de la syphilis à la mi-août 1895; je remarquai l'ulcère sur le membre vers le 10 septembre. Le traitement au sérum gommeux fut commencé un mois plus tard, le 7 octobre. Au bout de douze jours, la première éruption de roséole se manifesta malgré les injections; elle disparut dans le courant d'une semaine. A la mi-janvier 1896, deux mois et demi après la disparition des premiers signes généraux, il y eut réapparition de la maladie, dont les signes se bornèrent, cette fois encore, à la roséole et à une papule presque nulle à l'anus. Ces signes disparurent à leur tour dans le courant d'une semaine sous l'influence du sérum gommeux. Depuis, aucun signe de la syphilis ne se manifesta pendant un an et demi. (650 grammes de sérum furent dépensés en tout; la première fois: 510 gram. pour 19 injections; la seconde fois: 140 gram. de sérum pour 7 injections).

II. Tr. B., 23 ans, avait un gonflement spécifique proéminent, non douloureux, des glandes inguinales et des ulcerès primitifs sur le membre, dont le mode de surgissement, les propriétés, le cours, ainsi que les autres signes, n'éveillaient aucun doute sur la nature de la maladie, affirmée par les résultats de l'analyse du sang et de la métamorphose d'azote (l'abaissement du taux du contenu d'hémoglobine et l'excrétion abondante de l'azote). A la fin de la troisième semaine de la maladie, je commençai les injections du sérum des syphilitiques condylomateux tardifs. Onze injections de sérum furent faites dans la quantité de 187 grammes. Le traitement se faisait à la fin d'août et en septembre 1895. Pendant ce temps, les scléroses furent absorbées, les glandes diminuèrent visiblement, le contenu d'hémoglobine, abaissé auparavant (90%), se renouvela et atteignit 105% et l'excrétion de l'azote et des sels phosphoriques, considérablement augmentée avant le traitement, diminua et se tint dans les limites moyennes normales. Depuis, les signes de la syphilis ne reparurent plus.

Cependant, je ne puis taire que, dans trois autres cas identiques, je n'ai pu réussir à empêcher le développement des signes généraux par les injections du sérum condylomateux; ici, les injections furent commencées plus tard. Dans mes expériences, j'ai obtenu, huit fois sur seize, disparition complète des symptômes de la maladie à l'aide seul d'injections du sérum des syphilitiques.

L'influence salutaire du sérum des syphilitiques tardifs sur le cours de la syphilis, s'affirme également dans les dernières communications du prof. C. Bœck [1]. Cet auteur, en affirmant l'influence du sérum sur la disparition des symptômes primitifs et l'amélioration de l'état général, fait remarquer également que les injections affaiblissent l'intensité des signes généraux, qui se bornent quelquefois à une éruption à peine visible presque sans la moindre atteinte de la membrane muqueuse; outre cela elles limitent la durée de la seconde période de l'éruption.

Malgré les données citées, qui témoignent des résultats satisfaisants des essais faits dans cette direction, le traitement par le sérum des syphilitiques tardifs ne peut être regardé comme une méthode établie pour le traitement de la syphilis, vu que les bons résultats obtenus jusqu'à présent, ne sont pas constants, alternant quelquefois avec les cas, où l'influence du sérum se manifeste faiblement, insuffisamment; ce moyen mérite tout de même l'attention la plus sérieuse et une étude détaillée.

Cependant, je trouve nécessaire d'éclaircir si de pareils essais sont permis avec le sang des gens soumis pendant longtemps à l'influence pernicieuse du poison syphilitique; ces essais ne doivent-ils pas être bannis comme contraires aux exigences de la charité et nuisibles aux personnes dont on prend le sang.

La solution de ce problème peut être fondée: 1° sur les données littéraires qui touchent la question renouvelée des saignées comme moyen médical; 2° quelques uns des travaux expérimentaux touchant l'étude de l'effet des saignées sur l'organisme des animaux et 3° mes observations personnelles sur l'influence des saignées sur les syphilitiques et sur leurs signes morbides.

Les saignées qui, dans les temps lointains, furent souvent un puissant moyen de lutte contre les maladies dans les mains des représentants éminents de la médecine, ont après une réaction temporaire et après des persécutions, grâce à l'abus déraisonnable de ce moyen, de nouveau attiré l'attention des observateurs qui ont réssuscité cette méthode.

Les déclarations de Richardson, de Bird, de Dyes, de Hayem, de Zackharin, de Wilhelmi, de Schubert témoignent de l'utilité des saignées, en faisant remarquer qu'une perte de sang modérée n'affaiblit pas, mais, au contraire, fortifie l'organisme. Les résultats les plus frappants ont été obtenus par les saignées dans l'anémie. Dyes, Wilhelmi, Scholz, Schubert, et d'autres, affirment à l'unisson que l'on peut guérir l'anémie à l'aide de saignées. Schubert dit que, pour cela, il suffit, pour les malades faibles, de tirer jusqu'à 1 gr. de sang pour une livre du poids du corps, ces saignées peuvent être quelquefois répétées toutes les 4 à 8 semaines. Dans d'autres maladies telles que: hyperémie, convulsions, pneumonie, on permet des saignées plus importantes: 2 gr. pour une livre du poids du corps. Les travaux expéri-

[1] „Archiv für Dermatologie und Syphilis", Band XXXV, Heft 3, Juli 1896.

mentaux de la dernière période expliquent jusqu'à un certain degré l'effet bienfaisant des saignées sur l'organisme.

Tolmatschov (1868), Perl, Buntzen, le professeur Doguel, (1891), le professeur Vogt, le professeur Stscherbakov, Schipérowitsch font remarquer que les saignées modérées améliorent la composition du sang en augmentant le contenu de l'hémoglobine et des globules rouges. Le docteur Schipérowitsch arrive à la conclusion que les saignées modérées (jusqu' à $^{1}/_{100}$ du poids du corps) sont un moyen excellent qui améliore la composition du sang, là même, où l'organisme animal est atteint d'une anémie aiguë provoquée artificiellement. La formation des globules blancs augmente ainsi que le contenu d'hémoglobine et des globules rouges; alors la quantité des éléments jeunes augmente, tandis que celle des éléments mûrs et trop mûrs diminue (Ouskov). De cette manière, les saignées ont une action excitante sur les organes sanguins, comme une „espèce de gymnastique", d'après l'expression du professeur W. W. Pachoutin. La reconstitution normale du sang se fait rapidement (de 3 à 5 jours), après quoi le sang devient plus riche que le sang normal, en contenu d'hémoglobine et de corpuscules.

Mes observations personnelles sur les syphilitiques tardifs, auxquels j'avais fait des saignées au nombre de 200 à 250 gr. pour une livre du poids du corps, m'ont persuadé que les saignées sont complètement innoffensives. Avec le temps, j'espère présenter les preuves scientifiques de cette conclusion. Dans quelques cas, même à l'insu de l'amélioration de l'état général, la disparition des signes locaux de la maladie se faisait si rapidement après la saignée que l'utilité de ces dernières pour les syphilitiques devenait certaine, ainsi que l'espérance que le traitement par le sérum des syphilitiques ne présentera pas rien qu'un intérêt théorique si des propriétés médicinales s'y manifestent.

Ce résumé donne droit d'admettre les essais avec le sang humain et de reconnaitre comme innoffensif et permis, avec le consentement du malade, de faire des saignées aux syphilitiques dans les quantités que j'ai appliquées.

Pour apprécier les propriétés médicinales du sérum des syphilitiques dans l'œuvre que j'ai entreprise sur la sérothérapie de la syphilis, j'ai décidé d'utiliser, avant tout, les données que présentent les analyses du sang chez les malades qui ont été soumis au traitement du sérum. Je me suis laissé diriger par les considérations suivantes: l'observation des symptômes extérieurs de la maladie ne suffit pas, vu que la syphilis présente une grande variété dans le cours du développement de ses symptômes, et, de cette manière, la question ne pourrait être résolue qu'après un grand nombre d'observations même très prolongées.

Cependant le sang qui, avant tous les autres tissus, est porteur du poison syphilitique, présente, pendant le développement des symptômes de la syphilis, une infinité de changements caractéristiques, d'après lesquels on peut juger du cours et du procès de la maladie. D'un autre côté, le sang présente un tissu des plus sensibles qui produit facilement toutes espèces de réactions, et tous les changements qui s'y font, peuvent être saisis facilement et promptement grâce au développement actuel de méthodes assez exactes et assez subtiles sur l'analyse du sang.

Les résultats de mes analyses du sang des syphilitiques, qui ont été soumis au traitement du sérum des syphilitiques, se résument de la manière suivante.

Le sérum des syphilitiques condilomateux, obtenu après la disparition des symptômes extérieurs de la maladie, de même que le sérum des syphilitiques gommeux, ayant été appliqué aux maladies qui présentaient les symptômes prématurés de la syphilis, influe plus ou moins sur la composition du sang des syphilitiques. La modification du sang consiste en augmentation de la quantité de l'hémoglobine et des globules rouges; en même temps, on constate une métamorphose morphologique (Ouskov) plus active des globules blancs, ce qui s'annonce par la diminution du %₀ des globules jeunes et mûrs et par l'augmentation des globules trop mûrs (Ouskov).

Ces modifications dans le sang des syphilitiques se manifestent après l'injection du sérum, avant que l'on puisse remarquer la moindre influence du sérum sur les symptômes extérieurs de la maladie. Ces changements sont en rapport avec l'influence thérapeutique du sérum: plus ils sont marqués et durables, plus les symptômes extérieurs de la maladie sont améliorés.

Il arrive que l'injection du sérum est insuffisante pour empêcher l'apparition ou arrêter le développement croissant des symptômes généraux de la syphilis, dans ces cas, l'élévation de l'hémoglobine et des globules rouges n'est que passagère, elle n'est ni brusque, ni durable, elle varie et tombe au moment même de l'éruption, ou à la recrudescence de l'éruption.

Seule, la métamorphose des corpuscules qui monte toujours sous l'influence des injections du sérum en atteignant une certaine hauteur, varie très peu.

Dans les cas où l'injection du sérum occasionne l'arrêt ou la disparition des symptômes de la syphilis, l'effet du sérum sur le sang s'exprime par la reconstitution de la composition du sang en qualité et en quantité normales, interrompue par la marche de la maladie.

Les altérations, citées ci-dessus, du sang des syphilitiques, ne proviennent que par l'effet du sérum syphilitique, tandis que le sérum veineux des gens bien portants, qui n'ont jamais souffert de la syphilis, n'écarte aucunement les altérations du sang propre à la syphilis.

Cette propriété du sérum des syphilitiques devient encore plus intéressante, étant comparée aux altérations de la composition morphologique du sang des syphilitiques, produites par l'effet du sérum syphilitique, et aux altérations produites chez eux par le sérum veineux normal.

L'effet des deux sérums, pareils par rapport à leur caractère veineux, est complètement contraire: le sérum veineux normal en élevant le %₀ taux du contenu des globules blancs sanguins jeunes et mûrs diminue leur métamorphose morphologique, tandis que le sérum syphilitique également veineux, élève au contraire la métamorphose des globules sanguins blancs, baissée dans le cours de la maladie, et rapproche vers le normal la relation interrompue entre les différentes espèces de globules blancs.

La propriété du sérum des syphilitiques gommeux et condylomateux, d'écarter les altérations occasionnées dans le sang par la syphilis, s'acquiert par l'organisme indépendamment du traitement spécifique, parce qu'elle se manifeste même pendant l'application du sérum des personnes qui n'ont jamais été soumises au traitement.

L'effet, plus ou moins brusque, du sérum syphilitique sur le sang des malades, dépend le plus apparemment de l'époque à laquelle les injections ont été faites: les injections commencées pendant le développement des symptômes généraux de la syphilis produisent dans le sang des altérations beaucoup plus manifestes; elles sont, au contraire, moins brusques lorsque les injections ont eu lieu dans la seconde période d'incubation, indépendamment que le sérum des syphilitiques gommeux ait été appliqué à des personnes traitées ou non.

Mises face à face, ces données, concernant les modifications du sang chez les syphilitiques produites par l'effet du sérum dans les cas où, à côté des modifications du sang, se manifeste la disparition des symptômes syphilitiques, ces données, dis-je, mises face à face avec les modifications du sang observées pendant le traitement ordinaire au mercure, portent à conclure que, relativement à l'effet produit sur le sang, la préférence peut être donnée au sérum dépourvu de tous les effets accessoires défavorables du mercure.

En jetant un coup d'œil sur les données que j'ai citées, il n'est pas difficile de se convaincre de l'influence indubitablement bienfaisante sur les syphilitiques du sérum tiré des malades ayant des formes tardives de la syphilis. Cette influence est multiforme, elle embrasse presque tous les signes accessibles à notre analyse de l'organisme atteint de la syphilis.

En éloignant les sensations douloureuses, en améliorant l'état général, le sérum améliore l'état du sang, agit sur les signes extérieurs de la syphilis et, à juger d'après quelques observations, affaiblit le cours ultérieur de la maladie. Ces résultats obtenus jusqu'à présent par quelques observations, indiquent, à ce qu'il me paraît, l'action spécifique, quoique relativement faible, du sérum sur la syphilis, à juger de son influence par les signes extérieurs.

Par conséquent, le travail ultérieur concernant cette question devra être réuni aux tentatives d'augmenter la force de la faible propriété médicinale du sérum des syphilitiques. Le succès obtenu sous ce rapport pourrait nous amener à une nouvelle méthode rationelle susceptible, en même temps, d'être appliquée dans la pratique du traitement de la syphilis. Toute l'importance des expériences de la sérothérapie de la syphilis, la nécessité de travailler à cette question, de continuer les observations en y appliquant l'analyse scientifique universelle, découlent avec évidence de tout ce que j'ai dit.

Comme conclusion, je citerai l'opinion du professeur Neumann sur l'hématothérapie de la syphilis. „Il est à désirer, dit le professeur Neumann [1]), de continuer ces recherches pour ce qui concerne le petit nombre d'observations, de même que pour les communications, favorables de quelques auteurs, mais surtout, vu le haut intérêt en principe de

---

[1]) „Therapeutische Wochenschrift", 1896, № 3.

cette question. Il est compréhensible que ces travaux ne donneront de précieux résultats que quand, d'un côté, ils seront appuyés sur des recherches expérimentales exactes, et, d'un autre côté, lorsqu'ils auront été faits avec le vaste matériel des cliniques. On ne peut taire les difficultés hors ligne d'un tel travail: il exige la tension de toutes les forces de l'expérimentateur pendant un long laps de temps. On ne doit pourtant pas oublier, non plus, qu'il s'agit ici d'un problème de la plus haute importance sociale et pratique, dont l'heureuse solution est un devoir „des Schweisses der Edlen wert".

Je crois que le peu d'observations sur le sérum des syphilitiques tardifs, leur établissement insuffisamment scientifique, la certaine hâte avec laquelle les expérimentateurs terminaient leurs observations et abandonnaient leurs essais, vu, peut-être, les résultats, ni assez marqués, ni assez brillants, des premières expériences, dépendaient principalement des difficultés de ce travail. Ces difficultés, même à l'avenir, seront toujours un obstacle à ces recherches. Des expérimentateurs travaillant seuls, ne peuvent donner, et cela au prix de grands sacrifices, que peu d'observations irréprochables, qui pourraient être effectivement d'un grand prix dans la science et pourraient servir de matière pour la solution universelle de ce problème important.

Il me suffit de le prouver par la liste des difficultés que l'expérimentateur doit rencontrer: la nécessité de disposer d'un grand matériel pour le choix des malades pour les saignées; la connaissance du cours de la maladie des individus dont on désire tirer le sang; l'analyse de leur organisme; leur consentement à la saignée; le devoir de suivre le cours ultérieur de la maladie de l'individu soumis à la saignée; la technique de la saignée; la préparation; la stérilisation, l'essai et la conservation du sérum, ce qui exige un laboratoire; un choix minutieux de malades pour les observations de l'action du sérum; l'établissement requis pour que le malade soit dans les conditions indispensables aux recherches scientifiques; l'étude universelle de l'effet du traitement sur les signes extérieurs de la maladie, sur le sang, les excrétions, la métamorphose etc. La nécessité d'une surveillance ultérieure prolongée du malade, d'une influence morale, de confiance pour l'empêcher d'avoir recours aux moyens habituels du traitement; la nécessité d'avoir une provision du matériel médical en cas d'une nouvelle crise de la maladie, etc. Les nombreuses conditions pour l'assurance du succès du travail, expliquent les difficultés de la question de la sérothérapie de la syphilis, dont l'appréciation définitive ne peut être faite qu'après l'accumulation d'un riche matériel de clinique minutieusement travaillé, qui n'aura un grand prix que dans les cas où les recherches auront été faites tout à fait systématiquement d'après un programme sévèrement travaillé.

Il est donc très à désirer que les personnes, prêtes à consacrer leurs forces à l'œuvre d'une nouvelle voie pour le traitement de la syphilis, s'unissent pour travailler en amis dans les institutions richement pourvues de tous les moyens indispensables aux recherches expérimentales et de clinique. Ces travaux, nous l'espérons, ne tarderont pas à porter dans la vie leurs fruits bienfaisants.

Dr. **Lubomoudrov** (Moscou).

Zur bakterioskopischen Diagnoscirung der Tuberculose im Kriegsheere.

Die Tuberculose hat im Kriegsheere ohne Zweifel eine grosse Bedeutung. Wie in unserer russischen, so in vielen ausländischen Armeen, giebt sie wie eine bedeutende Sterblichkeit, so auch noch grössere Zahl der Invaliden, der Unfähigen zum Kriegsdienste. Die zur rechten Zeit gestellte Diagnose dieses schweren Leidens befreit einerseits das Kriegsheer von den unnützlichen und sogar schädlichen im Sinne der Verbreitungs der Ansteckung Gemeinen, weil, sobald die Tuberculose diagnoscirt, die Kranken entweder zeitlich oder ganz aus dem Kriegsdienste entlassen werden; andererseits hat die frühe Diagnose der Tuberculosis eine grosse Bedeutung auch für ihre erfolgreichere Behandlung.

Die Erfindung Prof. Koch's der Tuberkelbacillen, welche sehr charakteristische Eigenschaften haben, und, was hauptsächlich ist, leicht und einfach sich auffinden lassen, brachte in grosse Umwälzung diese Frage. Jetzt ist die frühe Diagnoscirung der Tuberculose vollkommen zugänglich und zugleich genug zuverlässig, indem die klinische (nicht bakterioskopische) Diagnose oft unüberwindliche Hindernisse darstellte. Besonders schätzbar ist bei dieser Diagnose die Thatsache, dass es unnötig ist die Culturen dieser Bacillen und ihre Impfung den Tieren zu machen, es ist aber gewöhnlich hinlänglich das Farben des untersuchten Auswurfs und Entfärbung mit starken Säuren zu machen. Hinlänglich ist allein bakterioskopische Diagnoscirung, indem für Diagnose anderer Bacillen, zum Beispiel bacilli typhi Eberth's, bakteriologische Diagnoscirung mit dem Erhalten der reinen Culturen auf verschiedenen Nährboden etc. notwendig ist. Wir werden die ganze Masse der Arbeiten über Tuberkelbacillen nicht angeben. Alle Arbeiten haben wenig Alles noch im Anfange von Prof. Koch ausgesagtes geändert.

Um also zu prüfen, wie sehr die Koch'sche Erfindung sich aus praktischen Zielen erweitert hat und welche Ergebnisse in unserem Hospital gab, sammelte ich alle Krankengeschichten der Schwindsüchtigen des Moskauer Militairhospitals, bei welchen die Untersuchung des Auswurfs gemacht wurde, und unterwarf sie statistischer Bearbeitung nach Kartensystem. Dabei wurden etliche interessante Folgerungen erhalten.

Die Periode der Zeit, welcher diese Beobachtungen gehören, umfasst $7^1/_2$ Jahre (vom Jahre 1890 bis zu Juli 1897). Vor dem 90-ten Jahre machte man diese Untersuchungen sehr vereinzelt, auch im 91-ten und 92-ten Jahre wurden sie nicht so oft ausgeführ. Nur vom 93. stellten sich die Untersuchungen des Auswurfs der Schwindsüchtigen auf Koch's Bacillen als Regel.

Von mir sind 623 Krankengeschichten der Schwindsüchtigen gesammelt.

Aus dieser Zahl starben 249 Kranke, 243 waren des Kriegsdienstes entlassen, 100 sind auf ein Jahr in die Heimat entlassen. Uebrige 31

Gemeinen sind ausgeschrieben, weil die Zeit ihres Kriegsdienstes zum Tage der Auschreibung sich endete.

Von allen 623 Kranken sind die Bacillen im Auswurf bei 394 oder in 63% gefunden. In übrigen 37% sind Bacillen nicht gefunden worden. Wenn wir jetzt Beziehungen zwischen dem Befinden der Bacillen im Auswurfe und der Stärke des klinischen Bildes der Krankheit betrachten, bemerken wir: in 78 Fällen der sehr geäusserten Krankheit (Cavernen in den Lungen) sind Bacillen 63 Mal oder mehr als in 80% gefunden. In 331 Fällen der mittleren Form der Krankheit sind Bacillen 226 Mal oder in 68% gefunden. In 214 anfänglichen Formen (Ausatmung, geringe Betäubung des Tons in den Apices, sehr selten Crepitation) sind Bacillen in 105 Fällen vorhanden oder in 49%. Also in sehr geäusserten Formen wurden die Bacillen öfter gefunden, als in mittleren und besonders in anfänglichen Formen. Das Procent des Befindens der Tuberkelbacillen haben wir deshalb so niedrig erhalten, weil der Auswurf wiederholt sehr selten untersucht wurde.

Bei der Entlassung, zeitlich oder ganz, richtete sich die Commission einerseits nach dem klinischen Bilde der Krankheit und andererseits nach dem Befunde der Bacillen im Auswurf. Die anfänglichen Formen der Krankheit bekamen zeitliche Entlassung, stärker aber ausgebildete Fälle bekamen volle Entlassung und die Gemeinen, in deren Auswurf Bacillen gefunden wurden, wurden ganz entlassen.

Unter 249 an Schwindsucht Verstorbenen wurden in 166 Fällen Tuberkelbacillen gefunden, d. h. in 67%; in den übrigen 33% wurden keine Bacillen gefunden. Bei Durchsicht der Sectionsprotokolle der an Lungenphthise Verstorbenen konnten wir folgendes finden: das pathologisch-anatomische Bild der Erkrankungen zerfällt in 2 Gruppen: Bronchopneumonia tuberculosa chronica ulcerosa et caseosa und Miliartuberculose der Lungen, oder allgemeine. An Lebenden wurde die Diagnose Miliartuberculose selten gestellt; statt dessen wurden sie unter dem Namen pneumonia chronica zusammengefasst. Zur ersten Gruppe gehörten 176, zur zweiten (Miliartuberculose) 73 Fälle. Bei den chronischen tuberculösen Pneumonieen wurden Bacillen in 141 Fällen, d. h. in 80% gefunden; bei der Miliartuberculose nur in 25 Fällen oder in 34%. Der Unterschied ist ein sehr deutlicher. Bei Durchsicht der Protokolle der an Miliartuberculose Verstorbenen lässt sich constatiren, dass bei Lebzeiten Bacillen im Auswurf in denjenigen Fällen gefunden wurden, in denen bei der Section ein oder mehrere zerfallene Tuberkel zu sehen waren, oder sogar kleine Cavernen. Auch bei der caseösen Bronchopneumonie wurden bei Lebzeiten Bacillen nicht gefunden bei kleinen caseösen Herden und Vorwiegen der miliaren Tuberkel.

Was die Menge der bei der Sputumuntersuchung entdeckten Bacillen betrifft, so konnten wir folgendes bemerken. Unter 394 positiven Bacillenbefunden im Auswurf fanden sie sich in 75 Fällen in sehr geringer Anzahl, in 207 Fällen ist nur auf ihre Anwesenheit (in mittlerer Menge) hingewiesen und in 112 Fällen fanden sie sich in reichlicher Anzahl. Ein constantes Verhältniss zwischen der Menge der Bacillen und der Intensität der Erkrankung liess sich nicht constatiren. So finden sich reichliche Mengen von Bacillen sowol bei weit vorgeschrittenen als auch bei mittelmässig oder schwach ausgeprägten Formen der Erkrankung; jedoch fanden sie sich bei den beiden ersten Formen etwa häufiger. Eine spärliche Anzahl von Bacillen wurde bei scharf ausgeprägten Formen selten gefunden, häufiger im Anfangsstadium oder in den mittelmässig entwickelten Formen. Unter den an Tuberculose Verstorbenen wurden grosse Mengen von Tuberkelbacillen häufiger bei der Bronchopneumonia tuburculosa chronica caseosa, als bei der Miliartuberculose gefunden.

Betrachten wir nun die wiederholten Untersuchungen des Auswurfs auf Tuberkelbacillen. Unter 623 Erkrankungsfällen wurden wiederholte Untersuchungen bei 131 oder in 31% angestellt. Die wiederholte Untersuchung auf Bacillen wurde grösstenteils dadurch veranlasst, dass der klinische Verlauf der Erkrankung Tuberculose vermuten liess, wärend die Sputumuntersuchung auf Tuberkelbacillen negative Resultate ergab. Bei wiederholten Untersuchungen wurden die Bacillen entweder gefunden, oder wurden sie wieder nicht gefunden. Sobald die Bacillen, obgleich in geringer Menge, sich befanden, wurde die weitere Untersuchung des Auswurfs verlassen, auch konnte sie in vielen Fällen nicht gemacht werden, da die Kranken gewöhnlich zeitlich oder ganz entlassen worden waren. Es waren nur 19 Fälle wiederholter entschiedener Untersuchungen des Auswurfs der Schwindsüchtigen und es ist unmöglich davon etwaige Folgerungen zu machen.

Wenn wir alles Gesagte kurz zusammenfassen, kommen wir zum folgenden Schluss. Die Abwesenheit Koch'scher Bacillen im Auswurf, sogar bei wiederholten Untersuchungen, schliesst die Anwesenheit der Tuberculose bei Kranken nicht aus. Dabei kann entweder Miliartuberculose, wobei die Bacillen im Auswurf nicht so oft vorkommen, sein, oder es kann auch chronische käsige Pneumonie und sogar in sehr ausgedrückter Form sein. In 20% von unseren Fällen der mit Section bewiesenen Pneunomie wurden die Bacillen im Auswurf bei Lebzeiten nicht gefunden. Ich halte es für meine Pflicht zu bezeichnen, dass von 35 Fällen durch Section bewiesener Pneunomie die wiederholten Untersuchungen des Auswurfs nur in 9 Fällen gemacht wurden. Daher fällt das Procent der Abwesenheit der Bacillen bei wiederholten Untersuchungen schon auf 5%. Es ist möglich, dass, wenn Auswürfe häufiger untersucht würden, hätte sich das Procent der negativen Ergebnisse der Untersuchungen gleich Null gestellt.

Um die Ursache der negativen Ergebnisse der Untersuchungen des Auswurfs in einigen Fällen einer zweifellosen Tuberculosis festzustellen, wandten wir uns zu den Methoden der Untersuchung des Auswurfs und machten zu diesem Zwecke eine Reihe Beobachtungen im Laboratorium des Moskauer Kriegshospitals. Es giebt bekanntlich nicht wenig Methoden Untersuchungen des Auswurfs. Es ist möglich, dass die eine Methode genauere, die andere weniger genaue Resultate ergiebt. Bei Anwesenheit von reichlichen Bacillen im Auswurf sind alle Methoden ausreichend. Bei Anwesenheit von wenigen Bacillen ist es jedoch wünschenswert die beste Methode anzuwenden. Um daher eine vergleichende Abschätzung der verschiedenen Methoden der Bearbeitung des Auswurfs zur Untersuchung und des Anstreichens der Praeparate, handelten wir so. Wir untersuchten den Auswurf in zweifellosen Fällen von Tuberculose und zerlegten ihn in 3 Teile. Von dem einen derselben wurden Partikelchen entnommen und direct Anstrichpraeparate auf Objectgläsern angefertigt. Dabei entnahmen wir aus dem Auswurf allbekannte, weisslich-gelbe, rundliche Flöckchen, die den Inhalt der Alveolen darstellten. Der andere Teil des Auswurfs wurde centrifugirt und aus dem Bodensatz wurden Anstrichpraeparate angefertigt. Endlich wurde der dritte Teil nach Biddert bearbeitet, indem wir zu demselben das doppelte Quantum Wasser und concentrirtes Aetznatrium hinzufügten und darauf das ganze Gemenge bis zum Homogenwerden gekocht. Die ganze Flüssigkeit wurde centrifugirt und aus dem Bodensatz Anstrichpraeparate auf Objectgläsern angefertigt. Die nach jeder dieser 3 Methoden angefertigten Anstrichpraeparate wurden nun ihrerseits nach folgenden 3 Arten gefärbt: nach Ziehl-Neelsen, Ljubimov und Koch-Ehrlich. Die aus diesen Versuchen gezogenen Folgerungen waren folgende. Die Anfertigung von Praeparaten durch Entnehmen von Partikelchen erwies sich als eine sehr gute Methode und ergab in einzelnen Fällen bei nachfolgender Färbung sogar mehr Bacillen, als die beiden anderen Methoden: hierbei ist nur eine gewisse Uebung erforderlich, um gerade die geeigneten Partikel aus dem Sputum zu entnehmen und diese letzteren nicht mit Speisepartikeln, Bronchialschleim u. s. w. zu vermengen. Das Centrifugiren ergab keine Vorteile im Vergleich zum directen Entnehmen der Partikelchen aus dem Sputum. Auch hierbei kam es darauf an, die Partikelchen dem Bodensatze zu entnehmen, doch war dieses Entnehmen schwieriger und im allgemeinen wurden bei einfacher Centrifugirung des Sputums nicht mehr, sondern in einzelnen Fällen weniger, ja auch gar keine Bacillen gefunden, wärend dagegen in demselben nicht centrifugirten Sputum dieselben in grösserer Menge vorhanden waren. Beim Centrifugiren des Sputums störte meist der Schleim in bedeutender Menge die Auswahl der Partikelchen, indem letztere zusammengeklebt und daher unerkennbar wurden.

Anders erhält es sich mit dem Sputum, wenn derselbe vor dem Centrifugiren nach Biddert bearbeitet wurde: hierbei wurde ein kleiner, immer Bacillen enthaltender Bodensatz erzielt. Diese Methode ist daher in den Fällen, wo nur wenig Bacillen im Sputum enthalten sind, unersetzlich. Doch lässt es sich nicht behaupten, dass bei dieser Methode eine grössere Bacillenanzahl gefunden wird, als bei der Methode der einfachen Entnahme von Partikelchen aus dem Sputum; ja in einzelnen Fällen fand ich sogar hierbei weniger Bacillen, als beim einfachen directen Entnehmen der Partikelchen. Die genannte Methode hat jedoch den Vorzug, dass sie einerseits gar keine Uebung erfordert, wärend solche beim directen Entnehmen von Partikelchen notwendig ist, andererseits aber absolut ungefährlich für den Untersuchenden ist, weil die Bacillen bei dieser Methode getötet werden.

Was endlich die Färbungsweise betrifft, so ergab uns die Ziel-Neelsen'sche, und die Ljubimov'sche Methode gleich gute Resultate. Die Koch-Ehrlich's Methode bedarf bei ihren unzweifelhaft grossen Verdiensten viel Zeit und dabei Vorbereitung immer frischer Farbe.

(Die alte Farbe giebt grossen Niederschlag und die Ergebnisse des Anstreichens sind schwach). Die Biddert's Methode der Vorbereitung des Auswurfs durch seine Homogenisirung mit folgendem Centrifugiren (nach Goldschmidt und Krönig) und das Anstreichen der Praeparate nach Ziel-Neelsen kann als die zuverlässigste Methode der bakterioskopischen Diagnoscirung der Tuberculose in Klinik gehalten werden, die Methode aber der Aufsuchung der Partikelchen des Auswurfs und Anstreichen der Praeparate nach Ziel-Neelsen oder Ljubimov genügt in der Mehrzahl der Fälle für das Erhalten des richtigen Ergebnisses der Untersuchung.

Es existirt die Meinung, dass die Bacillen im Auswurf, nach Biddert bearbeitetet, schwach gefärbt werden. In unseren Fällen konnten wir das nicht bemerken. Die Bacillen wurden auch bei Bearbeitung des Auswurfs nach Biddert gefärbt und leicht erkennbar. Ihr Anstreichen gab nur wenig in der Sättigung dem Anstreichen der Bacillen im Auswurf, welcher solcher Bearbeitung nicht untergeworfen wurde, nach. Es scheint mir, dass die Ursache der soeben ausgesprochenen Meinung entweder in sehr starker Auskochung, oder besonders in der zu viel grossen Menge der hinzugegossenen Lauge liegt.

Es geschieht nicht selten, dass der klinische oder der praktische Arzt mit dem Bakteriologen deshalb unzufrieden ist, dass die Koch'schen Bacillen sich im Falle der klinisch-zweifellosen Schwindsucht im Auswurf nicht äussern. Solche Vorwürfe auf Bakteriologen hängen im bedeutenden Grade einerseits von den Mängeln der existirenden Methoden der Bearbeitung des Auswurfs ab. Andererseits wird das Beziehen der richtigen Ergebnisse der Untersuchung durch nebensächliche Processe in den Lungen verdunkelt. Die klinische Tuberculose stellt keine einfache reine, sondern eine complicirte bakteriologische Symbiosis vor. Oft wird der Process noch mit Nebenerkrankungen (zum Beispiel der Bronchien) umgeben; diese Umgebungen (besonders die Bronchial-Catarrhen) produciren hinreichend viel Schleim, das seinerseits bei der Bacillen-Untersuchung bedeutsame Schwierigkeiten macht. Daher ist es unmöglich der bakterioskopischen Untersuchung des Auswurfs für die Aufstellung der Diagnose der Tuberculosis die absolute Bedeutung zu geben, man kann sie nur als ein gutes Hilfsmittel dazu halten. Bis keine vollkommenere Methoden der Untersuchung des Auswurfs sein werden, so lange geben die negativen Ergebnisse der bakterioskopischen Untersuchung in vielen Fällen noch keinen Grund, um die Existenz der Tuberculose auszuschliessen. Aber ungetrennt von diesem vermindern sie die grosse Entdeckung Koch's und aetiologische Bedeutung der Tuberkelbacillen nicht.

Dr. **Ferrero di Cavallerleone** (Rome).

Brancard à bras à type divisible.

Ce brancard se compose:

1°. De deux hampes en bois qui sont divisibles en deux moitiés qui s'emboitent l'une dans l'autre moyennant un tube d'acier d'une longueur à peu près de 20 cm. La hampe toute entière mesure 2 m., 45. A l'une des extrémités de chaque hampe, tout près du point où se trouvent à brancard monté les traverses, sont vissées deux lames en acier longues et étroites qui sont mobiles, c'est-à dire elles peuvent s'élever ou s'abaisser en restant adossées contre la hampe elle-même dans le sens de sa longueur. Les lames d'une hampe s'unissent, à brancard monté, avec celles de l'autre hampe pour former le montant d'une capote. A quelques centimètres en dedans de ces lames, à distance égale de chaque extrémité, sont fixés aux hampes des pieds en fer qui peuvent être relevés en s'adaptant aux hampes et être baissés à volonté: un anneau cursois les fixe dans cette position. Les extrémités des hampes sont à forme légèrement conique.

2°. De deux traverses en bois se terminant des deux côtés par des anneaux en fer par lesquels on fait passer les extrémités des hampes. Ces traverses ont trois doubles rainures dans lesquelles viennent se mettre les cordes qui tiennent la toile tendue.

3°. De la toile qui forme la couche. Elle est très forte et double dans toute sa longueur. Elle est divisée en deux moitiés parfaitement égales dans le sens de sa longueur. D'un côté chaque moitié forme un dédoublement afin de pouvoir y passer les hampes, de l'autre côté sont solidement fixées dans la doublure de la toile douze petites ficelles à anse très fortes. Aux extrémités de chaque moitié de la toile il y a aussi des cordes pour la fixer aux traverses et la tendre. Chaque moitié à son bord interne a une liste de rapport qui se rabat sur le milieu lorsque le brancard est monté pour couvrir la corde formée par les ficelles en unissant les deux moitiés de la toile. Dans sa partie centrale chaque moitié de la toile a aussi sur ses deux faces deux bandes de toile de renfort à quelques centim. de distance l'une de l'autre qui servent aussi à maintenir deux attelles, et presqu'au milieu une large bande pour fixer le blessé sur le brancard afin d'éviter sa chute pendant le transport.

4°. Enfin comme parties accessoires:

a) deux pièces de toile imperméable taillées de façon que l'on peut en les pliant en faire une taie d'oreiller dans laquelle on pourra mettre les pantalons ou de la paille pour avoir un coussin, et en les étendant sur les mêmes lames d'acier en former une capote pour défendre la tête du blessé de la pluie et du soleil;

b) deux attelles en bois articulées pour fractures des extrémités inférieures qui sont placées dans les dédoublures formées par les bandes de renfort;

c) deux bandes en corde tressée qui doivent servir aux brancardiers soit à porter le brancard chargé du blessé, soit à porter la moitié du brancard enroulée.

L'union des deux moitiés de la toile se fait de la manière suivante: l'on fixe avant tout chaque moitié à une traverse par les cordes du côté de la tête, ensuite l'on superpose les anses des deux premières ficelles correspondantes et l'on fait passer dans l'anse ainsi formée, de l'avant en arrière, les deux ficelles inférieures superposées de même en tirant fortement en bas et ainsi de suite jusqu'aux derinères. En passant enfin dans la dernière anse, formée par les deux dernières ficelles, les cordes de l'extrémité de la toile, on les fixe à la traverse que nous dirons dans ce moment inférieure. Ainsi, lorsqu'on défait les nœuds des cordes qui fixent la toile aux traverses, en tirant la toile des deux côtés dans le sens de sa longueur, les deux moitiés se séparent de suite trés facilement et en ôtant les traverses le brancard est démonté.

Ce brancard peut se monter en deux minutes au plus et se démonter en moins d'une minute avec la plus grande facilité. Il pèse 12 kgr. à peu près.

Lorsque le brancard est démonté, chaque moitié s'enroule en formant un petit volume. Pour cela il suffit d'introduire dans le dédoublement de la toile les deux moitiés de la hampe et la traverse en ayant la précaution naturellement de relever les pieds et de baisser les deux lames d'acier de la capote. La toile de la capote sert pour envelopper le demi brancard lorsqu' il est enroulé.

Ce brancard offre ainsi les avantages suivants:

1° il est divisible en deux moitiés parfaitement égales entre elles de sorte que avec deux moitiés quelconques l'on peut toujours former un brancard;

2° il est très facilement transportable par les brancardiers ne pesant chaque moitié que 6 klgr., et pouvant être porté de toute façon que l'on veut;

3° il est très solide;

4° il peut être démonté trés facilement sans qu'il soit nécessaire d'ôter le blessé qui y est couché dessus, de manière que le blessé peut être déposé dans son lit sans ressentir la moindre secousse.

Dr. **Peltzer** (Berlin).

Brillenstäbe.

Die Mitnahme des Brillenkastens zur Untersuchung der Augen Militärpflichtiger bei der Musterung und Aushebung wird allgemein als lästig empfunden. Diesem Uebelstande abzuhelfen, habe ich mir vor langer Zeit „Brillenstäbe“ construirt, welche ohne Weiteres so verständlich sind, dass, wenn ich sie hier vorzeige, eine weitere Beschreibung eigentlich unnötig ist. Es sind einfach 4 linealartige, mit einem Handgriff versehene, 28 cm. lange, 3 cm. breite, leichte Holzleisten von noch nicht 0,5 cm. Dicke. In jede derselben sind 8 Brillen-gläser von der Grösse der Linsen im Liebreich'schen Augenspiegel eingelassen, sodass ich 2 Stäbe für Convex- und 2 für Concavgläser von +6 bis +50 habe. Sie werden dem zu Untersuchenden in die Hand gegeben und von diesem für jedes Auge einzeln, wie eine auf- und absteigende Leiter benutzt, bis das passende Glas gefunden ist. Sie sind auch für klinische Zwecke brauchbar.

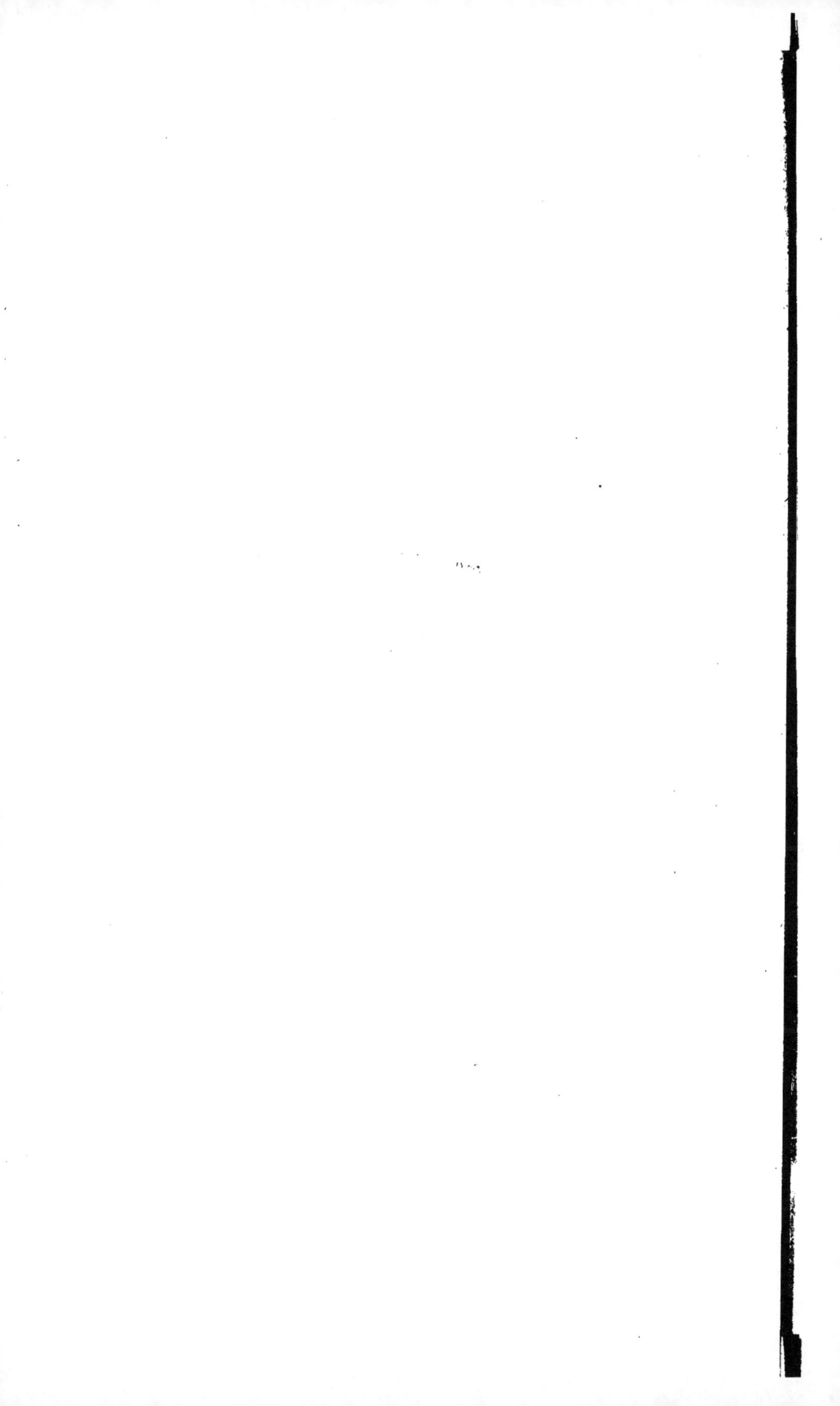

www.ingramcontent.com/pod-product-compliance
Lightning Source LLC
LaVergne TN
LVHW020603230826
846091LV00002B/589

* 9 7 8 2 3 2 9 4 5 7 1 1 6 *